피부 자외선

Ultraviolet

피부 자외선 Ultraviolet

발 행 일	2013년 9월 05일 인쇄
	2013년 9월 14일 발행
저 자	안성구 장경훈 박장서 박하나 천승현 김현정 전병언 정세규 홍승필
발 행 인	윤주원
발 행 처	정우의학서적
등 록	제 319-2005-4
주 소	서울특별시 동작구 흑석동 189-7
전 화	02-822-1361
팩 스	02-822-1378
이 메 일	ketmowo@hanmail.net
홈페이지	www.doctorbook.co.kr

ISBN	978-89-956438-7-7
정 가	28,000원

권두언

햇빛이 없으면 어떨까?
태풍, 장마 중에 나타나는 햇빛을 보면 기분이 어떤가?
얼어붙은 눈을 녹이는 햇빛!
태양에 포함된 3가지의 자외선은 우리가 알아야 할 오존층의 파괴, 노화의 주범, 각종 피부 질환을 유발하지만 장점도 있다!
이러한 자외선과 친구가 되어야 한다(O! sole mio).
본 책자는 3부분으로 구분하여 서술하였다.
Sunday는 자외선의 기초 지식에 대한 부분이다. Tanday는 피부를 태우는 방법과 주의점에 대하여 기술하였다. Skinday는 자외선 차단제와 피부 관리에 대하여 서술하였다. 다양한 도표와 그림 등을 추가하였다.
아무쪼록 본 책자가 진료와 연구에 도움이 되기를 바란다. 또한 추후에 내용의 추가와 수정을 할 예정이다.
자료 정리에 도움을 준 비서 박정신, 피부과 의국원, 그리고 편집을 담당한 윤주원 선생께 감사함을 드린다.

마북리에서
대표저자 안성구

저자 소개

- 장 경 훈 (아름다운 오늘 장피부과)
- 박 장 서 (동국대 화공생물공학과)
- 박 하 나 (청담 하나 피부과)
- 천 승 현 (연세 예 피부과)
- 전 병 언 (DMS 대표이사)
- 김 현 정 (서울의료원 피부과)
- 정 세 규 (네오팜)
- 홍 승 필 (단국의대 피부과)
- 안 성 구 (연세원주의대 피부과)

Contents

Chapter 3 Skinday

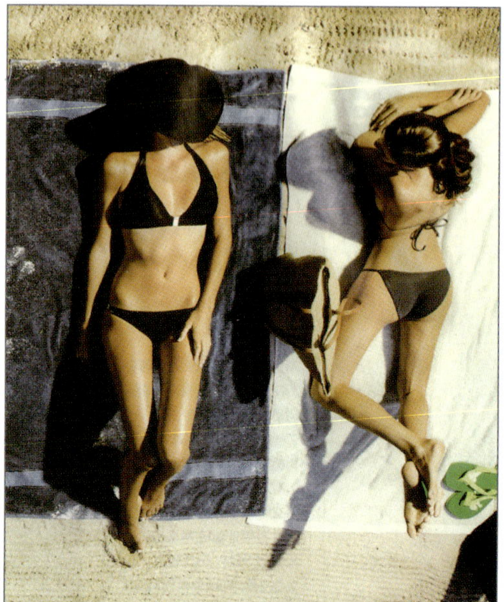

피부 자외선

Ultraviolet

Chapter 1 Sunday

자외선에 의한 피부 반응

자외선의 종류/특징

비타민 D

자외선의 강도/양/지수

광보호

참고 문헌

Chapter 1 Sunday

자외선에 의한 피부 반응

자외선에 의한 피부 반응의 종류는 홍반 반응, 일광화상, 색소 침착, 광노화, 피부암이 있다. 이러한 피부 반응은 피부 유형(skin type)에 따라 차이가 있다. 황인종은 제 3, 4, 5형의 피부 유형에 해당하므로 백인종에 비해 색소 침착은 심하지만 일광화상, 광노화, 피부암의 발생 빈도는 낮다. 그러나 일광화상, 광과민성 질환, 광노화, 피부암 등을 유발한다. 자외선에 의한 피부 질환은 우리 주위에서 흔히 발생하며, 다양한 질환이 광선 자체에 의해 유발되거나 광선이 질환의 발생에 부분적으로 관여한다.

태양 광선은 인간이 생명을 유지하는데 필수적이다. 특히 자외선은 다양한 피부 질환의 치료에 이용되므로 유익한 역할을 담당한다.

홍반 반응

자외선을 과다하게 노출하면 피부가 붉게 변하는 홍반 반응이 나타난다. 표피의 각질형성세포와 진피의 다양한 세포가 관여하므로 진피의 혈관이 확장되고 혈류량이 증가된다. 홍반의 정도는 자외선의 조사량에 따라 차이가 있으며, 반응을 일으키는 자외선의 용량을 기준으로 결정된다. 이때 사용되는 기준은 최소 홍반량(minimal erythema dose, MED)이다. MED는 자외선 조사 부위에 경계가 명확한 홍반을 일으

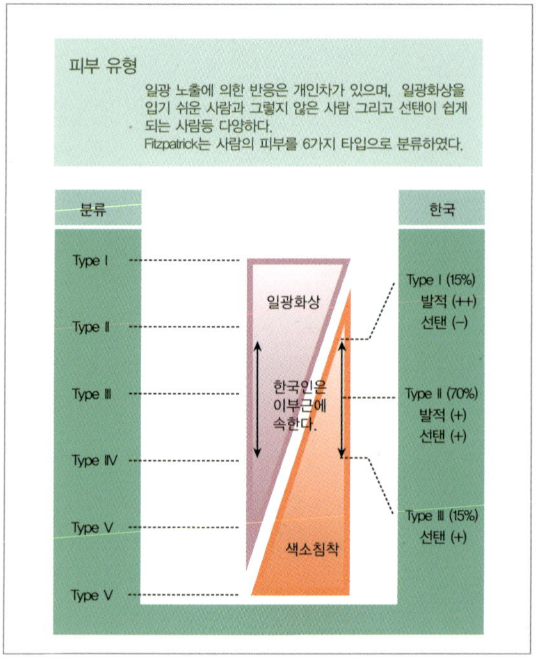

그림 1-1. 피부의 유형

키는 최소의 자외선 양으로서 일정한 시간을 두고 측정한 값이다. 파장, 광량, 피부 유형, 환경(대기 오염), 오존층, 시간대, 장소에 따라 홍반 반응에 차이가 있다. 발생 시기에 따라 즉시 홍반(immediate erythema)과 지연 홍반(delayed erythema)로 구분한다. 즉시 홍반은 일시적으로 나타났다가 소실된다. 자외선이 혈관벽에 직접 작용하거나 각질형성세포에서 분비되는 물질(prostaglandin, histamine, serotonin, interleukin) 등이 혈관을 확장시키고 혈관벽의 투과성을 증가시키므로 홍반을 초래한다. 즉시 홍반은 임상적으로 발견하기 힘들다. 지연 홍반은 흔히 보는 홍반으로서 자외선 조사(30분~6시간) 후에 나타나며 1~5일간 지속된다. 기전은 즉시 홍반과 유사하다.

표 1-1. 피부 반응

- 급성 피부 반응
  - 홍반 반응
  - 일광 화상
  - 색소 침착
- 만성 피부 반응
  - 광노화
  - 광발암

표 1-2. 광피부 유형(Fitzpatrick's skin phototypes)

	태양 광선에 의한 피부 변화	유형
I형	쉽게 화상이 나타나지만 색소 침착은 없음	매우 하얀 피부, 붉은 머리, 주근깨
II형	쉽게 화상이 나타나며, 약간의 색소 침착 유발	하얀 피부, 푸른눈
III형	증증도의 화상이 나타나며 점진적인 색소 침착 유발	다소 하얀 피부
IV형	약간의 화상이 나타나며 항상 색소 침착 유발	다소 갈색, 검은 눈, 지중해 사람
V형	거의 화상이 없으며 심한 색소 침착 유발	갈색 피부, 중동 지역
VI형	전혀 화상이 없으며 색소 침착이 있음	흑인

주: 태양광선에 노출되지 않는 피부에 45~60분동안 일광 조사후에 나타나는 피부 반응

일광화상

일광화상(sunburn)은 주로 자외선 B에 의해 유발되지만 자외선 A도 어느 정도 관여한다. 자외선 A의 홍반 형성 능력은 자외선 B에 비해 1/1,000이지만, 일광에 존재하는 자외선 A가 자외선 B에 비해 10~100배 정도 포함되어 있기 때문이다. 일광화상은 4~6시간의 잠복기를 거쳐 12~24시간에 최고에 도달

표 1-3. 자외선의 파장별 특징

	자외선 A	자외선 B	자외선 C
파장	320-400nm	280-320nm	200-280nm
홍반 발생 능력	약	강	강
· 발현 시기	4-6시간	2-6시간	0.5-1.5시간
· 최고 반응	10-12시간	24-36시간	6-8시간
· 반응 기간	36-48시간	72-120시간	12-36시간
즉시 색소 침착	강	약	무
색소 생성 능력	중	강	약
일광화상	미약	강	강

한다. 햇빛을 받은 부위의 피부는 붉게 되고, 부풀어 오르며 심하면 물집이 발생한다. 또한 따금거리거나 화끈거리는 증상 외에 오한, 발열, 오심 등의 전신 증상이 동반될수 있다. 피부 반응의 정도는 자외선 노출 시간보다 노출양(J/cm^2)에 비례한다.

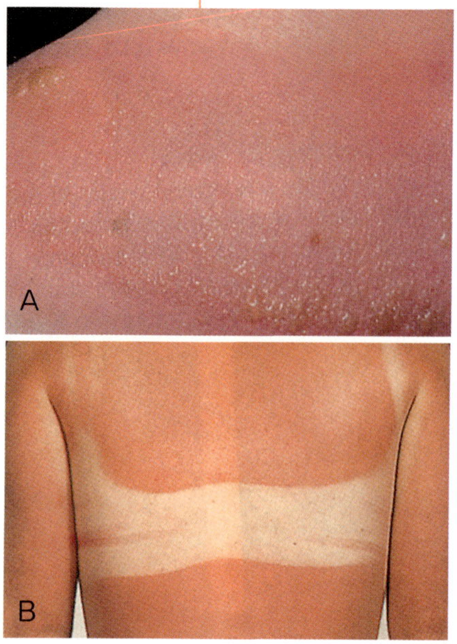

그림 1-2. 일광 화상(A)/홍반 반응(B)

색소 침착

자외선 노출 후에 즉시 나타나는 '즉시 색소침착'과 노출 후에 어느 정도 시간이 경과하면 발생하는 '지연 색소침착' 으로 구분한다. 즉시 색소침착은 주로 자외선 A에 의하여 나타나지만 가시광선, 자외선 B도 관여한다. 새로운 멜라닌의 생성 때문이 아니며, 기저세포로부터 색소가 빠르게 이동하기 때문이다. 즉시 색소 침착은 피부에 이미 존재하는 멜라닌의 변화이므로 광선 노출 후(수 분 이내)에 피부에 색소가 침착된다. 광선량이 소량이면 수 분 내에 소실되지만, 과다 노출되면 수일동안 지속되기도 한다. 색소 침착의 색깔은 지연 색소 침착에 비해 회색빛을 나타낸다. 이런 특성을 이용하여 인공적인 피부 착색(선탠)에 이용되기도 한다. 자외선은 기미나 주근깨 등을 유발시킬 수 있으며, 여드름과 같은 다양한 피부 질환을 유발하거나 악화시킬 수 있다. 그러나 색소침착은 반드시 해로운 현상은 아니다. 색소침착은 자외선을 차단하는 역할을 하므로 피부의 손상을 막는데 중요한 역할을 담당한

표 1-4. 즉시 색소침착 VS 지연 색소침착

	즉시 색소침착	지연 색소침착
발생	수분	3~4일
소실	24시간 이내	수주
병인	멜라닌소체의 재분포	사이토카인 증가 티로시나제 활성 증가 멜라닌 합성 증가 멜라닌소체 숫자 증가 멜라닌소체 이동 증가 멜라닌세포 증식 증가 멜라닌세포 가시돌기 증가
광 보호	변화 없음	증가
피부색 변화	옅은 피부색은 무변화, 짙은 피부색은 미약함	대부분의 피부색에서 뚜렷

다. 이러한 반응은 홍반과 마찬가지로 피부의 형태에 따라 매우 다양하다. 지연 색소 침착은 자외선 A, B, C와 가시광선이 관여한다. 멜라닌소체의 크기와 숫자 증가, 효소(tyrosinase)의 활성화, 멜라닌세포의 숫자 증가, 수지상 돌기의 발달 및 멜라닌소체의 이동에 의해 각질형성세포의 전층에 멜라닌이 증가하기 때문이다. 자외선을 조사하고 72시간 경과한 후에 발생한다. 지연 색소 침착에 의한 색소침착은 즉시 색소 침착보다 멜라닌이 표피의 전층에 분포하므로 자외선에 의한 피부 손상을 막을 수 있다. 반복적으로 장기간 노출되면 진피내의 콜라겐 변성을 초래하므로 피부 노화를 촉진한다.

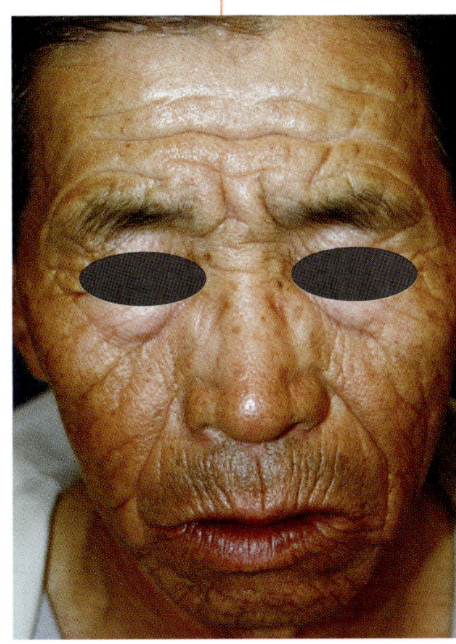

그림 1-3. 과도한 일광 노출에 의한 주름

광노화

피부 노화는 생리적 노화, 즉 내인성 노화(intrinsic aging)와 외적 요인에 의해 발생하는 외인성 노화(extrinsic aging)로 구분한다. 내인성 노화는 세월이 흐르면서 자연적으로 나타나는 현상이다. 외적 요인에 의한 노화는 자외선이 가장 중요한 원인이지만, 열, 바람, 담배 등도 노화를 촉진한다. 자외선에 의한 노화는 광노화(photoaging)에 해당한다. 내인성 노화 외에 장기간의 태양 광선, 특히 자외선의 누적으로 발생한 광손상이 피부 변화에 관여한다. 내인성 피부 노화에 비해 광노화는 굵고 깊은 주름, 거칠고 건조한 피부결, 모세혈관확장, 흑자나 검버섯 등의 색소 질환 및 광선각화증, 기저세포암과 같은 피부암이 발생한다. 광노화를 일으키는 자외선의 정확한 파장대는 밝혀지지 않았지만 태양 광선의 다양한 파장이 관여한다. 자외선 B는 자외선 A에 비해 약 1000배 정도의 에너지를 갖고 있으므로 일광화상이나 광발암 등을 일으킨다. 그러나 자외선 A는 자외선 B보다 약하지만 지표면에 도달하는 양이 10~100배 정도 많다. 또한 진피까지 깊게 투과되므로 광노화에 영향을 준다.

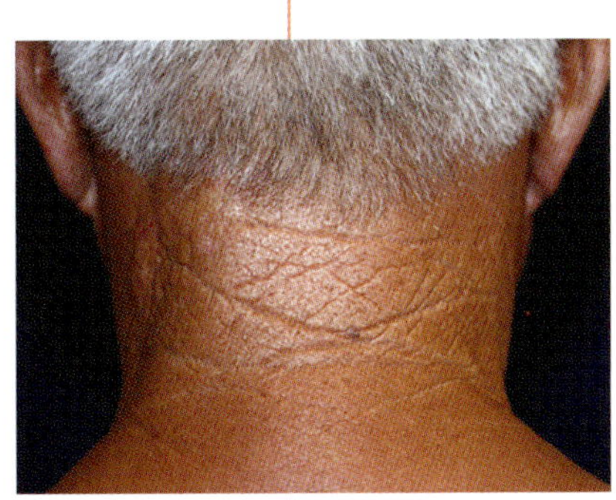

그림 1-4. 목덜미 능형 피부

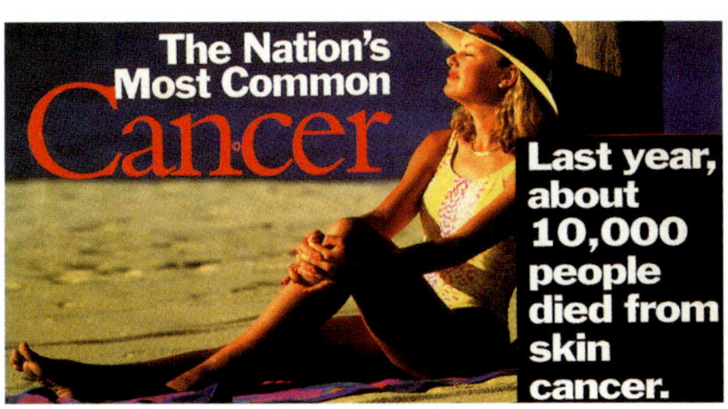
The Nation's
Most Common
Cancer
Last year, about 10,000 people died from skin cancer.

그림 1-5. 광보호 광고

표 1-5. 내인성 노화 VS 광노화

	종류	내인성 노화	광노화
표피	임상 양상 세포 분열 두께 각질화 각질형성세포(기저층) 각질층	가늘고 얕은 주름, 표면이 매끄러움 검버섯(지루 각화증) 증가 안됨 정상보다 낮음 정상보다 얇음 변화없음 불규칙변화 정상두께	깊은 주름, 거친 표면 검버섯 증가 정상보다 높음 위축 변화없음 이상각화증 균일하지않음
표피-진피 경계부		치밀판(lamina densa) 증가	광범위한 증가
진피	두께 섬유모세포 교원섬유 멜리닌색소 랑게르한스 세포 일광 탄력섬유증 탄력섬유 염증세포 미세혈관	얇아짐 감소, 불활성 적절한 감소 정상 감소 없음 장상~다소 증가 거의 없음 정상	두꺼워짐 증가, 활성 심한 감소 증가 감소 있음 현저한 증가 조직구, 림프구 침윤 비정상(모세혈관 확장)

피부암

자외선에 의해 손상된 DNA는 다양한 유전자를 변성시키므로 광선 각화증, 편평세포암 등의 피부암을 유발하는 원인이 된다. 자외선 B는 DNA에 직접 작용하여 다양한 유전자를 변성시키지만, 자외선 A는 활성산소(reactive oxygen species)를 생성하여 간접적으로 DNA를 손상시킨다. 오존층이 1% 엷어지면 편평세포암은 3~5%, 기저세포암은 2~4%, 악성 흑색종은 0.8~1.5% 정도 증가한다. 그 외에 자외선은 만성 광선 피부염, 일광 두드러기, 광독성 또는 광알레르기성 접촉 피부염, 포르피린증, 펠라그라, 홍반성 루푸스, 단순 포진, 아토피 피부염 등과 같은 질환을 유발 또는 악화시킨다. 피부암은 전 세계적으로 발병률이 급증하고 있는 심각한 질병이지만 피부암에 대한 인식은 매우 낮다. 미국에서는 매시간 1명씩 피부암으로 사망하고 있다. 대한피부과학회 연구에 따르면 국내의 피부암은 10년만에 2.2배 증가했으며, 특히 20~30대의 젊은 층에서 3.8배로 급증했다. 주목할 만한 사항은 20~30대 남성의 발병률이 5배이상 높아졌다는 사실이다. 남성은 여성에 비해 야외 활동이 잦고 자외선 차단에 무관심하기 때문이다. 전체 피부암의 90%가 자외선 노출에 의해 발병하며, 피부암 증가의 가장 큰 요인은 선탠 인구의 증가라는 사실에 주목해야 한다. 특히 인공 선탠은 짧은 시간에 집중적으로 자외선에 노출되기 때문에 자연광을 이용한 선탠보다 훨

자외선은 암 억제 유전자의 변이(P53)를 유발하여 암을 발생하거나 촉진시킨다. 환경오염으로 오존층이 파괴되면서 자외선에 의한 암의 발생에 대하여 관심이 높아지고 있다.

씬 더 해롭다. 피부암을 예방하는 최선의 방법은 자외선 노출을 최대한 피하는 것이다. 외출이나 야외 활동을 하면 충분한 양의 자외선 차단제를 수시로 덧발라 주어야 한다. 일상 생활에서는 SPF 15 이상, 야외 활동 시에는 SPF 30 이상의 자외선 차단제를 2~3 시간 간격으로 재도포해야 한다. 얼굴은 물론 팔, 다리, 손과 같이 노출되는 모든 부위에 꼼꼼히 발라주어야 한다. 차단제의 1회 권장 분량은 얼굴의 경우에 자신의 검지손가락 끝에서 엄지손가락이 시작되는 부분까지의 길이만큼 사용한다. 몸의 경우는 100원짜리 동전을 10개 정도 쌓아 놓은 길이만큼 사용해야 한다. 피부에 생긴 반점의 모양이 일정치 않고 비대칭적일 때, 경계가 불규칙적일 때, 색이 균일하지 않고 얼룩덜룩할 때, 직경이 0.6cm 이상일 때에는 반드시 피부과 전문의의 상담을 받아야 한다. 점이나 주근깨, 검버섯 등을 세심하게 관찰하면 자가 진단이 가능하다. 희고 창백한 피부를 가진 사람은 피부암의 위험이 더 높다.

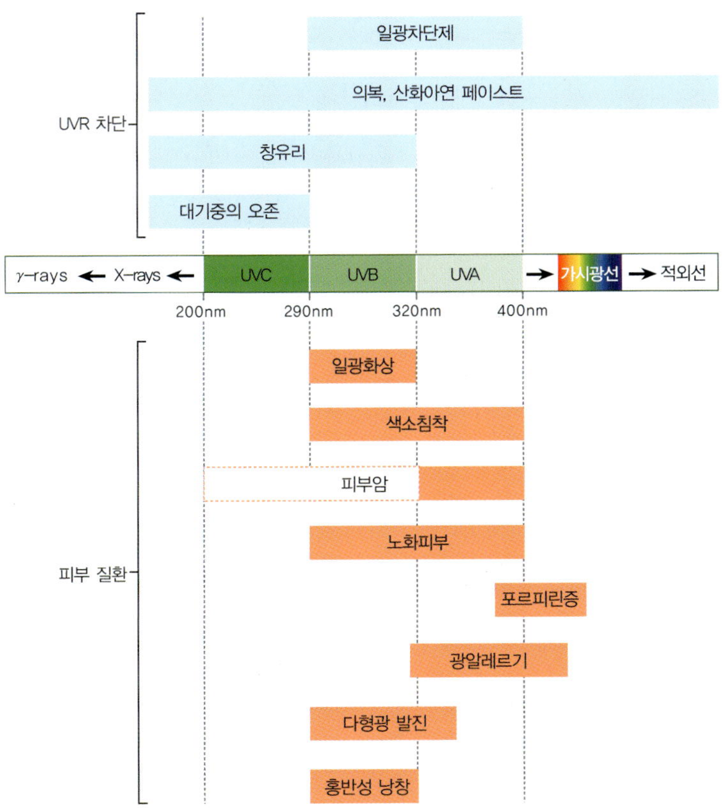

그림 1-6. 자외선과 피부 질환

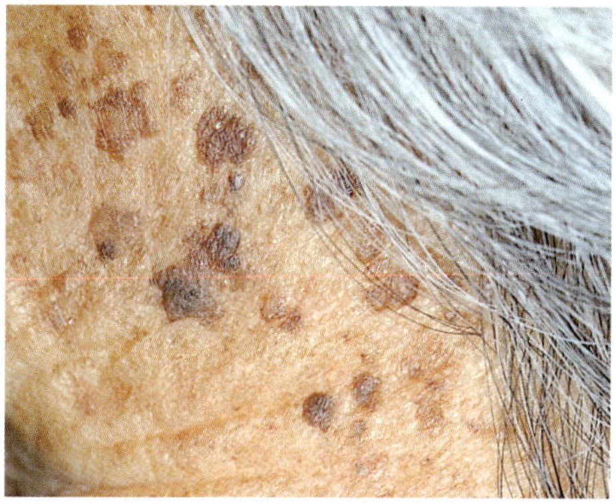

그림 1-7. 광선 각화증

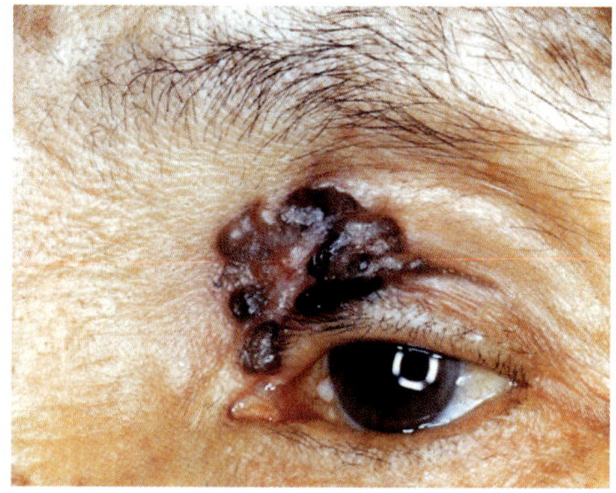

그림 1-8. 기저 세포암

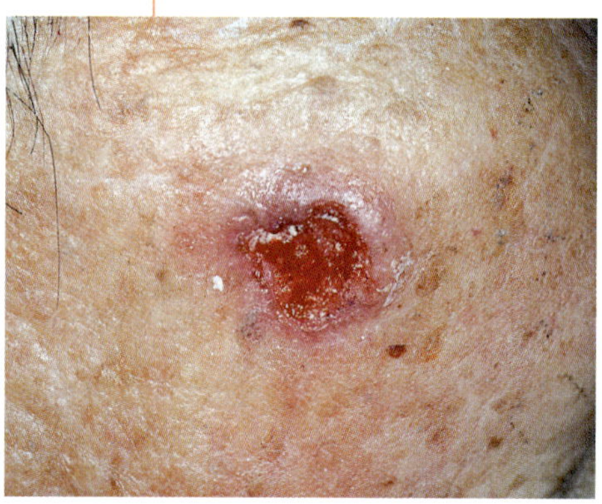

그림 1-9. 편평 세포암

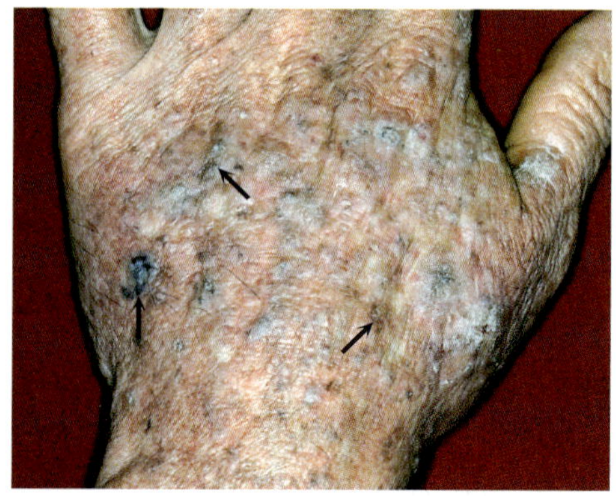

그림 1-10. 악성 흑색종 (↑)

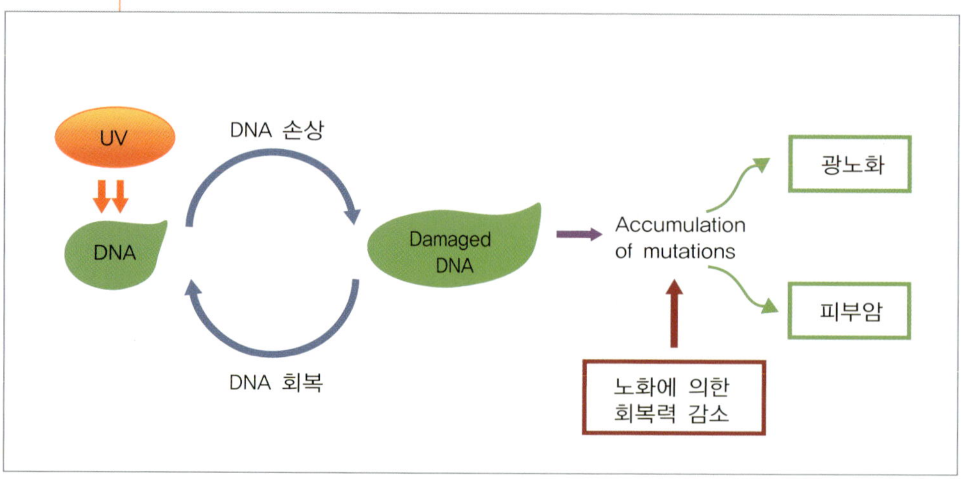

그림 1-11. DNA 손상 기전

자외선의 종류/특징

태양 광선은 파장에 따라 자외선, 가시광선, 적외선으로 구분한다. 자외선은 파장이 200~400nm로서 인간의 피부에 광생물학적 반응을 유발하는 중요한 광선이다. 자외선을 세분하면 오존층에 의해 제거되는 제일 짧은 파장의 자외선 C(200~280nm), 유리창에 의해 제거되는 중간 파장의 자외선 B(280~320nm), 가장 긴 파장의 자외선 A(320~400nm)로 구분한다. 자외선 A는 UVAI(340~400nm)와 UVAII(320~340nm)로 세분한다. 지구상의 자외선은 90% 이상이 자외선 A이며, 10% 이하가 자외선 B이다. 자외선 A와 B는 지상에 도달되며 우리의 피부와 밀접한 관계가 있다. 가시광선은 400~800nm이며, 포르피린증을 유발하며, 광생물학적 반응에 관여하지 않지만 눈의 망막을 자극하는 역할을 한다. 적외선은 파장이 800~100,000nm로서 피부에 노출되면 열을 발생시킨다.

태양 광선의 분류

태양 광선	파장(nm)
감마선	0.001~0.1
X선	0.01~10
진공 자외선	10~200
자외선	200~400
가시광선	400~800
적외선	800~1,000,000

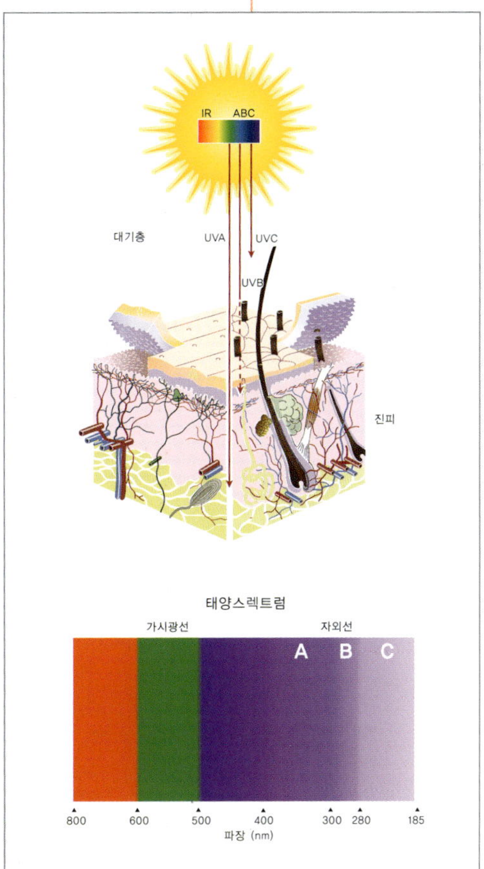

자외선에 의한 피부 반응의 기전

인간의 피부에 작용하는 파장은 280nm~800nm이다. 에너지를 가진 자외선의 양자는 세포의 분자를 활성화시켜 광화학 반응을 유발한다. 800nm 이상의 파장을 갖는 광선, 즉, 적외선은 물체에 조사했을 때 물체의 분자를 진동시켜서 열을 발생시키지만, 광생물학적 반응을 유발하지 않는다. 전자파를 흡수하는 피부의 입자를 발색단(chromophore)라고 하며, 표피와 진피의 DNA와 RNA, 단백질 등이 발색단에 해당한다. 자외선의 파장에 따라 피부 내로 투과되는 깊이가 다르다. 장파장의 자외선 A와 가시광선은 주로 진피에 작용하고, 단파장의 자외선 B는 주로 표피와 작용한다. 자외선을 조사하면 발색단에서 발생한 광화학 반응이 광생물학 반응을 유도하므로 피부에 홍반, 부종, 피부 노화, 피부 종양 등의 다양한 피부 반응을 유발한다. 이러한 피부 반응은 태양 광선을 피부에 조사하면 histamine, prostaglandin(D2, E2, F2a), 12-hydroxyeicosatetraenoic acid, prostacyclin, kinin 등의 biochemical mediator가 분비된다. 자외선 B를 피부에 조사하면 IL-1, tumor necrosis factor, keratinocyte intercellular adhesion molecule-1의 발현이 증가된다. 그러므로 표피의 해면화, 일광화상 세포 형성, 진피 혈관확장, 진피 부종, 염증 세포의 침윤 등의 변화에 의해 홍반, 부종, 동통, 발열의 급성 피부 반응이 유발된다. 그러나 만성적으로 태양 광선(특히 자외선 B, C)에 노출되면 피부암이 발생할 수 있다. 자외선 A에 장기간 노출되면 진피의 탄력 섬유와 교원 섬유의 변성에 의해 색소 침착이나 주름과 같은 피부 노화가 유발된다. 자외선 B와 자외선 C가 피부에 조사되면 표피의 랑게르한스 세포의 숫자가 감소되고, 형태 및 기능에 이상이 초래된다. 또한 urocanic acid, prostaglandin, IL-1 등이 생성된다. 순환 항원특이 억제 T 림프구(circulating antigen specific suppressor)에 의해 항원 전달 단계에 이상이 유발되므로 면역 억제가 유발된다. 이러한 면역 기능의 이상에 의해 접촉과민성 반응이 저하되며, 종양에 대한 면역 감시 기능의 저하는 피부암을 유발한다. 또한 자외선 B와 자외선 C는 피부의 DNA에 주로 작용하여 광화학 반응을 일으킨다. 그러므로 인접한 thymine 염기와 공유 결합을 유도하므로 thymine dimer를 형성한다. 세포 파괴, 세포 사망, 돌연변이 등이 초래되고, 이런 변화에 의해 피부암이 발생한다.

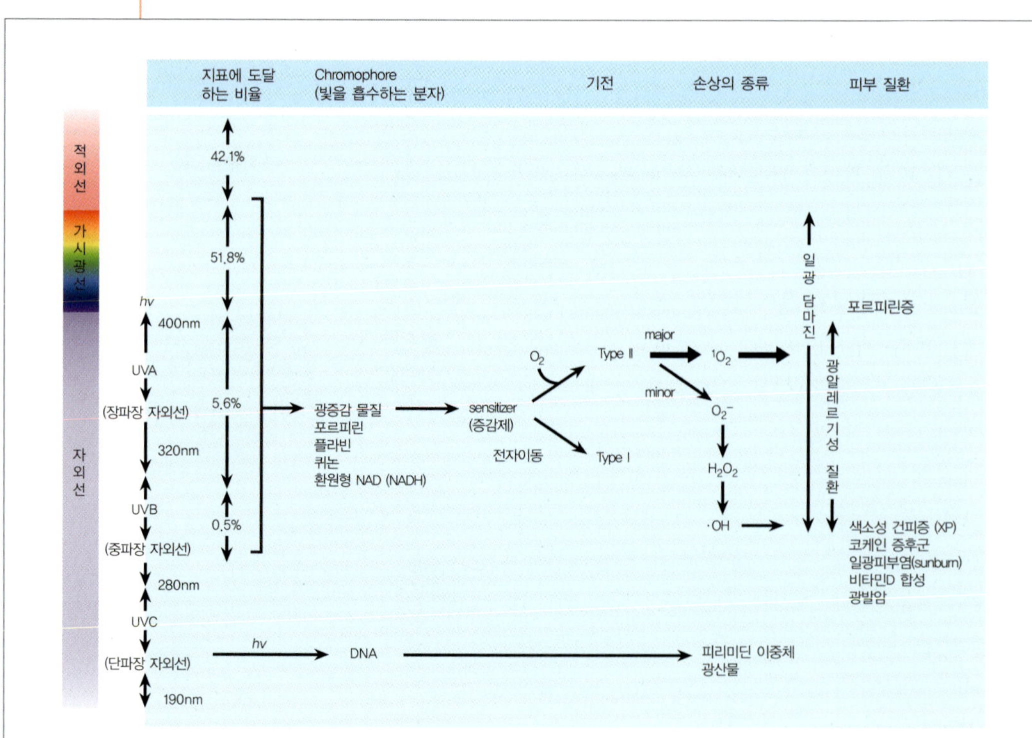

그림 1-12. 자외선의 작용 기전

자외선	파장(nm)	생물학적 효과
UVC	200~280	살균 작용, 지구상에 도달하지 않음
UVB	280~320	일광화상, 피부암 유발
UVA-II	320~340	색소 침착, 피부 노화, 일광 알레르기 유발
UVA-I	340~400	색소 침착, 피부 노화, 일광 알레르기 유발

자외선 A(320~400nm)

에너지 강도는 자외선 B의 1/1000밖에 되지 않으나 지구상에 도달하는 빛의 양은 자외선 B의 10~100배 정도 많다. 자외선 B와 마찬가지로 피부 홍반과 색소 침착을 유발시킨다. 자외선 A는 유리창을 투과하므로 실내 및 차안에 있어도 피부 깊숙이 투과되므로 광손상을 유발한다. 자외선 A는 대부분의 광알레르기성 피부 질환을 유발시키는 파장이므로 장시간 노출되면 피부 노화는 물론 피부암과 백내장 등을 유발할 수 있다. 자외선 A의 영향은 급성 노출에 의해서만 발생되는 것은 아니다. 소량을 장기간 노출하면 피해가 매우 심각하다. 창이 있는 교실에서 수십년간 학생을 가르쳐온 여교사 또는 어부와 농부의 피부를 본적이 있나요? 창을 통해 들어오는 자외선 A에 장기적으로 노출된 피부와 그렇지 않은 피부의 노화는 뚜렷한 차이를 나타낸다.

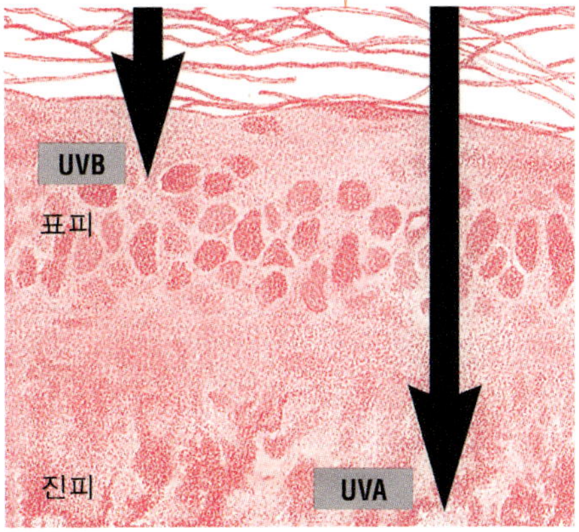

그림 1-13. 자외선의 피부 투과도

자외선 A는 각질층을 비후시키고, 수분 증발, 피부 탄력 저하, lysozyme 및 tenascin의 수치(피부암, 건선, 상처 치유시에 수치가 증가함)와 ferritin의 표현에 있어서 변화를 나타낸다. 30년 동안 UVA에 노출된 피부는 노출되지 않은 피부에 비해 멜라닌세포의 수가 약 2배 가량 증가한다. 햇빛에 대한 만성적인 노출은 피부의 노화를 가속화 시키며, 표피의 멜라닌세포를 자극할수 있다. 홍반 유발량 이하의 UVA에 의한 생물학적 영향을 살펴보자.

표 1-6. 자외선 노출에 의한 장, 단점

단점	장점
일광화상 태닝 피부가 두꺼워짐 주근깨/모반(점) 면역 억제(암유발) folate 감소 광피부염 유발 포르피린증 조갑박리증 광노화 피부암	비타민 D 생성 면역 억제(일부의 광피부염을 억제)

표 1-7. UVA의 특성

	UVA II	UVA I
각질층의 두께	+++	+++
표피의 두께	++	++
Apoptosis cell의 출현	+++	+
랑게르한스 세포	+++	+
엘라스틴의 손상	++	+++
피지선의 과증식	++	++

자외선 A와 B의 차이점

구분	자외선 A	자외선 B
붉은 반점 발생	약	강
붉은 반점 발현 시기	4-6시간	2-6시간
즉시 색소 침착	강	약
색소 생성	중간	강
피부가 붉게 변하는 정도(홍반)	미약	강
피부에 미치는 영향	직접적으로 피부 그을림 광노화 진피 하부층까지 침투	간접적으로 피부 그을림 일광화상, 피부암 유발 표피 기저층~진피 상층부까지 침투
기전	활성산소를 형성하여 DNA 손상시킴	Pyrimidine dimer를 형성하여 DNA를 손상시킴

자외선 A의 영향

세포/분자생물학적 효과

자외선 A는 자유기(free radical), 즉 활성 산소군(Reactive Oxygen Species-ROS)을 발생시키는 주요 원인이다. 자외선 A의 자극에 의해 생성되는 ROS는 DNA의 이중 나선 구조를 파괴한다. DNA와 단백질의 고리를 변형시키며, DNA 염기를 산화시키고 피리미딘-dimer와 광생성물을 변형시킨다. 또한 세포막의 유연성이 감소되고, LDL(Low Density Lipoprotein)과 EGF(Epidermal Growth Factor)의 생성이 억제된다.

피부 변화

자외선에 의해 나타나는 변화는 홍반, 즉시 색소 침착과 지연 색소 침착, 광과민성 등이 있다. 지연 색소 침착은 홍반을 일으키는 광량 이하에 반복 노출 혹은 많은 양의 자외선 A에 갑자기 노출되었을 때(특히 피부 유형 III-VI) 흔히 나타난다. 48시간~72시간 사이에 발생하고, 갈색을 띠며 수 개월간 지속된다.

광면역억제

자외선 A는 각질형성세포에 영향을 준다. 즉 immunomodulatory cytokines을 생성하고, DNA의 이중 나선 구조를 끊는다. 이러한 과정은 광면역억제(photoimmunosuppression)으로 이어진다.

자외선은 접촉 과민반응과 지연 과민반응을 저하시키며 감염이나 바이러스에 대한 면역을 감소시킨다. 장기 이식의 거부 반응을 억제하며 피부암의 생성과 진행에 관여한다.

임상 양상

염증 및 홍반, 광과민성, 광피부염, 광노화, 면역억제, 피부암을 유발한다.

자외선 B(280~320nm)

자외선 중에서 광생물학적으로 인체에 가장 영향을 많이 미치고 피부에 광손상을 일으키는 주 원인이다. 피부의 핵산, 단백질 등의 합성을 억제시키고 일광화상을 유발한다. 새로운 색소를 생성하므로 색소 침착을 증가하며, 면역학적 기능을 저하시켜 세균 감염 및 암을 유발한다. 그러나 유리창을 통과하지 못하므로 실내에서는 안전하다. 10시~오후 3시까지 외출을 삼가하면 영향을 적게 받을 수 있다. 자외선 A와 자외선 B를 비교해 보면 여러 가지 면에서 다른 특징을 발견할 수 있다. 지구 표면에 도달하는 자외선 A의 양은 자외선 B보다 10~100배 정도가 많다. 자외선 A는 자외선 B와 달리 오존층에서 약화되지 않고, 구름과 유리를 통과하며, 일출시에서 일몰시까지 일정한 비율로 지속적으로 방출된다. 또한 자외선 B는 90%가 각질층에 의해서 차단되지만, 자외선 A의 50% 이상은 망상 진피층까지 침투한다. 피부를 태우는 주범은 자외선 B다. 자외선 B는 오존층에서 대부분 흡수되지만 일부는 지표면에 도달한다. 피부를 태우고 피부 노화와 피부암을 일으키기도 한다. 그러나 장점도 있다. 인체에 필수적인 비타민 D의 생성에 관여한다.

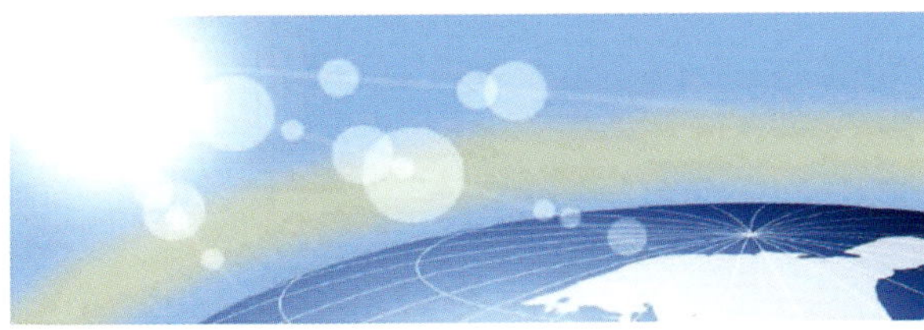

오존의 습격, 벌써 35회

서울·대구 등 대도시에서 오존주의보가 연일 발령되고 있다. 유난히 무더웠던 지난해 여름 전국에서 모두 66회의 오존주의보가 발령됐는데, 올해는 여름이 본격적으로 시작되지도 않았는데 벌써 35차례나 발령됐다. 오존(O_3)은 산소 원자 3개가 모여 만들어진다. 19세기 중반 독일 화학자 크리스티안 프리드리히 쇤바인은 비릿한 냄새가 나는 옅은 보라색 기체를 발견하고, '냄새난다'는 뜻의 그리스어 'ozein'을 이름으로 붙였다.

맑은 날 태양 자외선이 강하고 바람이 잔잔할 때, 여기에 자동차 배기가스의 오염물질 등이 가세하면 공기 중 오존 농도가 치솟는다.

고도 15~30㎞의 성층권 오존층은 태양 자외선을 차단, 지구 생명체를 지켜주는 고마운 존재지만 몸에 직접 닿으면 해로운 두 얼굴의 기체다. 정수장에서 오염물질을 분해하고 세균·바이러스를 죽이는 데 사용할 정도로 강력한 산화제여서다. 오존에 노출되면 눈과 목이 따가워지고 호흡기도 손상된다. 마스크로도 걸러지지 않기 때문에 오존주의보가 발령되면 어린이와 노약자는 외출을 자제해야 한다.

올여름 길고 무더운 날씨가 이어질 것이란 기상청 예보를 감안하면 승용차 이용을 자제하는 등 오존 오염과 피해를 줄이기 위한 시민의 동참이 필요한 상황이다. 이번 주말·휴일에도 맑고 때이른 더위가 이어지겠다.

강찬수 환경전문기자
envirepo@joongang.co.kr

날씨와 건강

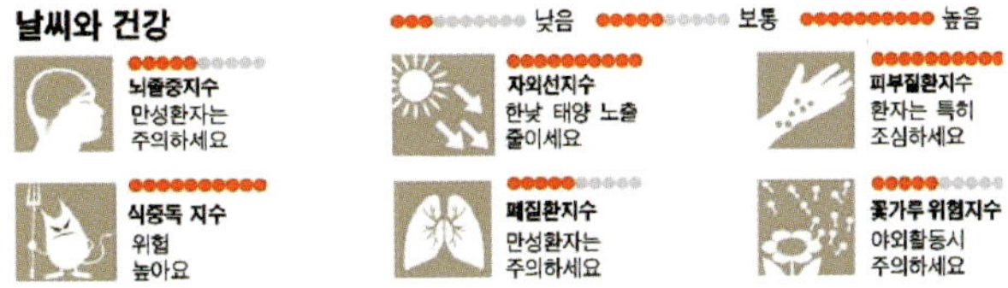
낮음
보통
높음
뇌졸중지수
만성환자는 주의하세요
자외선지수
한낮 태양 노출 줄이세요
피부질환지수
환자는 특히 조심하세요
식중독 지수
위험 높아요
폐질환지수
만성환자는 주의하세요
꽃가루 위험지수
야외활동시 주의하세요

포도상구균에 의한 식중독은 음식 속에서 번식한 균의 독소 때문에 생깁니다. 특히 염증이 생긴 부분에는 독소가 많이 있습니다. 항상 손을 청결히 하고 상처가 생긴 손으로는 음식을 다루지 않습니다. [서울시보라매병원(www.brmh.org) 제공]

자외선 C(200~280nm)

세포와 세균을 파괴하는 힘이 매우 강하다. 그러나 파장이 짧으므로 침투력이 미약하다. 오존층과 성층권에서 대부분 흡수되므로 생물학적으로 큰 의미는 없다. 환경 오염에 의해 오존층이 손상되면 파괴력이 강한 자외선 C가 지상

세살에 노출된 자외선, 여든까지 간다!

일생 동안 노출된 자외선의 총량 중에서 80%가 성인이 되기 전에(18세) 노출된다는 보고가 있다. 피부가 연약하고 방어력이 낮은 소아, 청소년기에 자외선의 과다한 노출을 피해야 한다. 피부의 상태를 평생동안 좌우할 수 있기 때문이다. 야외 활동이 많은 연령대이므로 자외선 차단제, 긴팔, 모자 등의 대비책을 강구해야 한다. 자외선으로부터 조기에 방어해야 한다!

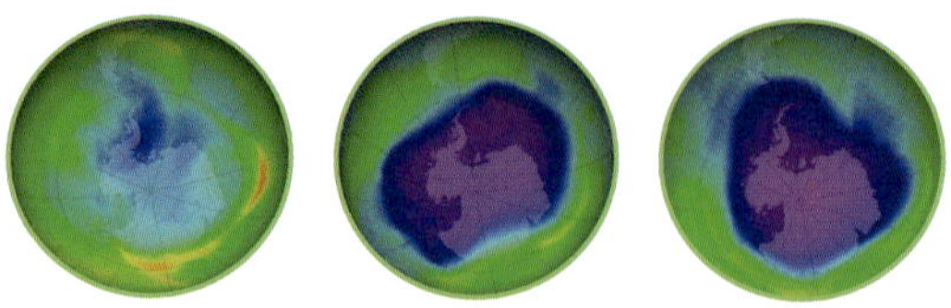

그림 1-14. 오존층의 파괴의 정도

오존층의 파괴

대기의 산소 분자(O_2)가 자외선에 의해 두개의 산소 원자(O)로 분리되며, 다시 산소원자와 결합하면 오존(O_3)이 생성된다. 이러한 오존이 존재하는 곳이 오존층이다. 지상으로부터 약 13~50km 사이의 성층권에 존재하는 오존층은 태양 광선 중에서 자외선을 차단하므로 지구상의 생명체를 보호하는 장벽 역할을 담당한다. 1980년대의 과학자는 오존층의 파괴에 의한 성층권의 오존 감소를 관찰하였다. 산업의 발달에 따른 대기의 환경 오염에 의해 성층권의 오존이 감소함으로써 자외선을 차단하지 못하게 되었다. 그러므로 지표면에 도달하는 자외선이 증가되고 있다. 오존층의 파괴에 의한 자외선의 증가는 일광화상, 백내장, 피부 노화, 피부 주름, 피부암의 유발, 면역체계 파괴에 의한 저항력 약화 등을 유발한다.

까지 도달할 수 있다. 피부 노화는 물론 피부암을 유발시킬 수 있으므로 주의해야한다.

자외선은 무조건 피해야 하나? 즐겨야 하나?

자외선은 양면성이 있다. 피부의 멜라닌 색소에 의한 색소침착, 주근깨 등을 유발하고 피부 조직을 파괴하므로 피부 노화를 촉진한다. 강한 햇볕에 장시간 노출되면 일광화상을 유발한다. 심하면 물집이 생기고 피부가 벗겨진다. 피부암의 원인이 되는 자외선 중에서 자외선 A는 피부 세포의 DNA를 파괴하는 활성 산소를 만든다. 장기간 노출하면 피부암을 유발한다. 자외선의 노출 양이 2% 증가하면 피부암 발생률은 약 4% 증가한다는 보고가 있다. 지나친 자외선 차단도 문제가 될 수 있다. 자외선은 피부에서 비타민 D를 합성하는 필수 요소이다. 비타민 D를 식품으로 보충하는 방법은 한계가 있다. 자외선을 통해 피부에서 대부분 합성된다. 오전 10시 이전, 혹은 오후 2시 이후에 10~15분 정도 햇빛을 쪼이면 비타민 D의 하루 필요량을 얻을 수 있다. 전문가는 자외선을 지나치게 차단하기보다 어느 정도는 즐기라고 권한다. 하루 중 오전 10시~오후 2시는 자외선 양이 많은 시간이다. 그러므로 이때는 야외 활동을 피하고 SPF 30 정도의 자외선 차단제를 사용한다. 얼굴을 제외한 신체 부위는 간접적으로 햇볕에 노출하면 비타민 D의 합성을 제공할 수 있다. 지나친 자외선 차단은 비타민 D의 결핍을 초래할 수 있다. 비타민 D는 체내에서 칼슘의 흡수를 돕는 역할을 한다. 비타민 D가 부족하면 뼈의 발육에 문제가 생기거나 뼈가 약해지는 골다공증 증세를 일으킬 수 있다. 비타민 D가 칼슘 흡수는 물론 췌장에서 인슐린 분비에 영향을 미친다는 연구 보고가 있다. 대장암, 유방암, 전립선암, 폐결핵, 감기 등의 연관성 유무가 활발히 연구되고 있다.

자외선이 부족하면 어떨까? 자외선은 칼의 양날과 같다. 피부의 에르고스테롤(ergosterol)을 비타민 D로 만들지 못하면 뼈가 부실하게 되는 골다공증이 생긴다. 북유럽 사람들은 한 겨울에 햇빛 노출이 불가능하므로 비타민 D가 포함된 약제를 섭취한다.

과유불급(過猶不及)이다. 많아도 탈, 적어도 탈이다. 성인(유아는 아님)이 우유를 너무 많이 먹거나 햇빛을 과도하게 받으면 비타민 D가 몸에 쌓여서(지용성 비타민이므로 축적이 일어남) 콩팥에 석회화(石灰華)를 일으키며, 요석(尿石)을 만들거나 뼈가 부스러지는 등의 다양한 부작용이 일어난다. 이것은 비타민D의 독성이다.

표 1-8. 광과민성 질환

특발성 질환	· 다형태광발진 · 광선가려움발진 · 우두모양물집증 · 일광두드러기 · 만성광선피부염
약물, 화학물질에 의한 질환	· 광독성접촉피부염 · 광알레르기접촉피부염 · 전신성 약물에 의한 광과민피부염
유전성/대사성 질환	· Rothmund-Thomson 증후군 · 색소피부건조증 · Bloom 증후군 · Cockayne 증후군 · Gorlin 증후군 · Hartnup 병 · 포르피린증 · 펠라그라 · Kwashiorkor
종양성 질환	· 광선각화증 · 보웬병 · 기저세포암 · 편평세포암 · 악성흑색종
광선에 의해 악화되는 질환	· 홍반루푸스 · 후천면역결핍증후군 · 피부근육염 · 단순포진 · Darier 병 · 파종표재광선땀구멍각화증 · 광선편평태선 · 아토피피부염 · 지루피부염 · 여드름 · 다형홍반 · 장미증 · 천포창

비타민 D

비타민 D의 첫 번째 임무는 뼈와 치아를 튼튼하게 한다. 뼈 · 치아의 주성분, 즉 칼슘의 체내 흡수를 도와준다. 국내의 골다공증 환자(여성 1,285명)를 대상으로 혈중 비타민 D 농도를 측정한 결과에 의하면 51%가 '비타민 D 섭취 불충분', 9.8%가 '비타민 D 결핍'으로 나타났다. 비타민 D가 부족하면 심장병, 뇌졸증 등의 심혈관 질환에 걸릴 위험이 높아진다는 연구 결과가 보고되었다. 미국 하버드 의과대학의 토머스 왕 교수는 프래밍햄 심장조사(FHS)에 참여하고 있는 1,739명(평균 연령 59세)의 5년간 자료를 분석하였다. 혈중 비타민 D 수치가 낮은 사람은 높은 사람에 비해 심장 마비, 심부전, 뇌졸증 등의 심혈관 질환 발생률이 60% 높은 것으로 보고하였다.

햇빛은 우리 몸에 필요한 영양분, 즉 비타민 D를 공급한다. 햇빛에 의해 피부에 존재하는 콜레스테롤이 비타민 D로 변하기 때문이다. 신체에 필요한 양의 90%가 피부에서 생성된다.

2004년 미국 미시간대의 매튜 켈러 박사는 햇빛이 많은 야외에서 동일한 운동을 시행하면 기분이 더 좋아진다는 사실을 밝혀냈다. 또한 햇빛을 자주 쐬는 사람의 인지 능력은 향상되었다. 호르몬(세로토닌, 멜라토닌 등) 분비의 균형 유지 및 우울증 예방에도 효과가 있다. 비를 맞으며 출근한 날에는 하루 종일 기분이 가라앉는다. 흐린 날이 많은 겨울에는 우울해지는 사람이 증가한다. 햇빛은 기분뿐 아니라 몸까지 좋게 한다는 연구 결과가 발표되었다.

노르웨이 암연구소의 요한 박사 연구팀은 햇빛을 많이 쐬면 피부암에 걸릴 가능성이 높아지지만 다른 암을 억제하는 효과가 있으므로 실보다 득이 많다는 연구 결과를 '미국립과학원 회보(PNAS)'에 발표했다. 적도 부근 국가는 고위도 국가(노르웨이)에 비해 피부암 발병률이 높지만 모든 종류의 암에 의한 사망률은 낮았다. 햇빛에 노출되면 인체에서 합성된 비타민 D가 인체 면역기능을 활성화시켜 각종 암에 의한 사망을 예방하는 효과가 있다. 노르웨이의 경우에 햇볕 노출을 2배 증가시키면 피부암 발병이 1년에 300건 증가하지만 상대적으로 다른 암에 의한 사망은 3,000건 감소하였다.

구미 국가의 연구에 의하면 유방암 발생률은 위도에 따라 뚜렷한 차이가 있었다. 이는 햇빛에 의한 영향력과 관계가 있었다. 다른 연구 조사에 의하면 전립선, 대장, 방광, 난소의 악성종양도 동일한 연관성이 있다고 보고하였다.

비타민 D의 생성/기능

비타민 D는 280~320 nm의 자외선에 의해 표피에서 생성된다. 음식을 통해서 섭취할 수 있으나 매우 제한적이다. 비타민 D는 활성형(칼시트리올, 알파칼시돌)과 비활성형(ergocalciferol[비타민 D2], cholecalciferol[비타민 D3])이 있다. 비활성형의 비타민 D2나 D3는 간에서 수산화되고, 수산화된 25(OH)D은 신장에서 다시 수산화되므로 생리적 활성이 있는 칼시트리올(calcitriol)로 전환된다.

혈청 25(OH)D 농도가 30 ng/mL 이하에 속하면 비타민 D 불충분(inadequacy), 20 ng/mL 이하는 비타민 D 결핍(deficiency)으로 정의한다. 정상 성인에서 햇빛 노출이 감소하고 음식으로 섭취되는 양이 감소하면 비타민 D의 상태가 악화된다. 노령이 되면 햇빛 노출 시간이 감소하고, 생성 효율도 감소하기 때문에 혈청 25(OH)D 농도가 감소한다. 폐경후의 골다공증 여성을 대상으로 혈청 25(OH)D 농도를 분석한 결과에 의하면 비타민 D 불충분이 전 세계적으로 증가하였다. 한국도 결핍이 심한 국가에 해당된다.

비타민 D는 골격 성장 및 유지, 무기질의 항상성 유지에 필수적인 호르몬이므로 골다공증의 예방과 치료뿐만 아니라 근력, 근육 수축 및 신경근육 기능의 조절에 중요한 역할을 한다. 칼슘과 비타민 D가 부족하면 이차성 부갑상선 기능항진증이 발생한다. 분비된 부갑상선 호르몬에 의해 골교체가 촉진되면 골 소실과 골절 위험이 증가한다. 혈청 25(OH)D의 농도와 골절 위험도는 비타민 D의 양과 상관 관계가 있다. 비타민 D를 투여하면 낙상 위험도가 20% 이상 감소된다. 비타민 D가 충분하지 못하면 구루병, 골연화증, 골다공증이 발생할 뿐만 아니라 유방암, 대장암, 전립선암 등의 악성 종양, 고혈압을 비롯한 심혈관 질환, 당뇨병, 복부 비만, 다발성 경화증, 건선, 류마티스 관절염, 결핵 등이 증가한다는 연구 결과가 보고되었다.

비타민 D 투여의 중요한 부작용은 장에서 칼슘과 인의 흡수 증가, 골격의 골 흡수 증가에 의한 고칼슘혈증, 고인산혈증, 고칼슘뇨증이다. 이외에도 위장관 증상, 신경근육 증상, 갈증 등의 부작용이 발생할 수 있다. 고칼슘혈증이나 고칼슘뇨증이 장기간 지속되면 신 결석증이나 신 석회화증이 발생하므로 신장 기능이 약화된다.

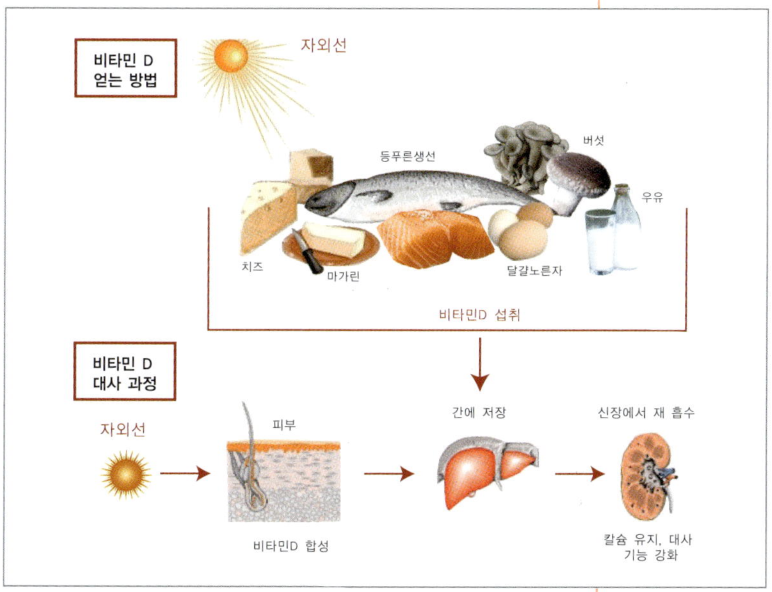

자외선 차단과 비타민 D

개요

자외선의 급성 부작용은 홍반과 색소 침착이며, 장기적인 노출에 의해 피부 노화, 피부암의 발생을 촉진한다. 자외선 차단의 중요성은 피부과 의사 및 일반인도 인식하고 있다. 그러나 자외선의 유일한 장점, 즉 비타민 D 합성의 측면에서 무조건적인 자외선 차단은 문제가 있다는 주장이 내분비내과, 소아과, 정형외과, 산부인과, 종양학계에서 제기되고 있다. 비타민 D의 혈중 농도를 측정한 연구 결과에 의하면 대부분의 사람은 비타민 D 결핍은 아니지만 부족한 상태이다. 도시 생활, 학업 혹은 실내 근무 등에 의해 햇볕에 노출될 기회가 많지 않으며, 또한 식품을 통해 보충해야 하지만 식습관이 문제가 된다. 지나친 자외선 차단에 대한 우려가 제기되고 있다. 자외선 차단으로 얻을 수 있는 장점은 자외선 노출에 의해 얻을 수 있는 이득보다 적다는 주장이 제시되고 있다. 이러한 혼란을 가중시키는 원인은 자외선차단제의 사용 행태이다. 많은 사람들이 자외선차단제를 사용하고 있으나 적절한 도포량과 방법을 무시하고 있다. 도포량은 자외선 차단 지수와 직결되지만 대부분이 필요량의 1/2~1/5 정도 사용한다. 그러므로 비타민 D 합성을 차단한다는 주장은 설득력이 없다. 또한 실제로 바르는 정도를 기준으로 차단 지수를 규정해야 한다는 주장이 제기되었다.

자외선차단제의 사용 행태뿐 아니라 선택 기준에 대한 논쟁이 있다. 자외선 B 뿐 아니라 자외선 A도 차단된다고 주장하는 자외선차단제를 사용하고 있으나, 자외선 A의 차단에 대한 보편적인 기준이 없다. 미국 FDA는 미국 피부과 학회와 공동으로 차단제의 표시 기준에 대한 개정을 시행하였다. 광범위한 자외선차단제는 370nm에서 차단력을 시험하여 합당하거나 SPF가 15 이상이 되어야 한다. 이 경우에만 피부 노화와 피부암을 방지할 수 있다는 표시를 할 수 있다. 이중에 한가지를 만족시키지 못하면 일광화상을 예방한다고 표시해야 한다고 제안하였다.

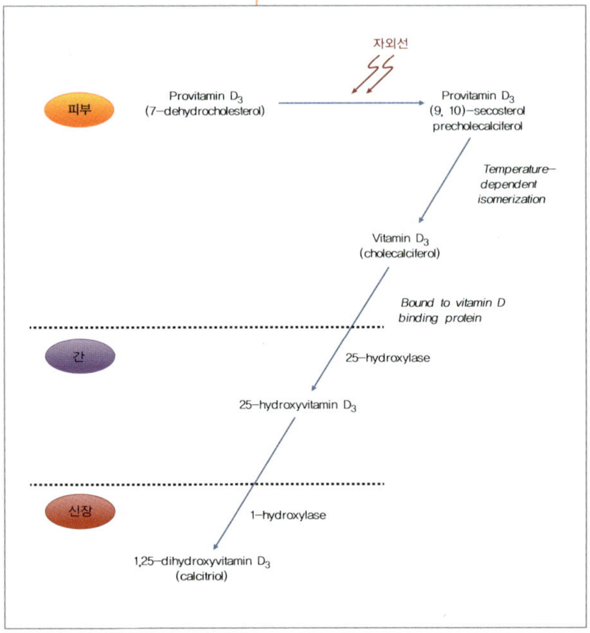

그림 1-15. 비타민 D 대사

자외선 차단의 적정성 문제는 지나친 차단제 사용이 비타민 D 합성을 저해할 수 있다는 단순한 논리에서 탈피해야 한다. 소비자의 제품 구입과 사용 양상을 반영한 시험 기준과 표시 방법 등을 개선해야 한다. 자외선, 비타민 D와 관련된 학계 인사들이 상기의 문제에 대한 해결 방안을 제시해야 할 시점이다.

설왕설래

피부의 형질막에 존재하고 있는 7-dehydrocholesterol(provitamin D3)은 자외선(작용 스펙트럼: 295~315 nm)에 의해 previtamin D3로 바뀌고 thermal isomerization을 통해 vitamin D3(cholecalciferol)가 된다. 이후에 간과 콩팥을 거쳐 25-hydroxyvitamin D3[25-(OH)D_3]에 이어 1, 25$(OH)_2D_3$(calcitriol)가 만들어지며 생물학적으로 활성화된다. 외부에서 보충이 되지 않는 상태에서 비타민 D의 농도는 자외선이 담당한다. 비타민 D 수치가 낮으면 대장 · 직장암이나 유방암이 증가한다는 사실이 보고되었다. 그러므로 햇빛을 많이 받아 비타민 D의 농도를 올려야 한다는 권고가 제기되었다.

다양한 암에 걸리지 않기 위해서 차단제를 사용하지 말아야 할까? 36,000명의 폐경기 여성에게 매일 비타민 D 400 IU를 7년간 투여한 이후에 대장 직장암의 위험도와 비타민 D 보충, 전체 비타민 D 복용 및 햇빛 노출의 관련성을 조사하였다. 결과는 유의성이 없었다. 하루 권고량, 즉 400~600 IU보다 고용량(1,000 IU/day)의 칼슘을 추가 복용시킨 후에 4년간 추적 관찰한 보고가 있었다. 각종 암의 발생이 50% 이하로 감소하였다. 그러나 비타민 D와 암과의 관계는 아직도 명확하지 않다.

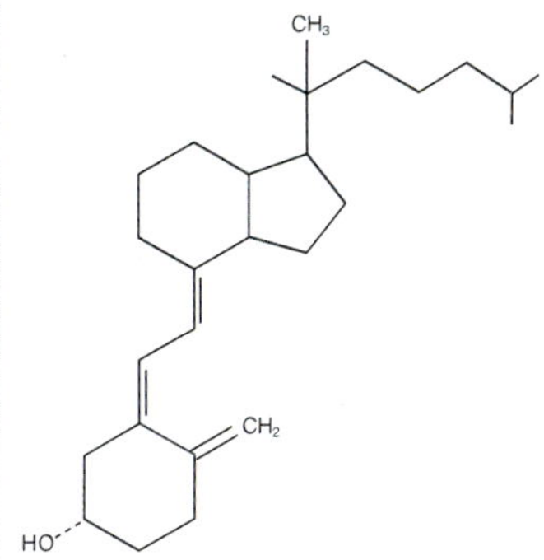

vitamin D_3

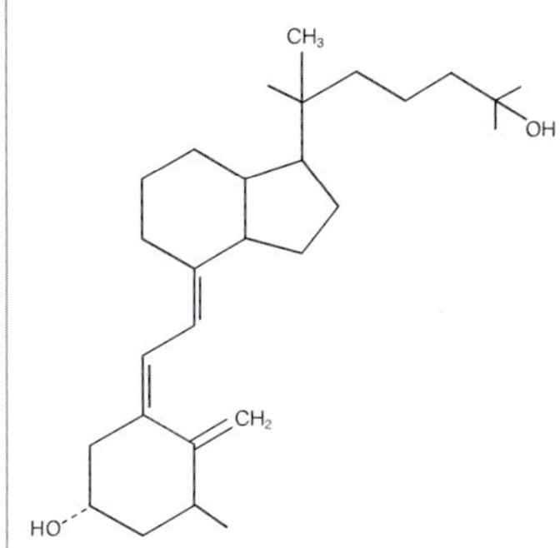

1,25-Dihydroxyvitamin D_3

자외선의 득과 실

햇빛은 독이다

햇빛에 많이 노출된 지역의 주민은 암 사망률이 다른 지역에 비해 낮다는 연구 결과가 보고되었다. 공해나 유전적 요인을 고려하지 않았기 때문에 무조건적인 햇빛 노출이 좋다는 결론을 내릴 수 없다고 보스턴 의대의 딘 월포위츠(Wolpowitz) 교수팀은 주장했다.

미국 피부암 재단은 모든 종류의 자외선이 피부 노화를 촉진시키며 피부암의 발병률을 높인다고 주장하였다.

자외선에 의해 기미, 주근깨, 피부 노화, 피부암은 명확한 연관 관계가 있다. 썬탠은 피하라! 일광화상, DNA 손상 및 비타민 D의 합성은 동일한 연장선상에 존재한다. 따라서 비타민 D의 효과를 기대하기 위하여 확실히 밝혀진 자외선의 해로운 점을 감수

표 1-9. 경구 비타민 D 섭취량 (1997년, 미국)

연령층	추천 용량 (일일)
소아 / 성인 (50세)	200IU
성인 (51~70세)	400IU
성인 (70세~이상)	600~800IU

한국인의 비타민 D

젊은 연령층의 비타민 D 부족이 매우 심각한 상태다. 대한내분비학회는 2008년 국민 건강 영양 조사 자료를 기준으로 한국인의 비타민 D 상태를 조사하였다. 비타민 D 부족은 남성에서 47.3%, 여성에서 64.5%로 매우 심각하였다. 특히 비타민 D 부족이 젊은 층에서 현저하였다. 이유는 젊은 층이 도시에서 생활하면서 실내에서 근무하는 직업 및 컴퓨터, 오락, 게임 등의 실내 놀이를 즐기는 시간이 늘어났기 때문으로 간주하였다. 또한 피부미용을 위한 자외선 차단이 지나치게 강조되기 때문에 일조량이 감소하였다. 직업에 따라 비타민 D 부족 상태를 분석한 결과에 의하면 농 · 어업에 종사하는 사람에 비해서 관리직, 사무직, 전문직에 종사하는 사람의 비타민 D 부족은 2배 이상 증가하였다.

고등학생의 비타민 D 부족 현상은 더욱 심각하다. 남학생의 72.7%, 여학생의 78.7%가 부족하였다. 20~30대는 최대 골량이 필요한 중요한 시기이다. 이러한 시기에 비타민 D가 부족하면 골 형성을 방해한다. 성인이 되면 골다공증 및 골절의 위험을 더욱 증가할 것이라고 지적하였다.

할 이유는 없다. 비타민 D의 최대 합성은 아주 짧은 시간내에 발생한다. 그러므로 장기간 자외선 노출을 하여도 더 이상의 비타민 D가 합성되지 않는다. 불활성의 비타민 D 대사 산물이 축적될 뿐이다. 뉴욕이나 보스턴에 사는 어린 아이는 2~8분만 햇빛을 받아도 비타민 D의 합성이 최대에 도달한다. 한여름의 낮시간에 주 2~3회 정도로 얼굴, 팔과 손에 수분간 햇빛을 받아도 충분한 비타민 D의 합성이 일어난다. 100명의 노인을 대상으로 여름 동안 SPF 17의 차단제를 도포한 결과에 의하면 광선각화증의 빈도는 감소하였다. 그러나 비타민 D의 수치는 변화가 없었다. 색소성 건피증 환자에서 2년간 철저하게 햇빛을 차단한 경우에도 비타민 D의 혈중 농도는 정상 범위였다. 따라서 비타민 D 합성을 위하여 해로운 자외선에 의지할 필요는 없다. 암의 감소 및 근육골격계의 장점은 이미 잘 알려져 있다. 또한 하루 권장량의 10배를 복용해도 안전하기 때문에 철저히 자외선 차단을 해야 한다. 특히 노인은 겨울에 매일 1,000 IU의 비타민 D를 보충하면 효과적이다.

폐경기의 한국 여성 3명 중에서 1명이 골다공증이라는 통계가 있다. 여성(50세 이상)의 골다공증 유병률은 32.6%이며, 미국에 비해 두 배 가량 높다. 최근에는 남성 골다공증 환자가 급증하고 있다. 체내에 칼슘이 부족하면 골다공증뿐 아니라 심장 질환이 유발된다. 한국인의 하루 칼슘 섭취량은 권장량의 63.4%에 불과하다.

"모차르트 햇볕 덜 쬐 요절"

美연구진, 비타민D 결핍 주장

18세기 천재 음악가 볼프강 아마데우스 모차르트(1756~1791 · 그림)가 햇볕만 좀 더 쬐었다면 35세에 요절하지 않았을 것이라는 주장이 나왔다.

미국 인터넷과학전문매체 라이브 사이언스닷컴은 6일 "미 샌프란시스코 영양건강연구센터 윌리엄 그랜트박사와 오스트리아 그라츠의대 슈테판 필츠 교수는 공동연구에서 모차르트의 주요 사망 원인을 햇볕 노출부족에 따른 비타민D 결핍이라고 결론지었다"고 전했다. 연구진에 따르면 모차르트가 살았던 빈은 북위48도의 고위도 지역이어서 해가 떠 있는 시간이 짧고, 비타민D를 만드는 자외선 B파장(UVB)도 턱없이 부족했다. 라이브사이언스닷컴은 "계란 노른자, 버터, 우유에도 비타민D가 들어 있지만 모차르트가 이런 음식을 즐기지는 않은 것 같다"고 평했다. 모차르트는 밤마다 창작에 몰두하고 낮에 잠을 자다 보니 해를 보기어려웠다. 하지만 모차르트의 사인을 명확히 입증하기는 쉽지 않을 듯하다. 그의 무덤 위치를 모르기 때문에 유골 분석을 할 수 없어 추정만 할 뿐이다.

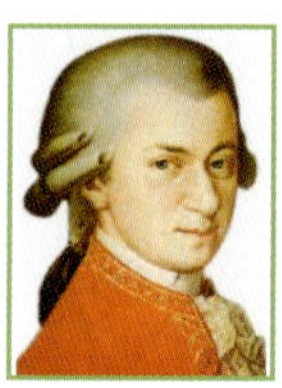

정양환 기자 ray@donga.com

한국인에서 골다공증 환자가 많은 이유는 채광량의 부족에 의한다. 체내 칼슘 흡수를 촉진하고 뼈를 형성하는 데 중요한 역할을 비타민 D가 수행하며 중요한 공급원이 햇빛이다. 한국인은 청소년부터 성인까지 일상 생활에서 햇빛 노출이 적기 때문이다.

햇빛은 약이다

햇빛을 쬐고 비타민 D를 얻을까?
자외선차단제를 바르고 피부암을 막을까?

미국 피부암 재단은 자외선차단제를 바르지 않은 상태에서 15~20분 정도의 햇볕 노출을 '강력히 반대'한다. 그러나 미국암 협회는 "대부분의 사람들은 일주일에 3회씩, 하루에 15분 정도 햇볕에 노출하면 충분한 양의 비타민 D를 생성할 수 있다. 손과 팔, 그리고 얼굴만 노출하면 된다"고 주장하였다. 자외선차단제를 바른다고 해도 햇빛을 완벽하게 차단할 수 없다. 그러므로 자외선차단제를 바르고 외출하여도 비타민 D를 충분히 만들 수 있다. 자외선에 의해 생성된 비타민 D는 2주일이 지나면 체내에서 1/2이 소실된다. 그러므로 햇빛에 규칙적으로 노출해야 한다.

> **참고**
>
> 2010년 미국피부과학회지에 보고된 내용을 소개한다. 하루에 400~1000 IU의 비타민 D를 얻기 위한 인체 실험을 시행하였다. 정오의 마이애미에서 피부 유형 Ⅲ, Ⅳ, Ⅴ의 사람에게 여름은 6~15분, 겨울은 15~29분의 햇빛 노출이 필수적이었다. 보스톤의 경우는 여름 6분, 겨울은 1~2시간의 자외선 노출에 의해 충분한 용량의 비타민 D를 형성하였다.
>
> (* 피부 유형 Ⅲ~Ⅴ은 한국인의 피부에 해당)

도시인은 햇빛 노출이 어렵다. 특히 겨울철은 일조량이 부족하며 실내 활동의 증가 및 야외 활동이 감소하므로 피부에서 비타민 D를 많이 만들 수 없다. 자외선에 장기간 노출되면 피부 노화가 촉진되고 피부암이 생길 수 있다. 이런 이유에 의해 자외선차단제의 사용이 급증하였고, 결과적으로 비타민 D의 부족을 자초했다.

비타민 D 부족을 햇빛으로 해결할 수 없다면 먹어서 보충해야 한다. 비타민 D가 풍부한 식품은 연어, 정어리와 같은 등 푸른 생선과 마가린, 우유, 달걀 노른자, 버섯 등이다. 국내 의사들은 일주일에 연어 두 토막의 섭취를 권장한다. 골밀도 검사에서 뼈가 약하면 저지방 칼슘우유 한컵을 날마다 마시면 칼슘과 비타민 D 부족 문제를 해결할 수 있다. 비타민 D를 너무 많이 섭취하면 신장과 심혈관 기능을 낮추므로 비타민 D 보충제를 복용할 경우에 의사와 상담해야 한다. 한국 영양학회의 보고(2010년)에 의하면 비타민 D의 충분한 섭취량은 19~49세는 하루 200 IU(5 μg)이고, 50세 이상은 400 IU이다. 미국 National Osteoporosis Foundation은 50세 이상의 성인에게 하루 800~1,000 IU의 비타민 D 섭취를 권장하고 있다. 비만 또는 골다공증이 있거나, 햇빛 노출이 제한되어 있는 경우에는 하루 2,000 IU까지 복용을 늘리도록 권장하고 있다. 2010년 미국 Institute of Medicine의 보고에 의하면 성인의 비타민 D 섭취량을 400 IU에서 600 IU로 증가시켰으며, 71세 이후에는 800 IU 섭취를 권장하고 있다. 성인에서 하루 4,000 IU를 복용하여도 부작용이 없다는 보고도 있다.

백반증 · · · 여름은 '좌절의 계절'!
건선 · · · 12~15시의 자외선(일광욕) 병세 호전!

요건 몰랐지!

자외선을 이용한 피부 질환의 치료

태양 광선은 인간의 생명과 자연계의 존재를 유지하는데 필수적이다. 즉, 광합성은 인간에게 영양분을 공급하고, 피부에서 비타민 D 합성을 유도하며, 살균 효과가 있다. 또한 건선이나 백반증의 광선 치료에 이용하므로 유익한 역할을 한다.

자외선은 피부에 미치는 단점이 있으나 피부 질환의 치료에 이용되고 있다. 태양 광선을 이용하여 피부 질환을 치료한 시기는 오랜 옛날부터 시작되었다. 현대 의학에서는 인공적인 자외선을 이용하여 건선, 백반증, 아토피 피부염, 다양한 염증성 질환의 치료에 이용되고 있다. 자외선 치료는 과도한 조사를 피하면서 치료 효과를 극대화시키기 위해 단계적으로 광량을 증가시킨다. 그러므로 치료를 시작하기 전에 최초의 광선량을 결정하여야 한다. 환자의 일광 과민성에 대한 병력, 최소 홍반량(MED, minimal erythema dose), 최소 광독량(MPD, minimal phototoxic dose), 환자의 피부 형태 등을 고려해야 한다. 자외선 요법은 자외선을 단독으로 조사하는 광선요법(phototherapy)과 자외선과 광활동성 물질을 함께 사용하는 광화학요법(photo-chemotherapy)으로 구분한다. 광선요법은 broadband UVB가 사용되었으나, 최근에는 건선의 치료에 있어 295nm 이하의 UVB는 홍반을 유발하거나 발암성이 높은 것으로 밝혀졌다. 313nm 근처의 UVB는 홍반 발생이 적으며 건선의 치료 효과가 높았다. 이러한 방법을 선택적 자외선 요법(selective UV photo-therapy, SUP)이라고 한다. 건선의 치료에서 311nm UVB를 이용한 narrow band UVB 광선요법을 시행하며, 급성 아토피 피부염은 UVA1(340~400nm)을

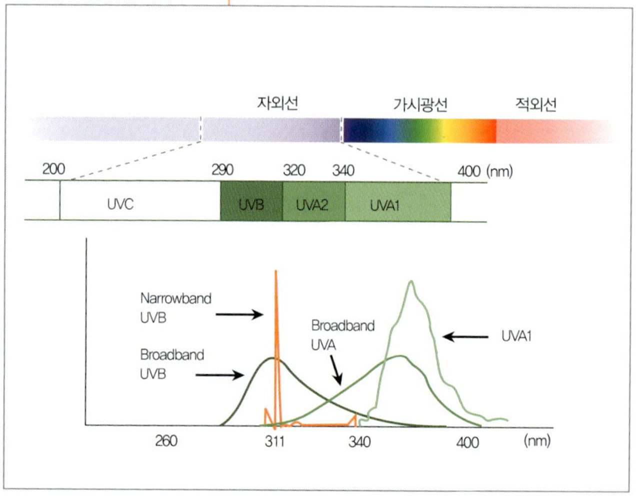

그림 1-16. 자외선과 치료 파장

이용한다. UVB 광선요법은 건선, 장미색 비강진, 편평태선, 아토피 피부염, 수장족저 농포증, 다형광 발진, 결절성 양진, 요독성 소양증, 균상 식육종, 한포상 습진, 심상성 루푸스 등에서 효과가 있다. 자외선 B를 이용한 광선 치료의 부작용은 일광화상, 두통, 피로감, 구역, 어지러움증, 하지 부종, 빈맥, 색소 침착, 눈의 작열감, 피부 건조증, 소양증, 피부의 조기 노화, 백내장 등이 있다. 광화학요법은 광독성 약물(psoralen)을 바르거나 경구 투여 후에 자외선 A를 조사하는 방법이다. PUVA 치료를 적용할 수 있는 질환은 여러가지 있다. 대표적으로 건선, 백반증, 균상 식육종, 아토피 피부염, 전신성 편평 태선, 색소성 담마진, 결절성 양진, 다형광 발진, 장미색 비강진, 소양증, 피부건조증 등이 있다.

빛 치료를 아시나요?

계절성 우울증에서 빛 치료는 1등급 효과가 있다. 일광이 부족하면 신경전달 물질(멜라토닌, 세로토닌 등)의 분비가 감소되므로 우울증을 유발한다. 4,000룩스 정도의 치료용 광학기구를 이용하여 30분~1시간 몸에 쪼이면 우울증이 개선된다. 일부의 비타민 요법도 1등급 수준이었다. 엽산을 항우울제와 함께 복용하면 우울증 치료에 효과가 있었다. 비타민 B, C, D, 설레늄 복용도 효과가 있었다. 서양의 약초, 즉, 세언트존 스워트(St. John's wort) 복용은 1등급 수준의 치료 효과를 보였다. 운동 요법의 단독 치료 외에 빛 치료, 비타민 요법은 정신과 의사의 상담 이후에 실시하면 효과를 볼 수 있다.

동전의 양면

자외선은 '동전의 양면'에 해당한다. 자외선은 피부 노화의 범인이지만 질환에 적용하여 치료에 도움을 제공한다. 자외선 A, B는 건선, 백반증, 소양증, 아토피 피부염 등에 사용한다. 자외선의 특정한 파장을 방출하는 기구를 이용한다. 예전에는 햇빛을 이용하여 짧은 시간에 노출시켰지만… 계절, 햇빛 노출 시기, 날씨 등에 의해 용량을 완벽하게 조절할 수 없었으므로 '득' 보다 '실'이 더 많다. 혹 떼려다 혹 붙이는 꼴이 될 수 있다. 그러나 최근에는 더욱 정밀한 특수파장(NBUVB)을 이용하면 효과가 증폭된다. 예전에는 폭격기에서 폭탄을 그냥 쏟아 부었지만… 요새는 레이저를 이용한 미사일 폭탄을 사용하는 것과 유사하다.

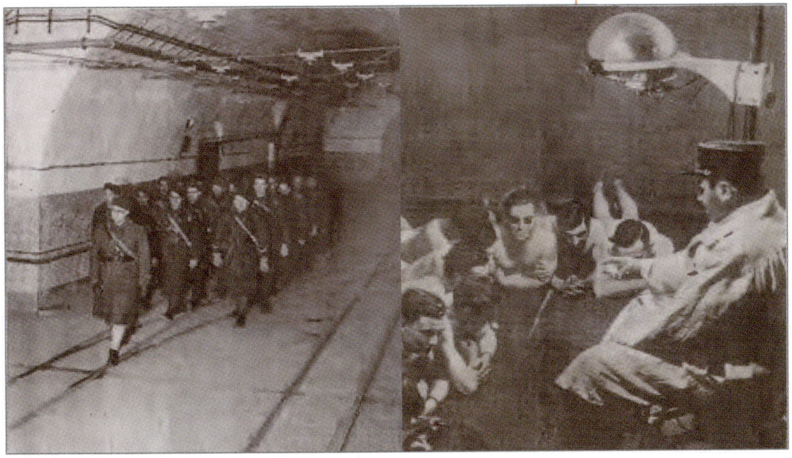

2차 세계 대전에 지하 요새에서 근무하는 군인에게 군의관이 자외선을 조사하고 있는 모습

자외선의 강도/양/지수

강도

자외선의 강도는 고도, 지형, 날씨, 대기 상태, 노출 부위에 따라 차이가 있다. 우리나라가 속해 있는 북반구는 하지에 자외선이 최고에 도달한다. 하지(6월 21일)에 가까워질수록 급격하게 선탠(suntan)이 되고 일광화상(sunburn)도 급격하게 나타난다. 하지 전후의 2개월은 자외선의 강도가 하지와 비슷하다. 겨울보다 여름에 자외선의 강도가 강하다. 도시보다 시골, 내륙 지방보다 해안 지방이 2배 이상 강도가 높다. 낮 12시는 하루 중에서 자외선 양의 60%가 집중된다. 즉, 오전 10시~오후 2시에 자외선의 양이 가장 많다. 구름 낀 날은 갠 날의 50%, 안개 낀 날의 90%이므로 흐린 날에도 자외선 A의 강도는 차이가 없다. 매연이나 먼지 등은 자외선을 산란, 반사시킨다. 의복은 천의 두께, 직조 방식에 따라 차이가 있다. 장소에 따른 반사율의 차이에 의해 자외선의 강도는 달라진다. 해변의 수면은 100%가 반사되며, 비치 파라솔 밑은 15~50% 정도로 반사율이 높으므로 자외선을 완전히 피할 수 없다. 스키장은 80~95% 정도가 반사되며, 수면은 80~100% 반사율을 보인다. 그 밖에 잔디 또는 평원은 1~2%, 테니스장 4~5%, 도시의 콘크리트는 약 5~10%정도 반사한다. 스모그는 자외선을 차단한다.

고도가 1km 높아지면 자외선의 양이 약 20% 증가한다. 지구에서 가장 높은 곳은 적도로서 온대 지방의 2배이며, 얼굴의 코는 자외선을 제일 많이 노출되는 부위이다.

자외선 상식

- 계절 : 4계절 중에서 여름은 지표 면적당 햇볕의 밀도가 가장 높다. 또한 자외선의 양은 계절 중에 최고 수준
- 기간 : 3월부터 증가하며 5월~6월에 최고치이며 10월까지 계속됨
- 시간 : 하루 중 오전 10시~오후 2시가 최고치
- 고도 : 해발 1km 상승시 자외선량은 20%씩 증가
- 기상 조건 : 흐린 날, 장마철에도 맑은 날의 1/2(50%) 수준
- 실내 : 유리를 통해 자외선 B는 차단, 자외선 A는 통과
- 인공 선탠 : 화상은 적지만 주름과 노화 가속화, 눈과 모발은 치명적
- 자외선(반사량) : 눈(90%) 〉 물(85%) 〉 모래(20%) 〉 아스팔트(6%) 〉 잔디(2%)

표 1-10. 장소에 따른 자외선 반사율

장소	반사율	유의 사항
잔디밭	1~2%	자외선 차단에 신경 쓴다.
콘크리트	5~10%	노출 정도에 따라 자외선 차단용 화장품을 선택한다.
테니스 코트	4~5%	다리에도 도포해야 한다.
스키장	80~90%	높은 SPF 제품을 사용한다.
모래	15~20%	반사광을 고려한다.
수면	10~100%	높은 SPF 제품을 사용하고, 모자, 타월을 이용한다.

표 1-11. 자외선의 질과 양을 결정하는 요소

요소	효과
시간별	자외선은 일과성이 있으며 정오에 가장 강하다. 자외선의 20~30%가 오전 11시부터 오후 1시 사이에 지상에 도달한다. 75%는 오전 9시와 오후 3시 사이에 도달한다. 천저각이 클 때(새벽, 황혼)에는 단파장의 자외선이 불규칙하게 감쇠되므로, 태양광 중에서 UVA가 더 많이 존재한다.
계절	연중 주기는 지구의 중심축이 기울어져 있으므로 발생한다. 그러므로 여름에 광선이 가장 강하고, 겨울에 가장 적다. 겨울에는 천저각(θ)이 높아서(런던[북위52°]은 12월 22일에 θ =75° 이며, 7월 21일에 θ =28°) 단파장의 자외선이 불규칙하게 감쇠된다. 그러므로 겨울철에 UVA가 좀더 풍부해진다. 그러나, 계절에 의한 변화의 정도는 위도에 따라 다르며, 적도에서 변화량이 가장 낮다.
지리적 위치	위도가 낮아질수록 증가하며, 적도에서 발생량과 연중 표면양이 가장 높다.
고도	고도가 1km 높아질수록 자외선은 10~25% 증가하며, 이는 파장에 따라 결정된다. 수직으로 1km 높아질수록 300nm에서 24%의 변화를 보이지만, 360nm는 9%의 변화를 보인다. 이러한 변화는 파장에 따라 Rayleigh의 산란, 오존의 흡수, 대기 부유 물질의 정도가 다르기 때문에 발생한다. 예로서, 300nm의 경우에 각각 27%, 57%, 16%이며, 360nm는 각각 54%, 0%, 46%이다.
표면 반사	다양한 표면에서 albedo(표면에서 광선이 반사되는 정도)는 동일한 공간에서 자외선의 질과 양에 영향을 준다. 대부분의 지면은 albedo가 10% 미만이고, 눈은 80~90%이며, 모래는 15~20%이다.
구름	자외선 감쇠는 하늘이 덮여진 정도, 구름의 밀도와 높이, 태양의 천저각과 연관된다. 부수적인 요소는 3차원적으로 농축된 물의 분포, 농축된 용질의 유무, 다른 발색단/부유물의 유무 등이 있다. 산재된 구름은 지표면의 자외선에 거의 영향을 미치지 않지만, 두터운 구름은 지표면의 자외선을 약 50% 감소시킨다.

자외선량(연/월/일)

지표면에 도달하는 태양 광선은 가시광선 49%, 적외선 45%, 자외선 6%이다. 위도, 시간, 기후, 계절, 고도에 따라 차이가 있다. A, B는 국내 5개 도시의 자외선 B의 양을 1997년부터 1999년까지 3년간 측정한 평균량이다. 북쪽에서 남쪽으로 갈수록 강해지고, 육지 보다 해안 지역이 높다.

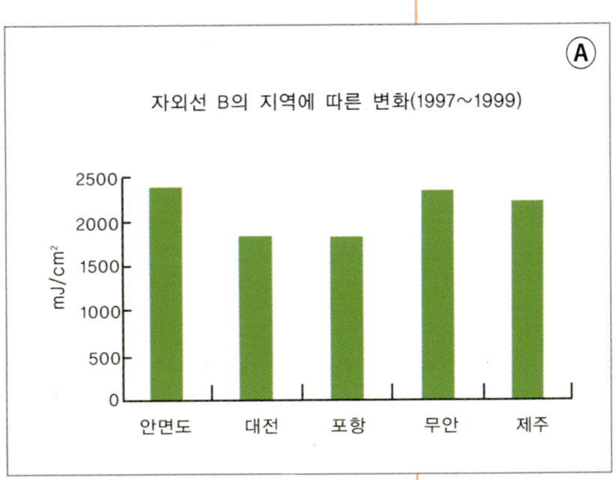

Ⓑ	J/㎠(평균)
안면도	2335
대전	1810
포항	1808
무안	2230
제주	2184

그림 D는 1998년~2000년까지 5개 지역의 월별 평균 자외선 B 및 포항 지역(1997~1999년)의 월별 평균 자외선 A양이다(C). 자외선 B는 여름이 겨울보다 약 6~7배 증가하지만 자외선 A는 2.5배 정도이다. 즉 자외선 A는 년중 현저한 변화없이 지표면에 도달하고 있다.

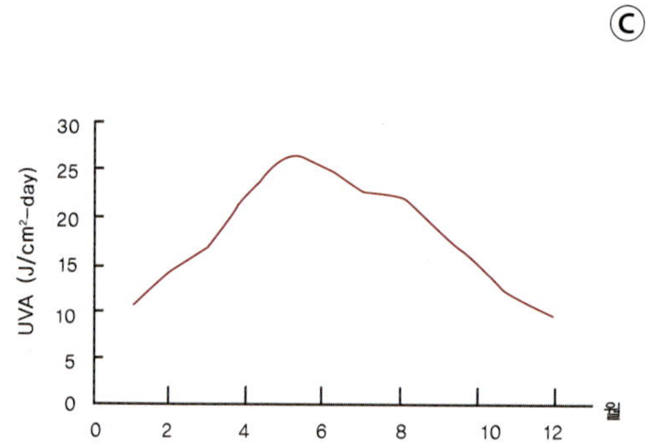

UVA(일평균)의 월별 변화(포항, 1997~1999)

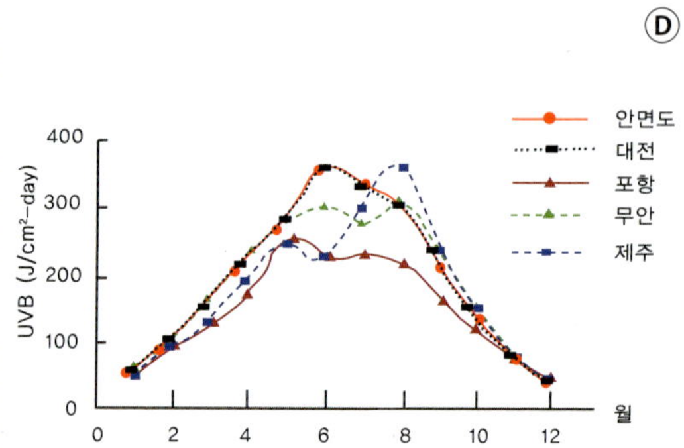

UVB(일평균)의 월별 변화(1998.11~2000.4)

1999년도 4월에 측정한 5개 지역의 시간별 평균 자외선 B (F) 및 대전 지역의 시간별 평균 자외선 A 양이다(E). 자외선 A, B는 오전(11:00~12:00)에 최대 광량을 나타내며, 오후 4시의 자외선 B는 오전의 20%, 오후 5시의 자외선 A는 오전의 40% 정도 감소하였다. 자외선 B의 조사량은 계절 및 시간에 따라 차이가 있다. 그러나 자외선 A는 계절 및 시간에 큰 영향을 받지 않으며 비교적 일정하였다.

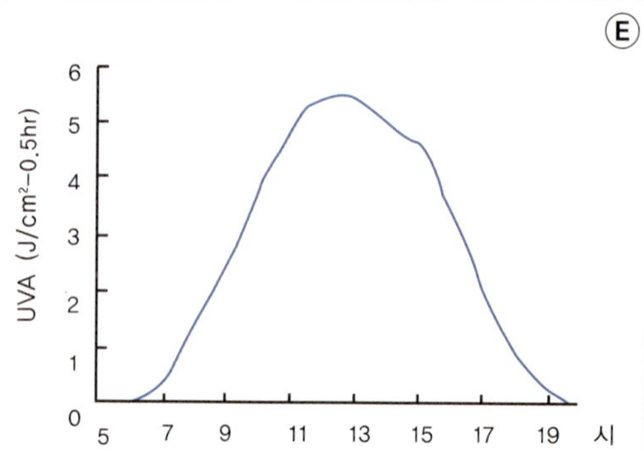

시간별 UVA의 변화(대전, 1999, 4)

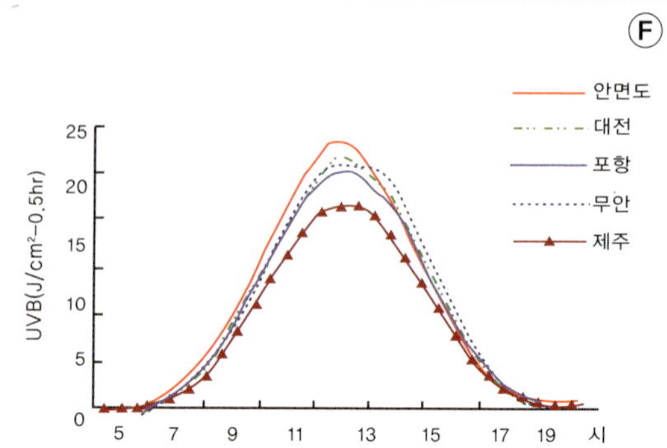

시간별 UVB의 변화(대전, 19999, 4)

자료 : 보건 의료 기술 연구 개발 사업보고서

2008년부터 5년간 충남 태안군 안면도 기후변화 감시센터에서 자외선 A를 측정하였다. 2월 ㎠ 당 평균 52.9mW(밀리와트 · 1000분의 1W), 3월 74.2mW, 4월 88.4mW로 높아졌다. 5월에 102.6mW로 증가하였으며, 6월에는 107.5mW로 연중 최대치를 기록했다. 7월(99.5mW)과 8월(97.4mW)에는 오히려 낮아졌다. 자외선 A의 위험성은 초여름, 초가을에 간과하였다.

자외선 B는 3월부터 급증!

대한민국 월별 자외선 B 변화 추이

'자외선이 강해졌다' 고 간주하는 시기는 5~6 월이지만 자외선이 급증하기 시작하는 시기는 3~4 월 이다 ! 가을 , 특히 10 월에도 자외선 B 의 양이 상당히 높다 . 3 월부터 치솟던 자외선 B 의 양이 6 월 이후에 잠시 하강하는 현상은 장마의 영향이다 . 즉 구름이 많아지므로 자외선 B 가 감소하기 때문이다 .

표 1-12. 2008~2012년의 자외선 A 평균 수치(단위: mW/cm^2)

월별	수치
1월	39.5
2월	52.9
3월	74.2
4월	88.4
5월	102.6
6월	107.5
7월	99.5
8월	97.4
9월	88.5
10월	66.8
11월	42.1
12월	32.7

관측 지점: 충남 태안군 안면도 (자료: 기상청)

자외선 지수

기상청이 1995년부터 2005년까지 관측한 자료에 따르면 연중 자외선이 가장 강한 시기는 7월(자외선 지수 8.044), 8월(7.876), 6월(6.892), 5월(6.452), 9월(6.288) 순이다. 9월의 자외선 지수는 가장 강한 7월의 78% 수준이다. 10월(4.192)에는 자외선 지수가 감소하지만 7월의 52% 이상을 유지한다.

자외선 지수는 연중 변화하지만, 자외선 중에서 자외선 A는 계절이나 날씨와 상관이 없다. 피부의 홍반과 인설을 유도하는 자외선 B는 여름에 가장 강하고 겨울이 되면 약하다. 그러나 피부의 탄력 섬유를 파괴하여 주름을 유도하는 자외선 A는 계절에 상관없이 일정하게 유지한다는 사실을 기억하라! 자외선 A는 피부에 당장 문제를 일으키지 않기 때문에 심각성을 못 느끼지만 지속적으로 피부를 손상시킨다.

자외선은 햇볕 속에 포함돼 있기 때문에 직사광선만 피하면 문제가 없다고 생각하기 쉽다. 그러나 자외선은 피부나 눈 등에 간접적으로 영향을 준다. 대한 피부과 의사회가 2006년 도시의 장소에 따른 자외선 양을 측정한 결과에 의하면 자외선의 영향을 거의 받지 않는다고 생각되는 사무실 내부(창가)의 평균 자외선 지수는 약 2.5였다. 이는 건물 옥상 5.6, 도심의 일반 길거리 4.3, 차량 운전석 3.2와 비교하면 비교적 높은 수치다.

표 1-13. 월별 자외선 지수 (1995~2005년)

월	1월	2월	3월	4월	5월	6월	7월	8월	9월	10월	11월	12월
자외선 지수	1.724	2.812	4.096	5.652	6.452	6.892	8.044	7.876	6.288	4.192	2.384	1.624

사람에 따라 차이는 있지만 자외선차단제를 바르지 않고 자외선 지수가 2.5에 해당하는 장소에 약 2~3시간 있으면 피부색이 붉게 변하고 색소 형성이

시작된다. 사무실 창가에서 업무를 보거나 운전을 하면 2~3시간만 지나도 피부 노화를 유발한다. 자외선 B는 흐린 날씨에 약 50%까지 감소하지만, 자외선 A는 날씨의 영향을 거의 받지 않는다. 창문이나 얇은 커텐을 쉽게 통과한다. 자외선 A를 막는 방법은 자외선차단제의 사용이다. 집밖으로 나서면 자외선이 피부를 노리고 있다고 생각하라! 일년 내내 자외선 차단제를 사용하면 피부의 노화를 방지할수 있다!

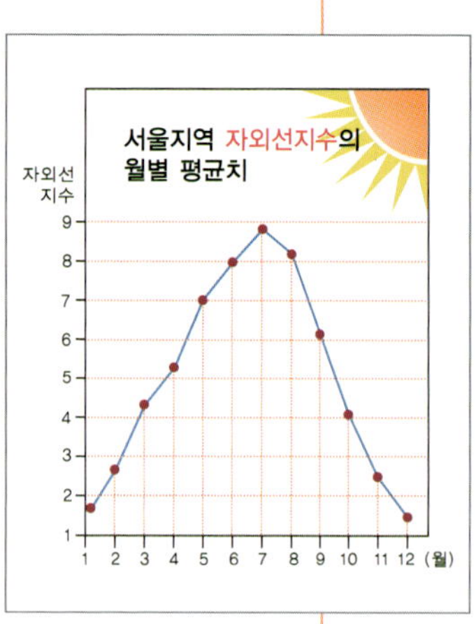

자외선 지수(UV index)

자외선 지수는 햇빛의 노출에 의한 위험 수치이며, 10 등급으로 구분한다. 0은 과다 노출에 의한 위험이 매우 낮으며, 9 이상은 매우 높다. 지수는 국가에 따라 다소 차이가 있다.

자외선 지수를 예보하는 목적은 인체에 유해한 자외선 노출에 의해 발생하는 위험을 인식시키고, 일상 생활에서 자신의 피부를 보호하도록 권장하는데 있다. 계절, 월, 일, 시간, 지역에 따른 자외선의 강도를 수치화하여 예보함으로써 자외선의 유해성을 경고한다. 그러므로 자외선차단제의 사용, 선글라스, 옷을 착용하는 다양한 대책을 수립하여 자외선의 위험으로부터 보호해야 한다.

자외선 지수 예보

미국, 캐나다, 호주, 뉴질랜드, 오스트리아, 일본의 선진국은 자외선의 강도를 예보하고 있다. 한국은 기상청에서 1998년부터 예보하고 있다. 기상청의 홈페이지 또는 각종 매체에서 관련 정보를 얻을 수 있다(기상청 홈페이지: http://www.kma.go.kr).

UV 지수	0	1	2	3	4	5	6	7	8	9	10	11
광량*	0	50	100	150	200	250	300	350	400	450	500	550
노출 위험도	매우 낮음			낮음		보통		높음		매우 높음		

* 광량 단위: mJ/㎠/day * 최소홍반량(MED): 37 mJ/㎠(평균)

표 1-14. 자외선지수의 강도와 홍반 발생 시간

9.0 이상	자외선 강도가 매우 강함, 20분 내외 피부 노출되면 홍반 발생	극도의 위험한 상태이므로 예방 조치 필요함
7.0~8.9	자외선 강도 강함, 30분 내외 피부 노출되면 홍반 발생	모자, 긴팔, 자외선차단제 사용
5.0~6.9	자외선 강도 보통, 1시간 내외 피부 노출되면 홍반 발생	태양 노출시에 위험
3.0~4.9	자외선 강도 낮음, 100분 내외 피부 노출되면 홍반 발생	햇빛 노출을 자제해야 함
0.0~2.9	자외선 강도 매우 낮음, 2~3시간 피부 노출되면 홍반 발생	안심하고 외출

표 1-15. 자외선 지수와 피부 유형에 따른 피부 반응 시간

자외선 지수		0~2.9	3~4.9	5~6.9	7~8.9	9 이상
자외선 강도		매우낮음	낮음	보통	높음	매우 높음
홍반 발생 시간 (분)	0					
	20				매우 민감	매우 민감, 민감
	40			매우 민감	민감	조금 강함
	60		매우 민감	민감	조금 강함	강함
	80	매우 민감	민감	조금 강함	강함	
	100	민감				
	120	조금 강함	조금 강함	강함		

높아가는 자외선 지수!!!

기상청에 의하면 자외선 지수는 2004년~2006년까지 감소하였으나 2007년부터 증가하였다. 2008년 자외선 지수는 2004~2007년 평균보다 16% 증가하였다(지구 대기 감시 보고서).

파장이 짧은 자외선 B는 오존층을 통과하면서 95% 정도 흡수된다. 서울 상공의 오존량은 1988년 최저치를 기록한 이후에 전반적으로 증가하였으나 2006년부터 다시 감소하고 있다. 오존층을 통과한 모든 자외선은 지표면에 도달하지 않는다. 비가 오거나 구름이 많이 낀 날은 자외선 양이 감소한다.

안면도<경포대<제주도

기상청에 의하면 남쪽 지역으로 갈수록 자외선 지수가 높다고 보고하였다. 제주도 여행을 계획하고 있으면 SPF가 높은 자외선차단제를 준비하라! 지난해 여름철 자외선 지수가 '매우 강함'으로 나타난 경우는 강릉이 25일이지만 제주도는 41일이었다. 안면도는 16일이며 자외선이 상대적으로 미약했다. 특히 제주도와 목포는 '매우 강한 날'이 '강한 날'보다 많으므로 자외선을 주목하라!

월별 자외선 종류도 차이가 있다. 자외선 B는 8월에 가장 높았다. 자외선 B를 흡수하는 오존의 양이 6월보다 8월에 적었기 때문이다. 그러나 파장이 긴 자외선 A(전자외선)는 6월에 가장 높았다. 자외선 지수가 6을 넘으면 모자와 선글라스를 이용하고, 자외선차단제를 꾸준히 도포해야 한다.

자 기 몸을 사랑한다면
외 출할 때
선 크림을 바르세요!

계절별 자외선 지수

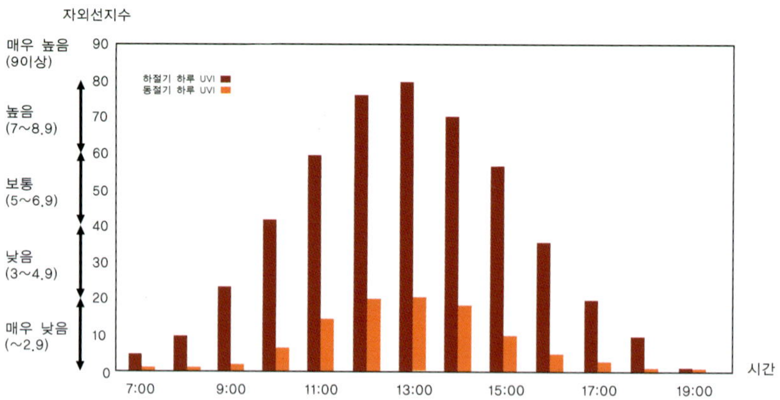

· 자료 기상청 기후변화 감시센터
· UVI : Ultraviolet index

광보호

광보호(photoprotection)에 대한 기본 지식을 습득해야 한다. 즉 햇빛을 피하는 행위 외에 태양 광선의 유해한 영향으로부터 온전하게 보호하는 예방적인 개념을 숙지해야 한다.

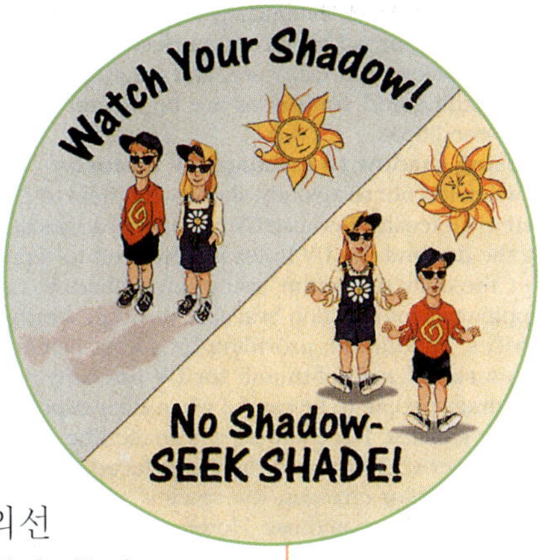

피부는 햇빛 노출에 대해 정상적인 방어 기전이 존재한다.

첫째, 지속적 일광 노출에 의해 표피가 두꺼워지므로 자외선이 심층부의 진피에 침투하지 못하며, 표피의 단백 성분(케라틴)이 증가하게 되므로 일광이 반사되거나 산란된다. 둘째, 표피의 기저층에 위치하고 있는 멜라닌 색소가 표피의 상층부로 이동하거나 재분포하여 일광을 흡수하고 차단시킨다. 셋째, 카로텐 색소, 각질형성세포의 효소(super-oxide dismutase 등)는 일광 노출에 의해 세포 손상을 일으키는 유리 산소 라디칼을 제거하는 작용을 한다.

표 1-16. 광보호 인자

자연적 인자	물리적 인자
· 환경적 인자 오존 먼지, 구름, 안개 등 · 생물학적 인자 케라틴 멜라닌	· 의복 · 양산 · 유리창
	화학적 인자
	· 자외선차단제(도포제) · 자외선차단제(경구용)

광보호 인자에 대한 개념이 필요하다.

자외선으로부터 피부를 보호하기 위하여 광보호 인자와 피부의 정상적인 방어 기전을 이해하여야 한다.

오존층을 통과하는 거리가 짧고 자외선이 지표에 많이 도달하는 시간, 즉 오전 10시~오후 2시까지 햇빛 노출을 피하는 것이 좋다. 야외 활동은 그늘진 장소에서 시행하거나, 적절한 의복을 착용해야 한다. 많은 양의 태양 광선이 물, 모래, 콘크리트,

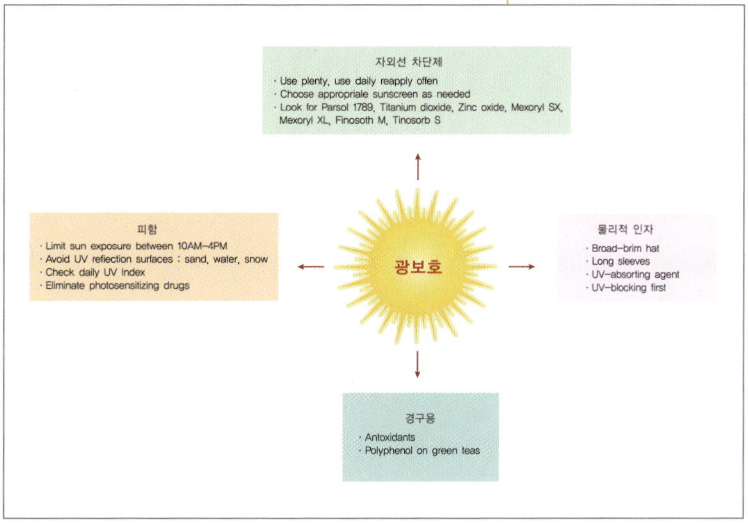

그림 1-17. 광보호

광보호 지침(10계명)

1. 태양 광선 노출을 줄이고(오전 10시~오후2시), 외부 활동은 아침이나 늦은 오후에!
2. 모자, 검은 색깔의 긴 옷 착용!
3. 외출 20~30분 이전에 자외선차단제 도포 및 2시간마다 재 도포!
4. 반사광을 주의(모래, 눈, 물, 콘크리트 등)
5. 고지대에서 태양 노출 주의!
6. 태닝 금지!
7. 소아는 특히 태양 노출을 주의!
8. 소아에게 조기 교육 실시!
9. 보호용 안경을 착용!
10. 자외선 지수의 숙지!

'태양光 지도' 첫선

기상청 '태양광 자원지도' 첫선 ... 일사량 전국 1위

우리나라 어느 곳에, 얼마만큼의 태양에너지가 내리쬐고 있는지 실측한 '태양광 자원지도'가 첫선을 보였다.

기상청은 10일 "최근 20년간 전국 22개 관측지점에서 측정한 일사량 등 자료를 토대로 국내 처음으로 '태양광 자원지도'를 개발했다"며 "태양광발전소 부지 선정 등 의사결정 과정에 활용할 수 있을 것"이라고 밝혔다.

일사량이 가장 풍부한 곳은 전남 목포로, 지난 20년간 1㎡에 내리쬔 연평균 일사량이 5110MJ(메가줄 · 에너지 단위)로 측정됐다. 효율이 100%인 태양전지를 사용할 경우 연간 1420㎾H(킬로와트시)의 전력을 생산할 수 있는 에너지 양이다.

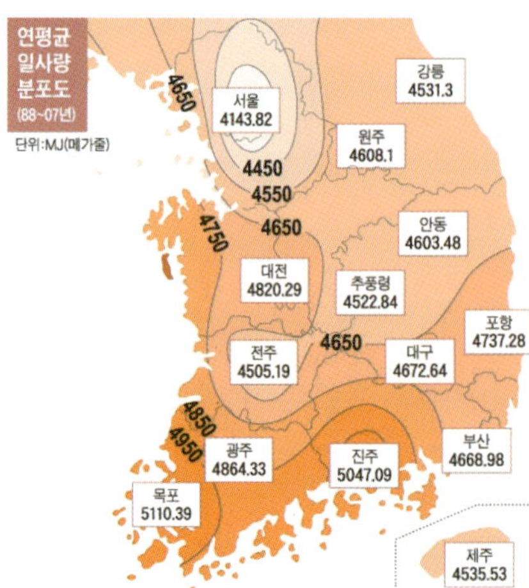

경남 진주시와 광주시, 대전시, 충남 서산시 등 남서해안과 서해안 쪽에 접한 도시들은 상대적으로 일사량이 풍부한 반면, 서울과 경기도 수원, 전주시 등은 전국 평균(4675MJ)을 밑돌았다. 〈그래픽 참조〉

이번 자원지도엔 일사량 외에 지역별 일조시간 · 구름의 양 · 기온 · 안개 일수 등 총 14개 기상요소의 과거 20년간 연평균 데이터가 포함돼 있다. 기상청 신임철 박사는 "태양광 발전의 효율성은 일사량 외에 구름의 양 같은 다른 기상요소에 의해서도 영향을 받는다는 점을 감안해 (태양광 자원지도에) 이를 종합적으로 반영했다"고 말했다.

기상청은 여기서 한발 더 나아가 '정밀 태양광 · 풍력 자원지도' 개발에 착수했다. 전병성 기상청장은 "태양광의 경우 전국을 가로 · 세로 4㎞씩, 풍력은 1㎞씩 격자로 나눠 독일 같은 선진국 수준에 근접하는 정밀 지도를 올해 안에 개발해 일반에 공개할 것"이라고 했다.

박은호 기자 unopark@chosuncom

도로에서 반사되며, 그늘에 있어도 반사된 햇빛에 노출될 수 있다. 해변의 파라솔, 모자, 양산은 태양 광선을 완벽하게 차단할 수 없으므로 햇빛을 차단할 수 있는 옷과 자외선차단제를 사용해야 한다. 흐린 날이나 구름이 낀 날씨에도 상당한 양의 자외선은 구름을 통과한다. 구름 낀 날(특히 비교적 밝은 날)에는 적절한 자외선 차단 방법을 사용해야 한다. 겨울철에 스키를 탈 때도 자외선에 신경을 써야한다. 눈은 태양 광선을 잘 반사하여 피부와 눈에 영향을 줄 수 있으므로 자외선차단제와 선글라스를 반드시 착용해야 한다. 특히 스키장은 고도가 높은 곳에 위치한다. 고도가 높을수록 더 많은 태양 광선이 도달하므로 주의해야 한다.

물리적 인자는 의복, 양산이나 유리창 등이 있다. 자외선 B는 유리창에 의해 차단이 되지만 자외선 A 또는 가시 광선은 커튼 등으로 햇빛을 차단해야 한다. 의복은 갈색이나 푸른색의 조밀하게 짜인 면 종류가 광선을 차단하는 효과가 우수하다. 대부분의 옷은 자외선을 흡수하거나 반사하기 때문에 태양 광선으로 부터 피부를 보호한다. 일반적으로 재료가 두껍고 촘촘하게 짜여 있을수록 피부를 보호하는 효과가 크다. 의류의 색깔도 중요한 인자이다. 색깔이 있는 옷이 흰 옷보다 자외선 차단 지수(SPF)를 4이상 증가시킨다. 흰 옷은 상당한 양의 자외선을 통과시킬 수 있으며, 얇고 흰 티셔츠를 입는 것은 입지 않은 것과 비교하면 20% 정도의 자외선을 흡수한다. 이런 종류의 얇은 티셔츠를 입는 것은 두께와 짜임의 밀도, 직물 성분에 따라서 차이가 있다. SPF 4~10정도의 자외선 차단제를 바르는 것과 유사한 효과가 있다. 셔츠

가 젖었을 경우에는 마른 셔츠에 비해 차단 효과가 30~40% 감소한다. 몸에 밀착되는 옷은 차단 효과를 감소시킨다. 헐렁하게 옷을 입으면 실 사이의 공간이 넓어지므로 차단 효과가 증가한다. 일반적으로 두꺼운 모직, 폴리에스테르 계통의 의류는 태양 광선으로부터 보호 효과가 크다. 즉 천 조직이 조밀하고 두꺼우며 검정~갈색 옷이 적합하다. 모자는 10cm 이상의 챙이 있는 제품을 착용하라. 또한 목덜미를 덮는 형태의 제품은 효과적이다. 파라솔은 직사광선을 차단할 수 있으나 아스팔트, 건물, 유리창에서 반사되는 광선을 막을 수 없다. 화학적 인자는 자외선차단제를 도포하거나 인위적으로 피부를 그을리거나 각질층을 두껍게 만든다(썬탠). 자세한 내용은 2장(tanday)와 3장(skinday)를 참조하라.

유리

대부분의 투명한 유리는 자외선 A와 가시 광선의 투과를 막지 못하지만 자외선 B를 차단한다. 따라서, 실내나 자동차의 유리창은 자외선 B에 의한 일광화상의 위험을 낮춘다. 색을 넣은 tint glass는 투명 유리창에 비해 자외선 A와 가시 광선을 어느 정도 차단할 수 있다. 일반적인 투명 유리와 육안적으로 거의 구별되지 않는 자외선 차단 코팅 유리도 있다.

가정/사무실에 사용하는 유리의 종류

. Clear glass
. Tinted glass
. Reflective glass
. Low-emissivity glass
. Tempered glass
. Laminated glass
. Insulating glass
. UV-blocking coated glass

자동차 유리를 통과한 광선은 피부염을 유발한다. 자동차용 유리는 380nm 보다 짧은 파장의 자외선은 거의 차단하지만, 그 이상의 파장은 통과한다. 앞 유리보다 옆 유리는 자외선 차단이 낮기 때문에 자가 운전자는 왼쪽 얼굴과 왼쪽 팔에 광선피부염이 더 심하고 자주 발생한다.

자동차의 앞 유리는 층판 유리(laminated glass)이므로 자외선(300~380nm)의 1~3%를 투과시킨다. 자동차의 옆/뒤 유리는 미층판 유리(non-laminated tempered glass)이므로 투과율이 33~48%로 매우 높다. 그러므로 광과민성 환자에게 측면 얼굴, 전박부에 광노화가 호발한다. 가정의 창문은 clear glass가 대부분이며, 330~380nm의 자외선에 대하여 63%(6.0mm 두께)~75%(2.3mm 두께)를 통과시킨다. 커튼을 설치하면 효과적이다.

유리의 종류와 두께에 따른 자외선 투과율(%)

종류	두께	투과율(%)
Clear glass	2.3nm	75
Clear glass	6.0nm	63
Tinted green	2.3nm	47
Tinted green	6.0nm	28
Tinted bronze	2.3nm	46
Tinted bronze	6.0nm	24
Low-E	2.3nm	21
Low-E	6.0nm	19

Data provided by Guardian Industried Corp (Auburn Hills, Michigan U.S.A). UVTransmission measured between 300 and 380nm (abbreviation : Low-E, low-emissivity)

선글라스/렌즈

자외선은 백내장, 망막 질환 외에도 눈의 검은 동자, 즉 각막에 염증을 일으킬 수 있다. 대표적인 경우가 스키장의 심한 반사광이나 용접의 불꽃에 노출되는 형태이다. 자외선 B는 백내장, 망막 질환, 백태, 각막염 등을 유발한다. 야외 활동이 활발한 사람은 자외선 차단 기능이 있는 선글라스를 착용해야 한다. 특히 어린이나 청소년은 성인보다 야외에서 지내는 시간이 많다. 또한 수정체가 어른보다 투명하기 때문에 자외선에 더 쉽게 손상될 수 있다. 효과적인 자외선 차단을 위한 선글라스의 조건은 다음과 같다.

- 자외선 A와 B를 99% 이상 차단해야 한다.
- 가시광선을 75~90% 차단해야 한다.
- 렌즈 색깔은 회색, 녹색, 갈색 등이 좋다. 특히 회색 계열의 렌즈는 물체의 색을 왜곡시키지 않으면서 빛의 감도를 줄인다.
- 렌즈가 너무 작으면 선글라스 주위로 들어오는 자외선을 막을 수 없다.

오스트레일리아는 렌즈를 5 가지, 즉 패션용(0)~특수용(4)으로 구분한다(2003년). 0는 luminous transmission이 80~100%로서 대부분 통과되지만, 4는 3~8%의 빛이 투과된다.

미국(2001년)은 특별한 기준이 없으므로 일반용(집, 차, 사무실 내)~특수용(해변, 스키, 낚시용)으로 구분한다. 렌즈는 special, dark, general, cosmetic 용으로 구분한다. 1%(310nm 이하의 파장)가 통과하지 않는 제품을 권장하고 있다.

자외선 차단용 소프트 렌즈는 유해 광선으로부터 눈을 보호할 수 있는 자외선차단 성분이 콘택트 렌즈에 포함되어 있다. 기존의 콘택트 렌즈에 비해 80%까지 자외선이 차단되기 때문에 도움이 된다. 자외선 차단 기능이 있는 콘택트 렌즈는 자외선 차단제의 품질에 따라 차이가 있다. 그러므로 전문 회사에서 제조한 제품을 사용하라. 특히 눈에 밀착되는 제품이므로 미국 FDA나 식품의약품안전청 등의 기관 검증 유무를 확인하라!

'라이방을 아시나요'

1930년대의 조종사는 고공 비행중에 강렬한 햇빛에 의해 심한 두통과 구토증에 시달렸다. 최초로 대서양을 횡단한 미국 육군 항공단 중위 존맥클레디는 조종사를 위한 보안경 제작을 렌즈 제조업체(바슈롬사)에 의뢰했다. 애비에이터 선글라스의 역사가 시작됐다. 조종사의 안전 비행과 시력을 보호하기 위해 렌즈 표면에 반사 방지 코팅을 입혔다. 바슈롬사에서 녹색 렌즈로 만든 최초의 애비에이터 선글라스는 레이밴의 잠자리 모양 선글라스이다. 자외선과 적외선을 조절하는 기능과 간결한 디자인이 특징이다. 초기에는 군인이 착용했으며, 국내에서 '라이방'이라는 이름은 인천 상륙작전 당시 맥아더 장군을 통해 널리 알려졌다. '보잉 선글라스'라고도 명명한다. 1960년대에 애비에이터 선글라스는 패션 액세서리로 인식하기 시작하면서 레이밴은 다양한 모델을 출시했다.

안과적 질환/선글라스

눈은 인체에서 가장 빨리 노화가 나타나며, 외부 자극에 취약한 장기이다. 해변가, 스키장, 골프장, 운동장 등에서 자외선에 심하게 노출되면 각막에 화상이 생긴다(광각막염, 광결막염). 급성 통증, 눈부심, 결막 부종, 눈물 흘림은 대부분 호전된다. 그러나 열대 지방이나 더운 환경(농부)에 노출되면 안구의 흰자에 지방 조직이 증식된 검열반, 지방 조직이 검은 동자로 확산되면 익상편이 발생한다. 노화, 고혈압, 당뇨병, 흡연 외에도 자외선에 장기간 노출되면 망막에 이상이 생겨 실명을 초래하는 황반 변성 및 카메라 렌즈에 해당하는 수정체가 굳어지거나 흐려져서 백내장이 나타난다.

백내장의 증상은 눈앞이 흐릿하고 형태가 왜곡되어 보이며, 밝은 빛이 별 모양으로 흩어지고 사물이 노랗거나 붉게 보인다. 수정체의 혼탁되는 부위에 따라 증상의 차이가 있다.

바깥쪽의 가장자리에서 생기는 병변은 대부분 노인성이다. 처음에는 시력 감퇴가 적으나 이후에 중앙이나 전체로 퍼지면서 악화된다. 수정체의 중앙부에 발생하는 백내장은 젊은 사람에게 호발한다. 처음에는 작은 반점 정도로 시작되지만 눈 전체로 확산된다. 수정체 혼탁은 수개월~수년에 걸쳐 진행된다. 초기에는 대부분 통증이 없고 시력 저하가 동반된다. 선글라스의 자외선 차단 기능 유무를 반드시 확인해야 한다. 짙은 색의 선글라스가 자외선을 효과적으로 차단할까? NO! 어두운 장소에서 눈의 동공이 커지듯이 짙고 어두운 렌즈의 선글라스를 끼면 동공이 확장한다. 자외선이 차단되지 않는 선글라스는 선글라스를 착용하지 않을 때보다 더 많은 자외선을 흡수하게 된다. 선글라스의 선택은 색의 농도보다 자외선 차단(UV 코팅) 기능을 확인

색상	사용 대상	특성
갈색	노안이나 각막염 등의 눈 질환이 있는 사람, 운전 또는 야외 스포츠	– 자외선 · 적외선의 차단 효과가 높음 – 눈부심 억제(빛 산란 방지) 및 사물이 선명함
옅은 검은색	색상 구분이 필수적인 사람(화가, 색각 이상자 등), 운전자	– 빛의 파장을 고르게 흡수하므로 본래의 색상을 유지함 – 눈부심 방지 효과가 높음 – 자외선 차단 효과가 높음
녹색	눈의 피로감을 많이 느끼는 사람, 야외 활동가(운전자나 색각 이상자는 피해야 함)	– 자외선 차단 효과가 높으며, 눈의 피로를 감소시킴 – 교통 신호(색상 구분)의 구분에 혼동이 발생함
노랑	야간 활동이 많은 사람 (야간에 운전, 스포츠 활동, 경기 관람 등)	– 시야는 밝지만 눈부심은 막지 못함 – 자외선 · 적외선의 차단 효과가 낮음(자외선 코팅이 필수)
주황	스키, 스노우 보드를 즐기는 사람	– 음 · 양지에서 사물이 선명함 – 자외선 · 적외선 차단 효과가 낮음(자외선 코팅 필수)
분홍	인공 조명에서 일하는 사람	– 인공 조명의 눈부심을 방지함 – 자외선 · 적외선 차단 효과가 낮음
청색	패션 개념의 선글라스 착용 (운전자 또는 해변가에서 사용 금지)	–적외선 차단을 막지 못하므로 눈의 피로를 유발함 –색각 이상자, 운전자는 사용 금지(색상 구별이 안됨)

해야 한다. 선글라스는 자외선 차단율이 70% 이상이고, 코팅 렌즈의 농도는 70~80%의 제품이 적당하다. 선글라스는 렌즈에 색을 입힌 후에 전자파 차단막과 수막 자외선 차단 물질을 코팅하므로 렌즈의 균일성이 있어야 한다. 렌즈 표면이 고르지 않으면 빛이 번져 보이고 눈이 쉽게 피로해지기 때문이다. 선글라스를 쓰기 힘들면 자외선 차단 기능이 있는 콘택트렌즈를 착용할 수 있다.

눈 노화 예방(5계명)

1. 1년에 한번 이상 눈 검사
2. 1시간 눈을 사용하면 5~10분 멀리 보기
3. 철저한 자외선 차단(선글라스, 모자 착용)
4. 흡연, 과음 금지
5. 다양한 채소 섭취

선글라스 구입 요령

선글라스는 렌즈가 크고 눈에 밀착되어야 한다. 자외선 A와 B를 99~100% 차단하는 선글라스는 백내장과 눈의 손상을 막는다.

선글라스를 구입할 때에는 설명서를 살펴보고 자외선 투과 정도를 확인해야 한다. 선글라스의 코팅 렌즈는 가시광선의 투과율이 30% 정도, 자외선 차단율이 70% 이상 되어야 한다. 육안으로는 렌즈의 자외선 차단율을 구별하기 어렵다. 제품에 부착된 상표의 자외선 마크를 확인하라! 렌즈의 색이 짙다고 해서 자외선의 차단 효과가 반드시 높지 않다.

표 1-17. 자외선차단제와 메이크업 제품

종류		자외선 B 차단 비율
자외선차단제	SPF 15	94.0%
	SPF 30	96.7%
	SPF 40	97.5%
파운데이션	SPF 10~30	90%~97%
립스틱	SPF 10~20	90%~95%

화장품에 의한 광보호

- 얼굴용 파운데이션은 organic, inorganic filter가 광보호 역할을 함
- 얼굴용 파우더는 자외선 차단제 위에 바르면 광보호 기능을 증가시킴
- 얼굴용 보습제는 자외선 차단 성분이 일반적으로 포함됨
- 불투명한 립스틱은 광보호 능력이 있음
- 아이 쉐도우에도 다양한 광보호 성분이 함유됨

아이 쉐도우에 포함된 광보호 성분

- Iron oxide
- Carmine
- Mica
- Manganese violet
- Copper, Aluminum, Silver powder
- Titanium oxide
- Iron blue
- Bismuth oxychloride
- Chrome oxide, hydrate
- Ultramarine blue, violet, pink

국소용 자외선차단제

자외선이 지표에 많이 도달하는 시간에 태양 노출을 피하는 행위는 인간의 활동이 대부분 낮에 이루어진다는 사실을 고려하면 제약이 많다. 따라서 비교적 용이하게 사용할 수 있으며, 광보호 효과가 있는 자외선차단제의 도포는 현실적으로 가장 쉬운 방법이다. 자세한 내용은 3장(Skin day)을 참조하라.

- 국소용 자외선 차단제는 피부에서 광선을 흡수, 반사 및 산란하므로 효과를 나타낸다.
- 로션, 겔, 크림, 연고 등의 형태가 있으며 화학적 및 물리적 제제로 구분한다.

- 화학적 제제는 주로 자외선을 흡수하는 작용이 있으며, 물리적 제제는 피부에서 불투명한 막을 형성하므로 자외선, 가시광선을 산란시킨다. 전자는 후자에 비해 비교적 투명하여 미용적으로 우수하다.
- 자외선 차단 지수(sun protection factor : SPF)는 자외선 차단제의 효과를 의미한다.

$$\text{자외선 차단지수}(SPF) = \frac{\text{자외선차단제의 도포에 의한 최소 홍반량}}{\text{자외선차단제의 미도포에 의한 최소 홍반량}}$$

- 과거에는 SPF가 15보다 높을 필요가 없다고 하였으나, 최근에는 15~30 정도의 높은 SPF 제품이 추천된다.

자외선차단제 햇빛 노출 15~30분전에 도포하며, 운동, 땀이 나거나 장기간의 햇빛 노출, 수영을 하면 재도포해야 한다.

반복 도포를 줄이기 acrylate나 methylacrylate 기제로 제조된 SPF 15~30정도의 방수용 자외선차단제가 개발되었다.

어린이 PABA-ester가 함유된 알콜 성분의 로션은 좋지 않으므로 피부에 자극을 주지 않고 PABA 성분이 들어있지 않은 SPF 15 정도의 방수용 자외선차단제를 사용한다.

자외선차단제에 포함된 para-aminobenzoic acid(PABA) 의복에 색소 침착(황색)을 남기며 접촉 피부염, 광독성 반응을 유발할 수 있다.

표 1-18. 피부 유형에 따른 특성과 자외선 차단제

유형	일광화상	Tanning 정도	인종	피부암 발생 위험도	Sunscreen (day/activity)	No. SED for 1 MED
I	high	none	Celtic/Irish (blue eyes, red hair, freckles)	high	15/25–30 (waterproof)	1–3 (melano-compromised)
II	high	poor	Fair-skinned individuals (blond hair)	high	12–15/25–30 (waterproof)	
III	moderate	good	Most caucasians	low	8–10/15 (waterproof)	3–7 (melano-compromised)
IV	low	very good	Hispanics, Asians	low	6–8/15 (waterproof)	
V	very low	excellent	Indians, middle Easterners	very low	6–8/15 (waterproof)	7–12 (melano-compromised)
VI	very low	excellent	Blacks	very low	6–8/15 (waterproof)	

SED(Standard erythema dose), MED(Minimal erythema dose)

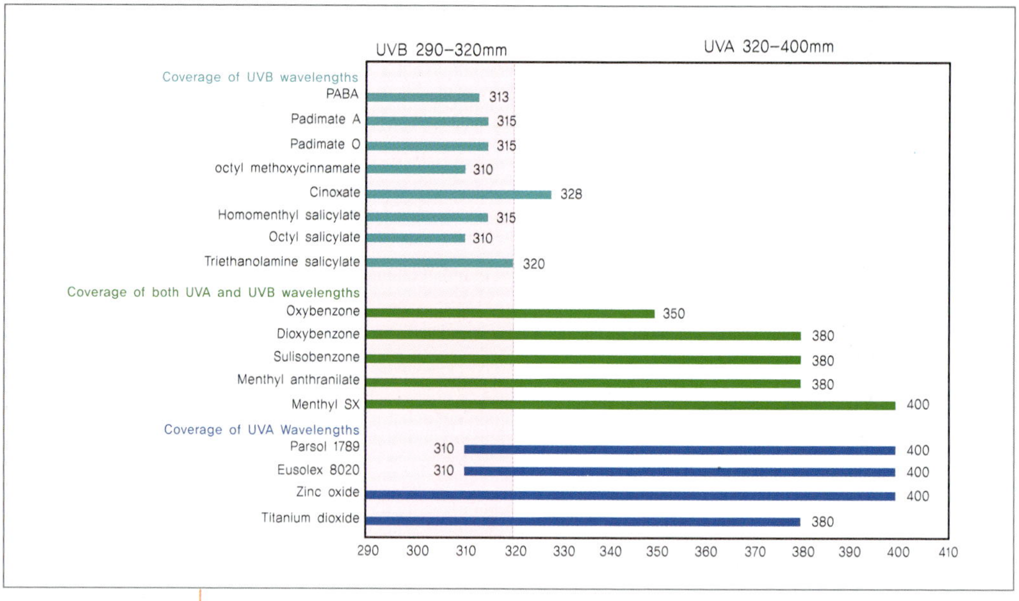

국소용 자외선차단제	특성	과정
1. 화학적 제제 :	미용적으로 우수함 (주로 자외선을 흡수)	
- PABA		
· para–aminobenzoic acid		260~315
· Glyceryl aminobenzoate		260~315
· Amyl para–dimethylamino benzoate(Padimate–A)		290~315
· 2–Ethylhexyl–o–dimethylamino benzoate(Padimate–O)		290~315
- Benzophenones		
· Oxybenzone		260~380
· Dioxybenzone		270~350
· Sulisobenzone		270~360
- Cinnamate		
· 2–Ethoxy–ethylhexyl–p–methoxycinnamate		270~328
· Diethanolamine–p–methoxycinnamate		280~310
· Ethylhexyl–p–methoxycinnamate		290~380
- Salicylates		
· 2–Ethylhexyl salicylate		250~320
· Triethanolamine salicylate		260~320
· Homosalicylate		290~315
2. 물리적 제제 :		
· Titanium dioxicle, zinc oxide, kaolin, talc, iron oxide 등	미용적으로 불량함 (자외선을 반사 및 산란, 가시광선도 차단)	

PABA-ester 드물게 접촉 피부염을 일으키며, 그 외 다양한 성분, 기제 및 첨가물(방부제)은 부작용을 유발할 수 있다. 개인의 피부 유형과 특징에 따라 SPF를 조절하는 것이 바람직하다.

경구용 자외선차단제

자외선, 염증, 독소(담배) 등에 의해 발생한 ROS(reactive oxygen species)는 염증 세포의 침윤 및 엘라스틴, 교원질의 생성을 억제하므로 면역 억제, 광노화, 피부 종양을 유발한다. 이러한 ROS는 다양한 항산화제에 의해 제거된다. 경구용 제제는 항산화 기능이 있으므로 광노화, 피부암을 부분적으로 예방한다. ROS는 내부적으로 효소가 생성할 수 있다.

효소(내부 생성)	비효소(음식물 섭취)
Superoxide dismutase Catalse Phase I, II enzyme Repair enzyme Glutathion enzyme	Carotenoid Tocopheral α -selenium Ascorbic acid Flavonoid / Polyphenol Monounsaturated fatty acid

표 1-19. 비타민의 효능

종류	피부 효능
Vitamin A (retinoids)	· Normalize keratinization · Downregulate sebum production in acne · Reverse & treat photodamage, striae, cellulite
Vitamin D	· Downregulate cutaneous immune system · Downregulate epithelial proliferation & promote differentiation
Vitamin C	· Aqueous-phase antioxidant · Regulates collagen synthesis (transcription & posttranslation) · Formation of stratum corneum barrier lipids · Regenerates vitamin E · Provides photoprotection (in combination with vit.E)
Vitamin E	· Membrane (lipid-phase) antioxidant · Protects against oxidative damage · Provides photopretection (in combination with vit.C)
Coenzyme Q	· Membrane antioxidant · Regenerates vitamin E · Protects against photoaging
Niacinamide(Vitamin B)	· Inhibit inflammatory cytokine · Increase synthesis of ceramide, protein (barrier repair)

식물에서 추출한 항산화제

Carotenoid, Polyphenol (green tea, cocoa), Silymarin (엉겅퀴), Resveratrol (적색 포도주, 견과류, 포도 껍질), Proanthocyanidin (포도씨), Pomegranate (punica granatunn), Pycnogenol (French maritime pine),

Polypodium leucotomos (미역, 고사리), Prunella vulgaris, Gojiberry (구기자), Quercetin, Isoflavone, Genistein (콩), Broccoli sprout extract 그 외에 n-3 Polyunsaturated fatty acid, Probiotics, α-MSH 등이 있다.

Carotenoid (β-carotene, licopene 함유) : 1일 20mg을 10주 복용하면 광보호 효과가 있다.

비타민 E (α-tocopherol) : 비타민 C와 함께 복용하면 MED를 증가시키며 항산화제의 사슬을 파괴한다.

Coenzyme Q10 : lipid peroxidation을 억제하며, 내인성 비타민 E를 재생한다.

비타민 C (ascorbic acid) : 비타민 E와 함께 상승 효과, 즉 MED 증가, 표피 지질의 정상화, 교원물질(I, II)의 전사(transcription)을 조절한다.

Niacinamide (비타민 B3의 amide 형태) : 피부 장벽 강화, 염증성 사이토카인 억제, 자외선에 의한 면역 억제를 방지한다.

Omega-3-Polyunsaturated fatty acid (PUFA) : Oily fish, Oil seed crops에 존재하며, 항염증, 항산화 기능이 있다.

α-MSH analogue (Scenesse®, afamelanotide) : 피하 조직에 이식하면 표피의 멜라닌 형성을 연장시키며 일광 두드러기를 억제한다.

Polyphenolic flavonoid : 항산화 기능(polyphenol), 항염증, 면역조절, DNA 손상을 회복시킨다.

- Green tea는 epigallocatechin gallate 함유
- cocoa, silymarin (silybin), grape skin (resveratrol), grape seed (proanthocyanidins), pomegranate, Fraench maritime pine (pycnogenol), quercetin
- Isoflavones는 polyphenolic 구조를 가지며 에스트로겐과 유사한 효과가 있음(phytoestrogen)
- Genistein은 isoflacone이 풍부한 콩에 존재하며, 항염증, 항산화제, 광노화와 광발암을 억제함

의복

의복의 자외선 차단 효과는 논란이 있으나 간단하고 중요한 보조 방법이다. 자외선차단제가 가장 흔히 사용하는 방법이지만, 긴소매의 옷, 모자, 안경, 그늘에 있는 행동은 보조 요법이다. 광범위한 자외선 차단이 가능하다. 직물에 의한 자외선의 투과 정도는 차이가 있다. 직물의 종류, 색깔, 두께, 무게, 다공성, 신축성, 수화, 가공 방법 등의 인자에 영향을 받는다. 1996년 오스트렐리아, 뉴질랜드에서 의복의 자외선 차단에 대하여 spectrophomethic measurement를 이용하여 의복의 자외선 차단 평가와 표준화에 노력하였다. UPF(ultraviolet protection factor)는 40~50 이상이 이상적이다. 자외선 A의 투과 정도는 5% 이하이다. 미국은 40 이상이면 excellent protection, 25~39는 good protection, 15~24는 protection으로 구분하고 있다.

- Nonclassical antioxidant
- Vitamin-related compounds
  - Astaxanthin
  - Lutein and zeaxanthin
- Polyphenolics
  - Ferulic and caffeic acids
  - Green tea polyphenols
  - Pomegranate
  - Resveratrol
  - Pycnogenol
  - PL extract
  - Flavonoids
    - Isoflavones
      - Genistein
      - Equol
    - Silymarin
    - Quercetin
    - Apigenin
- Idebenone
- Uncaria tomentose extract
- PM thumb
- N-(4-pyridoxylmethylene)-1-serine
- Other photoprotective agents
  - Dihydroxyacetone
  - Caffeine and caffiene sodium benzoate
  - Pityriacitrin
  - Creatine
  - Cox-2 inhibitors

관여하는 인자

직물의 종류

합성 직물은 다양한 첨가물이 포함되므로 자외선 차단 효과를 분석하기 어렵다. Polyester는 차단력이 높으며 가장 적절한 옷감이다. 그러나 자외선 A의 투과도가 높으므로 광과민성 환자는 주의해야 한다. 표백한 직물(무명, 실크)은 자외선 통과가 잘 되므로 차단력이 낮다. 무명의 경우에 표백 상태는 23.7%, 미표백 상태는 14.4%이므로 자외선 통과가 더 잘된다. 그러므로 polyester 계통의 직물이 바람직하다. 폴리에스테르, 울, 실크, 나일론은 투과율이 낮다.

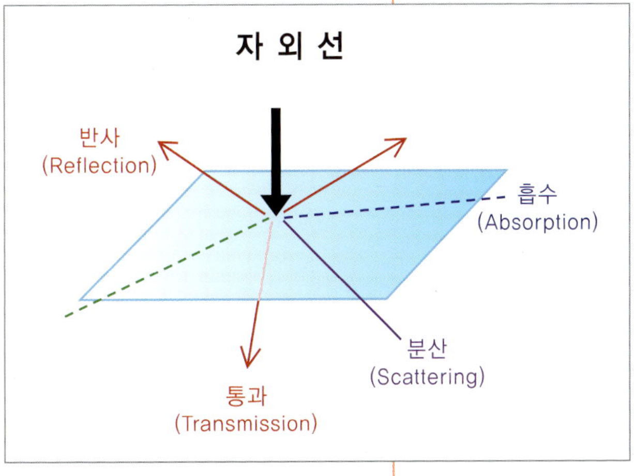

직물의 짜임/구조

직물의 짜임은 다공성(porosity)를 결정하는 중요한 인자이며 직물의 무게, 두께도 관여한다. 조밀하게 짜여진 직물이거나 다공성이 낮을수록 자외선 투과가 적으므로 이러한 제품을 이용하라.

직물의 두께

두껍고 조밀한 제품은 자외선 투과력이 낮다.

자외선을 차단하는 가장 이상적인 방법은 천으로 햇볕을 가려 그늘을 만들거나 파라솔 밑에 있는 방법이라고 생각하기 쉽다. 그러나 티셔츠, 파라솔, 나무 그늘의 자외선 차단력은 생각보다 그리 높지 않다. 자외선 B는 모래나 물에 반사되어 얼굴과 몸에 손상을 준다. 옷을 통과하므로 상황별 자외선 차단 지수를 참고해야 한다.

색상

어두운 색깔(blue)은 자외선의 흡수가 높기 때문에 보호력이 있다. 검은 옷은 흰 옷에 비해 약 1.5배 차단 효과가 있다. 흰옷은 빛을 산란시키지만 검은 옷은 빛을 흡수하므로 첨가물(titan dioxide)을 추가하면 자외선을 차단하는 UPF를 증가시킨다. 특히 non-dyed lightweight summer fabric(cotton, viscose)는 도움이 된다.

신축성

신축성이 높으면 다공성이 증가하므로 UPF가 감소된다. 옷이 신장(stretch)되면 되지 않을때보다 UPF가 20 감소된다. 대표적인 레깅스, 스타킹, 수영복이 이에 해당된다. 특히 50 denier 스타킹은 원 크기보다 30% 신축되므로 UPF가 868% 감소된다. 대부분의 15 denier 스타킹은 UPF가 2 이하이다. 몸에 꼭 맞는 옷보다 헐렁한 상태가 좋다. 이유는 피부와 밀착되는 면이 적으므로 차단 효과가 높다.

수화

면, 폴리에스터가 젖게 되면 UPF가 감소된다. Optical scattering이 감소되므로 자외선의 투과도가 증가되기 때문이다. 자외선의 흡수제가 포함된 silk, vicose는 수화에 의해 UPF가 증가하므로 이러한 제품을 이용하라. 수영하는 경우에 strech↑, wet↑, thickness↓ 하므로 어두운 색상의 자외선의 흡수제가 포함된 제품을 선택하라. 옷이 젖으면 빛의 산란 효과가 소실되므로 차단 효과가 감소한다. 또한 물에 젖은 흰옷은 젖을수록 자외선을 더 많이 투과시킨다.

표 1-20. UPF의 투과 정도

〈 2% : UPF 〉 50
〉 3% : UPF 〈 30
〉 7% : UPF 〈 15
- UPF는 40~50이상이 되어야 함 (UVA 투과는 5% 이하가 되어야 함)

세탁

세탁에 의해 섬유(cotton, polyester)가 오그라들면 다공성이 감소하며, 두께 증가에 의해 UPF가 증가한다. 면, T 셔츠는 초기에 UPF가 15 이지만 세탁하면 35로 증가하며, 세탁에 의해(특히 자외선의 흡수제가 들어간 세탁) UPF가 증가된다. 세탁의 효과 지속은 1주일에 4~8 시간 입고 주 1회 세탁하면 UPF가 유지된다. 또한 세탁제 첨가물, rinse cycle, 1회 세탁시 UPF가 증가한다. 세탁을 하면 직물이 수축해서 직물 사이의 공간이 줄어 들기 때문에 차단력이 상승한다. 또한 세탁용 세정제, 표백제는 자외선을 흡수하는 능력이 있으므로 자외선 투과가 감소된다.

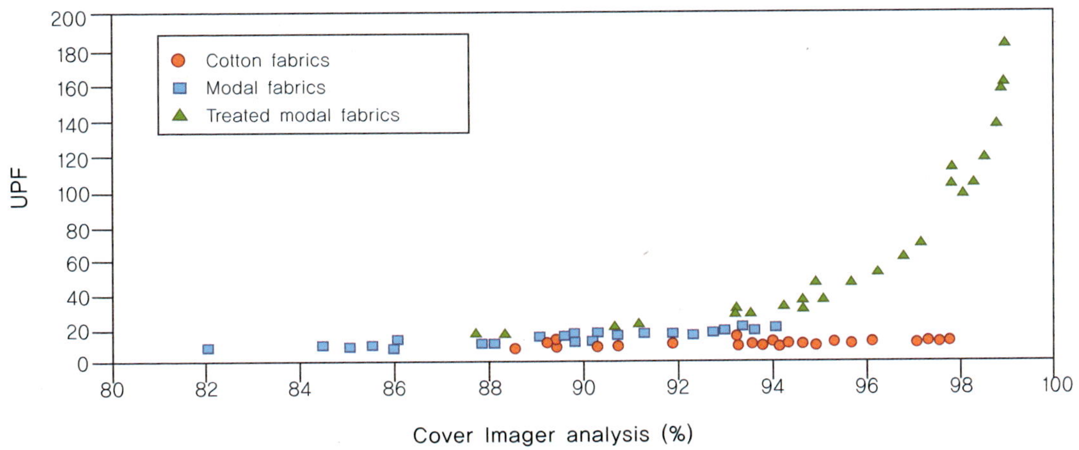

The combined effect of percentage cover and fivers to offer high photoprotection.

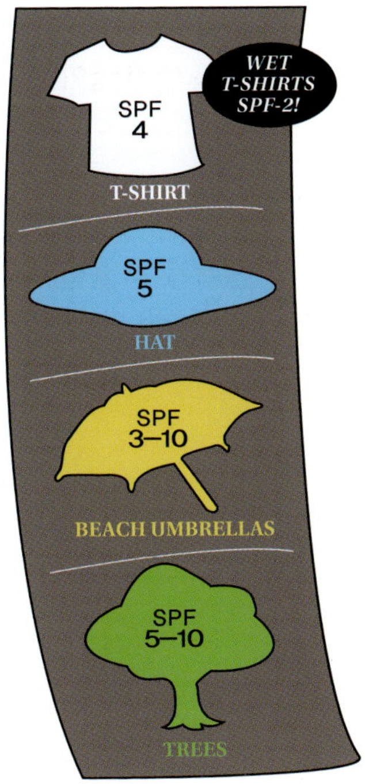

WET T-SHIRTS SPF-2!
SPF 4
T-SHIRT
SPF 5
HAT
SPF 3–10
BEACH UMBRELLAS
SPF 5–10
TREES

UV Protecting factor(UPF)에 미치는 영향	
· 천(옷/직물)의 종류 · 색깔/염색제 · strech · wetness · 세탁 · 화학적 처치	· 자외선/열 노출 · layer의 숫자 · 천의 두께 · 실의 종류(polyester 〉 wool, silk, nylon 〉 cotton, rayon)

표 1-21. 의류

종류	자외선 차단 지수(UPF)
면티	5~9
나일론 스타킹	2
청바지	100
등산복(아웃도어)	35~50

※ 의류에 의한 자외선 차단 효과는 UPF(UV Protection Factor)로 표시
출처=美 피부과학회지 2005.6

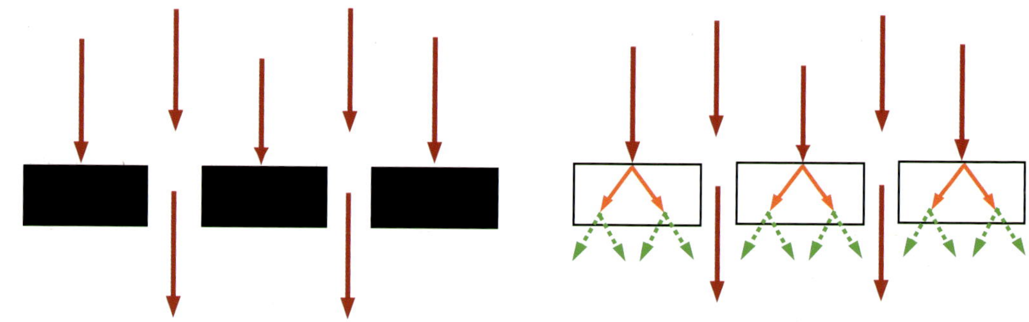

그림 1-18. 검은색 섬유(A)와 흰색 섬유(B)에서 광선의 투과 양상

표 1-22. 직물과 자외선차단제의 비교

비교(직물 vs. 자외선차단제)	차이점
가격	- 자외선차단제는 몸 전체를 도포하는데 1달러 이상 소요된다. - 자외선차단 기능이 있는 의복은 비싸다. - 의복의 착용은 추가적인 비용이 들지 않는다. 자외선 흡수제가 추가되기도 한다.
지속성	- 자외선차단제는 재도포가 필요하다. - 의복은 차단 효과가 장기간 지속된다.
효과 측정	- 자외선차단제는 생체내에 적용되기 때문에 검사 비용이 비싸다. - 직물의 효과 측정은 단순하다.
지속력/광안정성	- 자외선차단제는 효과가 일시적이기 때문에 반복해서 도포해야 한다. - 직물은 하루 종일 차단 기능이 있다.
보호력	- 로션은 자외선 차단이 부족한 부위가 생기지 않도록 골고루 도포해야 한다. - 직물은 천이 덮고 있는 부위를 보호한다.
적용 시기	- 자외선차단제는 햇빛에 노출되기 30분 전에 도포해야 한다. - 의복은 1분 이내에 착용할 수도 있다.
방수력	- 자외선차단제는 재도포해야 한다. - 정상적인 직물은 추가적인 착용이 필요없다.
수분에 의한 영향	- 흰색 직물은 젖을 때 차단력이 감소한다. 자외선 차단력이 직물 염료에 의해 이루어지거나, 자외선 흡수제에 의해서 차단되는 경우에는 해당되지 않는다. - 자외선차단제는 수분에 영향을 크게 받는다.
피부 내성	- 자외선차단제는 피부에 반응을 일으키는 특정 성분이 알려져 있다. - 직물에 있는 자외선 차단 물질은 피부에 반응이 없다.
UVA 차단	- 로션에 의한 UVA 차단은 불충분하고 햇빛에 대해 불안정하다. - 의복과 UVA의 관련성에 대해 논의된바 없다.
일광화상	- 자외선차단제는 적절히 도포하지 못하는 경우가 많으며, 차단 지수의 약 1/3 정도만 차단효과를 보인다. - 차단효과는 직물에서 훨씬 더 믿을만하다.
광노화	- 자외선차단제는 피부에 보습 효과를 주기 때문에 유효하다.
선호도	- 자외선차단제를 의복에 비해 선호한다.

복면 마스크

한강 주변에 복면 강도가 하루 종일 활보하고 있다! 성형 수술을 시행한 '복면족'이라는 외국인의 소감을 게재한 신문을 읽었는가?

한국 섬유기술 연구소는 자외선 차단 마스크, 복면 마스크, 자외선 차단 토시의 자외선 차단율을 조사했다. 마스크 98.5%, 토시 97.1%, 복면 99.6%의 차단율을 보였다. 흔히 사용하는 선캡은 한국 생활환경 시험연구원에서 보고한 결과에 의하면 98%의 자외선 차단 능력이 있었다. 폴로 티셔츠의 천은 95% 이상 자외선을 차단하므로 자외선 차단 기능이 포함된 섬유를 사용한 마스크는 의미가 없다. 마스크 없이 일반 천을 둘러도 유사한 자외선 차단 효과를 나타낸다.

마스크는 계절, 특히 여름철에 착용감이 불편하고 피부 발진을 일으킬 수 있다. 운동 전문가는 호흡 장애, 뇌의 스트레스를 유발한다고 경고하였다. 여름철에 한 시간 정도 운동하면 통풍이 잘되는 반팔, 반바지를 입고 자외선 차단을 위해 얼굴과 목 부위를 보호할 수 있는 챙이 큰 라운드 캡을 착용하는 것이 가장 좋다.

운동할 때 땀에 지워지지 않는 워터프루프 자외선 차단제를 사용하라. 자외선 차단지수(SPF) 30~50의 제품을 2~4시간마다 재도포하면 거북한 복면 제품은 No! 마스크는 피부의 호흡을 차단하므로 신체의 순기능을 억제한다.

표 1-23. Direct dyes ranked for effectiveness in improving the ultraviolet protection factor of 4.1-UPF cotton fabric

Direct dye used to dye cotton fabric	Fabric UPF shade		Fabric UPF value when each fabric had the same dye concentration
	Pale[a]	Dark[b]	
Red 28	39	51.7	41
Black 38	30	40	34
Red 24	28	37	31
Green 26	22	29	26
Yellow 44	18	29	25
Blue 1	22	30	26
Yellow 106	19	28	25
Brown 154	23	31	25
Blue 86	16	19	24
Violet 9	21	29	24
Yellow 28	20	29	22
Red 80	17	25	20
Yellow 12	13	19	18
Blue 218	13	19	17
None	4.1	4.1	4.1

[a] Each fabric contains about 0.5% dye on weight of fabric

[b] Each fabric contains about 1.0% dye on weight of fabric

Data from Srinivasan M, Gatewood BM. Relationship of dye characteristics to UV protection provided by cotton fabric. Textile Chem Colorist Am Dyestuff Reporter 2000: 32:36-43.

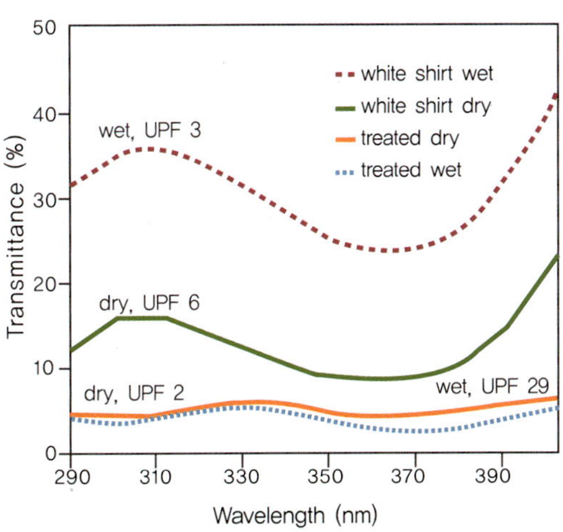

건조 또는 젖은 상태의 직물에서 자외선 투과 정도(Data from Osterwalder U, Schlenker W, Rohwer H, et al, Facts and frction on ultravioles protoction by clothing, Radint Prot Dosimetry 2000:91:255-60.)

모자

골퍼에게 두피 손상을 유발하는 가장 큰 원인은 자외선이다. 두피가 장시간 햇빛에 노출되면 건조해지면서 혈액 순환이 저하된다. 그러므로 모근에 영양분이 골고루 전달되지 못하게 되고, 염증을 증가시켜 탈모가 발생한다. 여름에 비해 겨울의 자외선은 상대적으로 약하지만 차가운 바람과 건조한 기후 때문에 두피가 쉽게 건조해지고 탄력이 감소한다. 수

표 1-24. 침수 후의 Sun protection factor 표기법

SPF test type	SPF value on label	
	US/Canada	EU (COLIPA)
Static SPF (no water exposure)	Static SPF	Static SPF
Water-resistant (40 min total water immersion)	SPF after 40-min water immersion	Static SPF (SPF before the 40-min water exposure)
Very water resistant/ extra water resistant/waterproof (80 min total water immersion)	SPF ater 80-min water immersion	Static SPF (SPF before the 80-min water exposure)

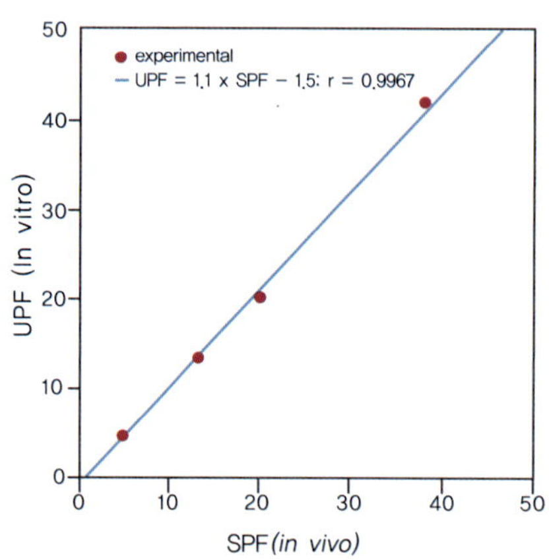

UPF and SPF의 연관성
(*Data from* Osterwalder U, Rohwer H. Improving UV protection by clothing-recent developments. Recent Results Cancer Res 2002;160:62-9)

표 1-25. 모자, 양산, 선글라스

종류	자외선 B 차단 비율
선글라스	85%
양산	70%
모자(챙이 7.5cm 이상일 때)	85%(코), 65%(볼), 50%(턱)

분을 잃은 두피는 건조증이 지속되면서 각질이 쌓이고 비듬이 생길 수 있다. 모자를 쓰거나 자외선 차단 효과가 있는 스타일링 제품을 사용하여 자외선의 노출을 막는 것이 최선이다.

모자를 쓰기만 하면 괜찮을까? 일반적인 개념에 의하면 OK! 필드에서 자외선 차단을 하지 않는 상태를 기준(10)으로 하면 모자를 썼을 때는 자외선을 0~0.7정도로 낮출 수 있다. 자외선은 모자나 의류를 통과하지 못하므로 두피를 보호하고 모발의 수분과 단백질을 보호한다. 모자를 쓰지 않고 필드에 나가면 자외선은 머릿결의 수분을 빼앗을 뿐만 아니라 케라틴 단백질을 변성시켜 모발을 탈색시키고 윤기와 탄력을 잃게 된다.

챙이 7.5cm 미만의 모자는 턱까지 자외선 차단 효과를 나타내지 못한다. 챙이 7.5cm 이상이면 코에서 SPF 7, 목에는 5, 볼에는 SPF 3, 턱에는 SPF 2 정도의 자외선 차단 효과를 나타낸다. 그러므로 챙이 넓고, 얼굴의 옆면까지 가려주는 모자가 좋다.

팔토시

UPF(UV Protection Factor)는 옷을 이용한 자외선 차단 효과를 의미한다. 미국, 호주는 옷에 UPF를 표시하고 있다. 옷의 실이 굵을수록, 옷이 촘촘할수록, 세탁이 잘 될수록 지수가 높아진다. 옷의 색상도 자외선 차단 효과와 연관이 있다. 일반적으로 흰색 옷은 자외선 차단 효과가 크다고 생각하지만 자외선이 피부에 더 많이 닿을 수 있으므로 흰색보다 파란색이나 초록색 계통의 옷이 좋다.

자외선이 천을 투과하면 피부를 손상시키기 때문에 자외선 차단 기

능이 있는 의복으로 신체를 보호하는 것이 좋다. 특히 땀이 나는 정도의 야외 운동에 의해 보디용 자외선 차단제는 쉽게 제거된다. 등산의 경우에 고도가 300m 높아질 때마다 자외선의 강도가 8~10% 증가한다. 전신의 자외선 차단이 필요할 때는 보디용 자외선차단제를 도포하고, 그 위에 자외선 차단용 의복을 착용하라(헐렁한 상태의 옷이 좋음).

팔다리는 자외선 차단에 소홀하다. 특히 야외 활동에 의해 노출된 팔, 다리, 목은 자외선에 의해 손상받기 쉬운 부위이다. 모래 사장의 자외선 반사율은 15~20%, 물은 80~100%로서 얼굴을 내밀고 수영하거나 보트를 타는 사람, 일광욕을 즐기는 사람은 직사 광선과 반사 광선에 의해 2배의 자외선에 노출된다. 야외 활동을 즐기면서 2~3시간마다 자외선차단제의 재도포가 어려우면 마스크를 사용하라. 반사광이 심한 날은 토시를 사용하면 도움이 된다. 통풍성이 좋은 여름용 장갑의 착용, 땀 흡수, 챙이 크고 반투명성의 선캡 및 모자 등을 이용할 수 있다. 버프(목에 사용하는 제품으로서 땀 흡수 기능, 얼굴가리개, 마스크 대용)를 사용할 수도 있다.

표 1-26. 바이저 vs 캡 vs 챙모자의 비교

종류	바이저	캡	챙 모자
장점	휴대성이 좋으며, 스타일을 유지시킨다.	머리 스타일을 고정할 수 있으며, 자외선으로부터 두피를 보호한다.	두피 뿐만 아니라 모발, 피부까지 자외선으로부터 보호할 수 있다.
단점	두피와 모발, 피부가 80% 노출된다.	통풍성이 있는 소재가 아니면 땀에 의한 소양증, 두피내의 온도를 높여 염증을 유발한다.	부피가 커서 휴대하기 어렵고 캡에 비해 고정력이 약하다. 시야에도 한계가 있다.
두피 보호 능력	0점	5점	8.5점
평가	두피를 보호하는 능력은 챙 모자 〉 캡 〉 바이저의 순이다. 챙 모자는 머리 전체뿐만 아니라 모발을 보호하는 장점이 있다. 캡은 바이저에 비해 두피와 모발을 어느 정도 보호할 수 있다. 그러나 캡 라인 바깥 부분의 두피와 모발은 자외선에 노출된다. 자신에게 어울리는 모자는 스타일을 유지할 수 있다. 두피 건강을 위하여 제품의 자외선 차단 지수, 통풍성을 고려해야 한다.		

양산

자외선 코팅 유무를 확인하라! 시중에 유통되는 가격이 저렴한 제품은 자외선 차단 효과가 전혀 없다. 적외선만 차단하므로 자외선 코팅 처리 여부를 확인해야 한다. 양산은 위에서 내려쬐는 자외선을 차단하지만 반사에 의한 자외선은 막지 못하므로 자외선 차단제를 도포하고 선글라스를 착용하는 것이 좋다.

파라솔/그늘

정오는 자외선의 30~50%가 산란광 또는 반사광이므로 파라솔, 그늘에 있어도 손상을 입을 수 있다. 자외선 차단제를 추가적으로 사용해야 한다.

블라인드가 반드시 갖춰야 할 조건

- 창 밖 풍경을 자유롭게 감상할 수 있어야 한다.
- 사생활을 보호해야 한다.
- 단열 효과 및 에너지 절약 효과가 있어야 한다.
- 반사광을 제거하여 눈부심을 방지해야 한다.
- 계절의 변화와 방향에 따라 채광이 자유롭게 조절되어야 한다.
- 커튼과 함께 설치하고 채광을 조절하는 보조 수단으로 사용하면 효과적이다.

실내 (블라인드)

창문이 큰 집이 늘어나는 추세다. 전망과 일조권은 좋지만 자외선이 내부로 침투하므로 실내에 있어도 안심할 수 없다. 특히 자외선 A는 파장이 길기 때문에 3mm 이하의 유리창, 얇은 커튼, 구름을 통과한다. 실내는 자외선의 안전지대가 아니다! 실내의 자외선 차단 요건은 SPF보다 PA 지수이다. 자외선 차단 전용 필름은 실내에 들어오는 유해 자외선을 99%까지 차단한다. 또한, 열을 발생시키는 적외선을 97% 억제한다. 여름철에는 실내 온도를 9℃ 낮춰주고, 겨울에는 실내 온도를 유지하는 효과도 있다.

참고 문헌

1. 김상태. 기능성 화장품의 피부과학적 적용-일광차단제. 대한코스메틱피부과학회지 2004:1:28
2. 박윤기 등. 광의학. 피부과학 제5판. 여문각. 2008
3. 장성제 등. 생활속의 자외선. 화장품 신문사. 2002
4. Antony RY, et al. Acute and chronic effects of ultraviolet radiation on skin. Fitzpatrick's dermatology in general medicine, 7th ed. McGraw-Hills. 2008:809
5. Bylaite M, et al. Photodermatoses: classification, evaluation and management. Br J Dermatol 2009:16:61
6. Cokkinides V, et al. Trends in sunburns, sun protection practices, and attitudes toward sun exposure protection and tanning among US adolescents, 1998-2004. Pediatrics 2006:118:853
7. Eide MJ, et al. Public health challenges in sun protection. Dermatol Clin 2006:24:119
8. Geller AC, et al. Impact of skin cancer prevention on outdoor aquatics staff: The pool cool program in Hawaii and Massachusetss. Prev Mec 2001:33:155
9. Glanz K, et al. Factors associated with skin cancer prevention practices in a multiethnic population. Health Educ Behav 1999:26:344
10. Glanz K, et al. Reducing ultraviolet radiation exposure among outdoor workers: state of the evidence and recommendations. Environ Health 2007:6:22
11. Hanneman KK. Ultraviolet immunosupression. Dermatol Clin 2006:24:19
12. John LMH, et al. Cutaneous photobiology. Rook's textbook of dermatology, 8th ed. Wiley-Black well 2010:29
13. Kraemer KH, et al. The role of sunlight and DNA repair in melanoma and nonmelanoma skin cancer. The xeroderma pigmentosum paradigm. Arch dermatol 1994:130:1018
14. Krepke ML, et al. Pyrimidine dimmers in DNA initiate systemic immunosuppression in UV-irradiated mice. Porc Natl Acad Sci USA 1992:89:7516
15. Lim HW, et al. Photoprotection and sun protective agents. Fizpatrick's Dermatology in general medicine, 7th ed. MacGraw-Hill, 2008:2137
16. Liven Z, et al. Replication of damated DNA and molecular mechanism of UVR mutagenesis. Crit Rev Biochem Mol Biol 1993:28:465
17. Lowe NJ. An overview of UVR, sunscreens and photo-induced dermatoses. Dermatol Clin 2006:24:9
18. Mackie RM, et al. Incidence of and survival from malignant melanoma in Scotland: an epidemiological study. Lancet 2002:360:587
19. Marrett LD, et al. Trends in the incidence of cutaneous malignant melanoma in New South Wales, 1983-1996. Int J Cancer 2001:92:457
20. Matts PJ. Solar UVR: definition and terminology. Dermatol Clin 2006:24:1
21. Rabe JH, et al. Photoaging: mechanisms and repair. J Am Acad Dermatol 2006:55:1
22. Rigel DS. Effects of altitude and latitude on ambient UVB radiation. J Am Acad Dermatol 1999:40:114
23. Sams WM. Sun-induced aging. Clinical and laboratory observation in man. Dermatol Clin 1986:4:509
24. Saraiya M, et al. Interventions to prevent skin cancer by reducing exposure to ultraviolet ra-

diation: a systematic review. Am J Prev Med 2004:27:422
25. Saraiya M, et al. Sunburn prevalence among adults in the United States, 1999. Am J Prev Med 2002:23:91
26. Stern RS. Clinical practice. Treatment of photoaging. New Engl J Med 2004:350:1526
27. Whittaker S. Sun and skin cancer. Br J Hosp Med 1996:56:515
28. Wikonkal NM, et al. UVR induced signature mutations in photocarcinogenesis. J Invest Dermatol 1999:4:6
29. Woollons A, et al. Induction of mutagenic DNA damage in human fibroblasts after exposure to artificial tanning lamps. Br J Dermatol 1997:137:687
30. Yaar M, et al. Aging of skin. Fitzpatrick's dermatology in general medicine, 7th ed. MacGraw-Hill. 2008:963
31. Youn JI. Effect of ultraviolet radiation on the skin. J Korean Asso Radiat Port 1995:20:181

Chapter 2 Tanday

선탠의 정의/장 · 단점

태닝의 종류

증상별 응급 조치

참고 문헌

Chapter 2 Tanday

선탠의 정의/장 · 단점

선탠

피부가 태양 광선에 노출되면 멜라닌세포에 의해 피부를 보호하는 멜라닌 색소를 생성한다. 피부색에 따라서 햇빛에 노출된 후에 생성되는 멜라닌 색소가 태양 광선을 충분하게 차단하지 못하는 사람도 있다. 그러므로 추가적인 예방 조치가 필요하다. 피부색이 검은 사람은 멜라닌의 생성량이 많으므로 햇빛에 의한 손상으로부터 피부를 효과적으로 보호할 수 있다. 검은 피부의 사람은 동일한 나이의 밝은 피부색의 인종보다 젊어 보인다. 그러나 검은 피부도 햇빛으로부터 안전하지 않다. 그러므로 햇빛의 노출을 피하는 행위는 피부의 손상과 노화를 억제한다. 태양 광선뿐만 아니라 미용 목적으로 형광 램프, 화장품 등을 이용한 선탠이 시행되고 있다. 선탠 옹호자는 구리빛 피부를 건강의 상징으로 생각하지만, 선탠은 피부 노화와 피부암을 유발하는 것으로 밝혀졌다.

'선탠'은 햇빛에 의해 피부의 색깔이 검어지는 현상이다. 의학적인 관점에서 선탠은 피부를 보호하는 자연적인 현상이다.

얼굴의 기미, 주근깨가 태양 광선에 의해서 유발되거나 악화될 수 있으므로 선탠은 미용적인 측면 외에 피부에 유해하다. 그러나 구미의 젊은이를 대상으로 조사한 연구에 의하면 선탠의 부작용과 위험성을 알고 있지만 여전히 선탠을 즐기고 있다. 구리빛 피부보다 타지 않은 피부가 미

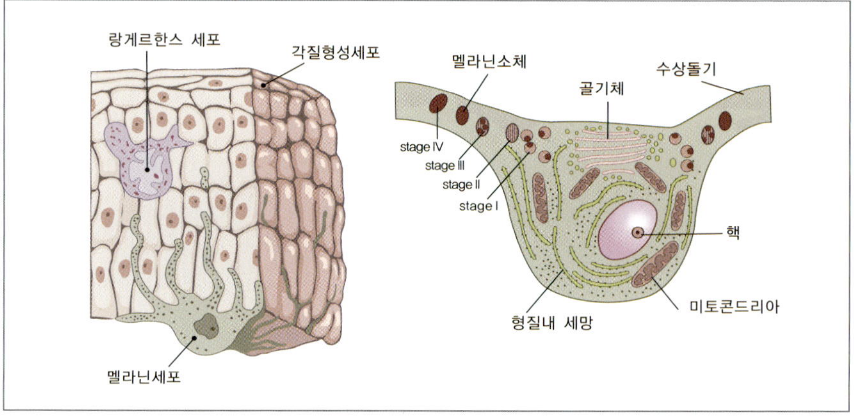

그림 2-1. 멜라닌세포

용적으로 아름답고 건강하다는 관념을 인식시키면 선탠의 부작용을 막을 수 있다.

태닝의 장점

햇빛에 노출되는 현상은 백해무익한 것만은 아니다. 햇빛 노출을 적당하게 조절함으로써 얻어지는 장점도 있다. 예를 들어 적당하게 밝은 환경은 사람의 기분을 좋게 한다. 그러므로 정신과에서 우울증의 치료에 사용한다. 또한 건선은 햇빛에 노출되면 호전되는 경향이 있으므로, 햇빛이 건선의 보조 치료법으로 이용된다. 비타민 D는 우리 몸에서 뼈를 만들고 단단하게 한다. 햇빛을 쬐면 피부에서 비타민 D의 생성이 촉진된다. 그러나 비타민 D 생성에 필요한 태양 광선의 양은 하루에 몇 분 정도 노출시켜도 충분하다. 또한 대부분의 사람은 충분한 양의 비타민 D를 음식에서 섭취하고 있다. 따라서 비타민 D를 만들기 위한 목적의 선탠은 바람직하지 않다.

태닝의 단점

태닝, 피부암 조심!

자외선을 이용한 태닝은 피부 노화를 촉진시키며 피부암을 유발한다. 썬 베드(일광욕 침대) 사용자 10명 중에서 8명은 피부암의 발생이 약 75% 증가한다고 영국 암 연구회가 보고하였다. 4,000명을 대상으로 시행한 연구 조사에 의하면 썬 베드 사용자의 82%는 35세 이전에 인공 썬탠을 시행한 경험이 있었다.

국제 암 연구기관(IARC)이 International Journal of Cancer(2007; 120: 1116-1122)에 발표한 연구에 의하면, 35세 전에 썬베드를 사용하기 시작한 사람은 악성 흑색종의 발병 위험이 75%로 증가하였다. 조사에 응답한 여성 3명 중에서 1명은 썬베드를 사용하였고, 남녀를 합치면 사용률은 4명 당 1명(25%) 이었다. Lancet Oncology(2009;10:751-752)에 발표된 논문에 의하면 자외선을 이용한 선탠 기계는 선진국의 젊은 여성이 많이 사용하고 있다. 포괄적인 메타 분석을 실시한 결과에 의하면 30세 미만에서 선탠 기구를 사용하면 악성흑색종의 발생이 75% 증가하였다. CRUK는 이러한 결과를 근거로 인공 썬탠 업소에서 자외선을 과잉 노출하면 해변에서 시행한 썬탠과 유사한 위험성을 경고하는 Sun-Smart 캠페인을 시작했다. 썬 베드 업소는 "유해 광선이 제거됐다" 또는 "안전한 썬탠 방법"이라고 소비자를 현혹시키고 있다. 그러나 썬 베드를 이용할 경우에 일부의 자외선 강도는 태양광보다 10~15배 높은 경우도 있다.

자외선을 지나치게 노출하면 피부 세포의 DNA가 손상을 받아 피부암이 증가하며 피부 노화가 촉진된다. 자외선에 의한 손상은 시간이 경과하면서 서서히 축적되므로 인공 썬탠의 사용을 피해야 한다! 서양인의 악성 흑색종은 젊은 성인(15~34세)에서 발생하는 가장 많은 피부암으로서 생명을 단축시킨다. 악성 흑색종은 남성보다 여성에서 많이 진단되지만 사망자는 남성이 많다. 영국에서는 매년 9천명이 악성 흑색종으로 진단되며, 매년 1,800명이 사망하고 있다.

태닝 베드(인공 선탠 기구)는 1급 발암 물질!

세계보건기구(WHO)의 국제 암 연구 기관은 선탠용 침대를 가장 높은 암 위험 인자에 해당하는 그룹 1(사람에 대한 발암성 있음)으로 격상시켰다. 예전에는 태양등과 선탠용 침대는 그룹 2(사람에 대한 발암성이 의심됨)로 분류하였다. 자외선 조사에 의해 발생하는 특징적인 유전자 변이는 자외선 B가 원인으로 알려져 있었다. 그러나 유전자 변이는 자외선 A를 조사한 마우스의 피부에서도 피부 종양을 유발하므로 IARC는 모든 자외선(UVA, UVB, UVC) 조사를 그룹 1에 포함시켰다. 이전에는 그룹 2에 해당하였다. 일부의 증례 대조 연구에 의하면 자외선을 이용한 선탠 기구와 안구 흑색종은 연관성이 있었다.

영국 일간지 가디언은 IARC의 조치에 따라 영국 정부가 인공 선탠 서비스를 제공하는 업소에 대한 규제를 검토하고 있다고 보도했다. 영국의 보건 관련 단체는 "인공 선탠 업소에서 이용자들에게 위험성을 반드시 경고하도록 하고, 18세 미만은 인공 선탠을 받을 수 없도록 해야 한다."고 주장했다. 미국 암 협회는 까무잡잡한 피부를 원하면 선탠 대신에 피부의 색을 짙게 하는 화장품(셀프 태닝)의 사용을 권고하였다.

인공선탠은 일광욕보다 안전하다.

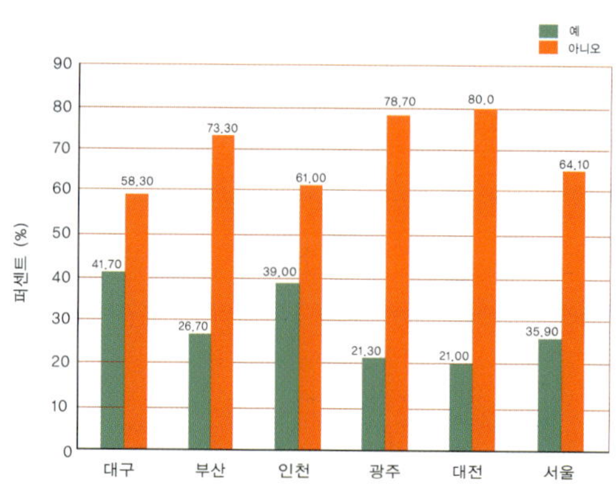

전체적으로 안전하지 않다(67.3%)고 인식하는 것을 알 수 있었다. 지역별로는 부산, 광주, 대전지역이 각각 73.3%, 78.7%, 80.0%로 안전하다고 여기지 않는 경향이 타지역에 비하여 높게 나타났다.

2005년 대국민 피부건강 인식조사 (남녀 490명 대상, 대한피부과학회)

피부 질환이 있는 경우에 태닝은 절대 금물이다! 태양 광선에 의해 악화하는 홍반성 루푸스, 단순 포진, 여드름, 아토피 피부염, 광접촉 피부염 등이 있거나 과거력이 있으면 피해야 한다.

태닝이란?

태닝은 북유럽의 풍습!!!

태닝은 일조량이 부족한 북유럽 사람이 건

강을 위해 즐기던 풍습이다. 일조량이 모자라기 때문에 햇볕이 나타나면 침대나 의자에서 일광욕을 즐기던 풍습에서 유래됐다. 그러나 햇볕이 풍부한 한국에서도 미용을 위해 피부를 새까맣게 태우는 일을 서슴없이 자행하고 있다. 자외선의 위해성을 모르고 있기 때문이다. 햇볕에 필요 이상 노출하면 노화를 촉진하고 피부암을 유발한다. 수분이 증발하면서 피부 건조증이 나타나며, 잔주름이 생기고 탄력성이 줄어든다. 각질층이 두꺼워지므로 노화 현상이 촉진된다. 멜라닌 색소의 증가에 의해 기미, 주근깨가 생기며 피부가 검게 변한다. 또한 햇볕에 급격히 노출되면 피부의 발적, 화끈거리고 따가우며 물집이 생기는 일광화상을 유발한다. 지구의 환경 오염으로 오존층이 파괴되었다. 그러므로 지표면에 도달하는 자외선의 양이 증가하면서 각막 화상, 백내장은 물론 피부암의 발병률도 높아졌다. 올바른 태닝과 피부 관리가 더욱 필요한 이유다.

적당한 양의 햇빛은 비타민 D를 합성시켜 골격을 튼튼하게 한다. 그러나 햇빛에 필요 이상 노출되면 피부는 자외선에 의해 손상된다.

자외선의 흡수/산란/반사

빛은 피부 표면에서 반사되거나 피부 속으로 흡수되거나 산란된다. 흡수된 일부의 빛은 다시 바깥으로 반사된다.

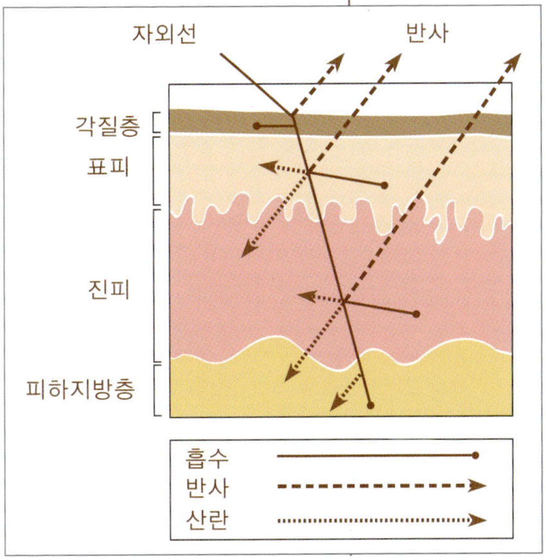

그림 2-2. 자외선의 흡수, 산란, 반사

· 빛의 반사(reflection) : 각질층에 도달하는 가시광선 중에서 5%가 반사된다.	5%
· 멜라닌에 흡수(absorption) : 멜라닌세포에서 생성된 멜라닌이 표피에서 빛을 흡수한다.	55%
· 헤모글로빈, 멜라닌에 흡수 또는 착색 : 모세혈관이 존재하는 진피의 상부에서 헤모글로빈의 붉은 성분에 흡수되거나 표피의 멜라닌과 작용한다.	
· 콜라겐에 의한 빛의 산란(scattering) : 진피층의 콜라겐에 의해 빛이 산란된다.	
· 피부 표면으로 반사 : 40%의 나머지 빛이 피부의 외부로 재방출된다.	40%

태닝의 종류

자연 태닝

해변가에서 하루 종일 일광욕을 시행하는 방법이다. 태양으로부터 피부를 최대한 보호하면서 건강하게 태닝해야 한다. 자외선차단제는 태닝에서도 빠뜨릴 수 없는 요소다. 선탠으로 피부가 상하지 않도록 미리 피부에 신경을 써야 하는데, 선탠 중에 특히 수분 손실이 많으므로 수분 로션을 얼굴과 몸 전체에 충분히 도포해야 한다.

피부를 멋지게 태우려면 시간과 노력이 필요하다. 단시간에 시행하면 피부과로 직행해야 한다. 그러므로 햇빛에 피부를 서서히 적응시켜야 한다. 태닝 오일을 이용한 자연 태닝과 자외선차단제를 이용한 방법이 있다. 첫날 15분을 시작으로 하루에 10분씩 늘려가며 2주 정도 골고루 햇빛에 노출시켜야 한다. 태닝 전에는 각질을 부드럽게 제거하여 피부 표면을 정돈해야 한다. 태닝은 샤워 후에 물기를 완전히 닦아낸 후에 시작하면 피부가 얼룩덜룩해지는 현상을 예방할 수 있다. 자외선차단제를 이용한 태닝은 차단 지수가 높은 제품을 얼굴과 몸에 사용하고 점진적으로 차단 지수를 낮춘다. 멜라닌 색소가 골고루 퍼지면서 햇빛에 대한 저항력을 높여야 한다. 특히 등, 어깨, 가슴 윗부분은 피부가 약하므로 차단 지수가 높은 제품을 사용하라. 일광화상을 예방하고 자연스러운 색깔을 얻을 수 있다. 여드름 자국은 태닝에 의해 피부가 얼룩덜룩해질 수 있으므로 가급적 태닝을 피하라. 피부에 상처나 병변이 존재하면 피해야 한다. 화상, 기미, 얼룩이 생길 수 있으므로 올바른 방법과 순서로 태닝해야 한다.

태닝은 휴가 전 1주일부터 시작하는게 좋다. 자외선이 약해지는 오후 4시부터 15~30분 정도 햇빛에 적응시키면서 매일 10~30분씩 연장하라. 최대 3시간 정도가 적합하다. 햇빛이 강력한 날보다 구름이 약간 있는 날에 태닝을 하는 것이 현명하다.

백사장에서 태닝을 하면 자외선 반사율을 고려해야 한다. 모래사장은 15~20%, 수면은 10~100%까지 자외선이 반사되므로 그늘에 있어도 자외선에 노출된다. 백사장에 매트를 깔고 태닝을 할 경우에 흰색 매트는 30% 정도의 자외선을 반사시킨다. 그러므로 짙은 색의 매트를 사용하는 것이 좋다. 얼굴과 목은 자외선차단제, 수건, 선글라스, 모자 등을 이용해 보호한다. 체간은 제일 잘 타는 부분에 자외선차단제를 먼저 바르고 태닝 오일을 도포해야 한다. 태닝 오일은 땀과 물에 쉽게 지워지므로 1~2시간마다 물기를 완전히 제거한 상태에서 재도포하라. 태닝 제품도 자외선 차단 성분이 포함되어 있으며, SPF에 따라 피부색이 결정된다. 가장 무난한 제품은 SPF 3~15 정도이다.

자연 태닝 후에 피부톤이 균일하지 않으면 2, 3일 간격을 두고 인공 태닝을 고려하라. 정돈되고 멋스러운 컬러의 피부를 가질 수 있다.

방법

1단계: 각질 제거

피부를 깨끗이 정리하면 옳바른 태닝을 할 수 있다. 태닝 1~2주 전부터 규칙적으로 스크럽을 시행하라. 특히 발끝, 무릎, 팔꿈치 등의 각질은 세밀하게 제거해야 한다.

태닝 전에 각질제거제를 이용하여 피부 표면에 축적된 각질을 제거해야 한다. 피부에 각질이 남아 있으면 태닝 후에 얼룩이 생기기 때문이다. 셀프 태닝을 시행할 경우에 각질이 있으면 얼룩과 불균일한 피부 색조는 지저분해 보인다. 굵은 입자의 스크럽제는 피부에 자극을 줄 수 있다. 때수건으로 피부를 문지르는 행위는 피부를 민감하게 만들 수 있으므로 표면이 부드러운 스크럽 장갑을 사용하라.

굵고 긴 털은 태닝 전에 제모해야 한다. 털이 태양 빛을 막아 고르게 타는 현상을 막을 수 있기 때문이다. 모근 제거기를 이용하거나, 전문 숍에서 1주일 전에 제모해야 한다. 태닝하는 당일에 급하게 털을 제거하는 행위는 피하라! 피부가 민감하거나 털이 적은 사람은 제모를 하지 않는 것이 좋다. 면도기나 모근제거기의 사용은 목욕 직후가 적당하다. 모공이 열려 있고, 털에 수분이 존재하므로 부드럽게 털을 제거할 수 있다. 취침 전에 제모를 하면 피부 자극을 어느 정도 완화시킬 수 있다. 왁싱은 접착력이 있는 왁스 제품을 피부에 발라 굳힌 후에 떼어내는 방법이다. 제모 후에 피부가 일시적으로 붉어질 수 있다. 차가운 물수건으로 진정시키고, 왁스를 완벽하게 제거한 후에 보디 로션을 도포하라.

태닝 효과를 장기간 지속하려면 태닝 전에 수분을 보충하면 태닝 효과를

자연 태닝

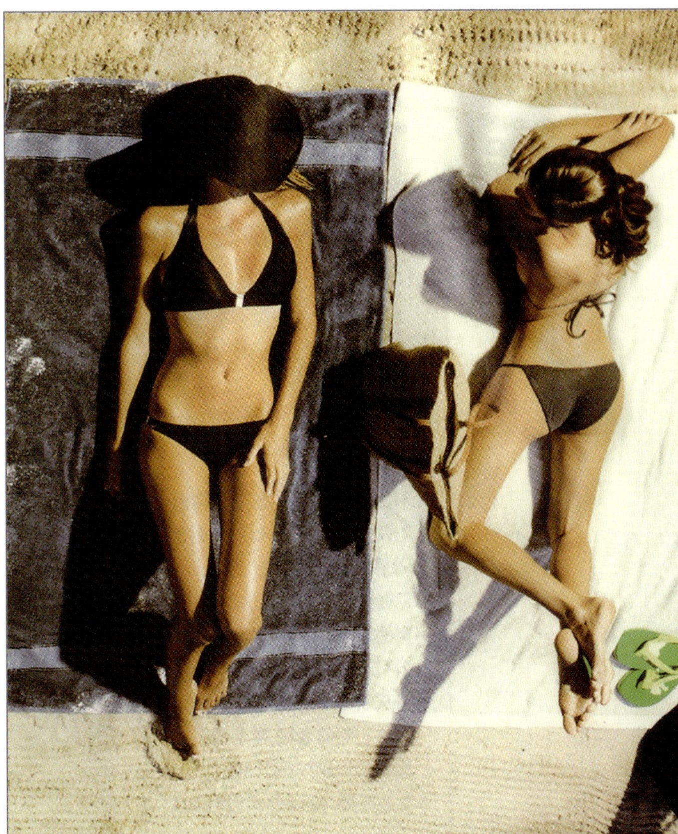

증진시킨다. 건조한 팔꿈치, 무릎 부분은 더욱 관심을 가져야 한다. 보디 크림을 사용하면 뭉치지 않고 예쁘게 태닝할 수 있다. 태닝 전에 보습 관리를 철저히 시행하면 일광 화상 등의 피부 문제를 예방할 수 있다.

태닝을 하면 피부가 건조해지고 탄력이 소실된다. 자외선이 수분을 빼앗기 때문이다. 피부 노화 방지 및 구릿빛 색을 오래 유지하기 위해서 태닝 전후의 수분 관리가 필수다. 태닝 전에 보디 에센스나 로션이 피부에 충분히 흡수될 때까지 골고루 문지른다. 기름기가 많은 로션은 피하라! 태닝 크림의 흡수를 막을 수 있다.

2단계: 자외선차단제 사용

태닝에 필요한 자외선차단제 지수는 SPF 3~15 정도이며, 민감성 피부는 SPF 20 정도이다. PA 지수가 높을수록 자외선 A의 차단 효과가 높다. 그러므로 PA ++~+++의 제품을 선택하라. 자연 태닝은 일주일에 걸쳐 서서히 진행하면 피부 손상을 줄일 수 있다. 첫날에는 SPF 지수가 높은 제품을 사용하고, 시간이 지날수록 SPF 지수가 낮은 제품을 사용한다.

3단계: 태닝 오일 도포

태닝 오일은 피부의 멜라닌세포를 활성화하므로 태닝 효과를 높인다. 또한 수분과 영양분을 공급하므로 반드시 사용하라! 자외선 차단 성분이 포함된 제품을 선택하라. 오일과 자외선차단제를 동시에 사용하면 얼룩이 생길 수 있으므로 별도로 도포하라. 태닝 오일은 피부 손상(일광 화상)을 줄이고 균일하게 피부를 그을리게 한다.

4단계: 자외선이 강한 시간은 금지!

자외선이 가장 강한 오전 10시~오후 2시는 피하라! 일광화상을 입을 수 있기 때문이다. 2시 이후가 좋고, 피부를 햇볕에 직접 노출시키지 말라! 그늘에서 반사광을 이용하거나 구름이 약간 있는 흐린 날을 선택하라. 태닝은 1회당 15~30분 정도, 10분 휴식을 원칙으로 한 번에 3회 이하로 시행한다. 하루 2~3시간 이상은 피하라. 일주일에 두세 번이 적당하다. 태닝을 할 때 잠을 자거나 고정된 자세는 고르게 타지 않고 얼룩이 생길 수 있다. 그러므로 체위를 30분마다 바꿔어라!

태닝 도중에는 물에 들어가지 않는 게 원칙이다. 얼룩덜룩하게 변하는 현상을 막기 위해 태닝 전에 수건으로 땀이나 물기를 완전히 제거하라. 시계나 액세서리를 빼고, 손이 안 닿는 부분까지 세밀하게 오일을 도포하라. 수영복 자국을 원하지 않으면 끈 없는 비키니가 좋다.

물에 반사되는 자외선의 양은 모래사장보다 훨씬 많다. 자외선차단제나 오일이 불규칙하게 벗겨지면 얼룩이 남기 쉽다. 두드러기, 홍반이 발생하면서 가려움증이 있다면 즉시 중단하라!

태닝 이전에 자신의 몸과 피부 상태에 대해 정확하게 파악하라. 복용중인 일부의 약제는 햇빛에 민감한 반응을 보일 수 있다. 특히 항생제, 이뇨제, 혈당감소제, 염색약 등은 광독성 또는 광알레르기 반응을 일으킬 수 있다. 경구용 피임약은 여성 호르몬의 작용으로 기미가 발생할 수 있으므로 주의해야 한다.

까맣게 태운 피부를 오래 유지하려면 인내심이 필요하다 최소 2주 이상의 시간을 갖고, 조금씩 여러 번 태닝해야 한다. 2주 동안 태닝을 시행할 경우는 각질 관리나 제모는 피하는 것이 좋다. 태닝한 이후에 자외선에 의해 피부 탄력이 떨어지고 노화가 촉진될 수 있으므로 재생 크림을 사용하라.

5단계: 태닝 후의 피부 관리

태닝을 하면 피부의 수분이 급격하게 부족해지기 때문에 보습 크림, 수분 마스크, 팩으로 수분을 공급하라! 붉거나 화끈거리는 부위는 얼음이나 냉타월로 찜질하라. 화장수를 듬뿍 적신 솜을 사용하면 효과가 있다.

태닝 직후에는 가벼운 샤워나 냉찜질, 미스트 제품을 이용하여 피부를 진정시킨다. 사우나를 하거나 때를 미는 행위는 피하라! 과다한 비누 사용은 피부 건조증을 악화시키므로 주의해야 한다. 샤워 후에는 꽉 끼는 속옷을 피해야 한다. 피부 마찰에 의해 상처가 날 수 있다.

평소보다 물을 많이 마시면 체내에 수분을 보충할 수 있다. 주의할 점은 태닝 중에는 몸에 물이 묻지 않도록 조심해야 한다. 물방울이 렌즈처럼 빛을 모아 얼룩이 생길 수 있다. 흐르는 땀을 잘 닦아내고, 얼굴에 뿌리는 미스트를 피한다.

인공(기계) 태닝

기계 태닝은 기계에서 발생한 인공 자외선을 이용하여 피부를 태우는 방법이다. 기계 태닝의 자외선은 피부 질환의 주범(자외선 B)을 제외한 자외선 A만 이용하기 때문에 태양 광선에 의해 유발되는 유해한 요소를 부분적으로 피할 수 있다. 기계 내부에서 인공적으로 자외선(청색 색조)을 쪼이는 방법이다. 계절과 상관없이 구릿빛 피부를 만들 수 있으며, 균일하고 원하는 색조를 얻을 수 있다. 인공 태닝은 서서 하는 '스탠딩 타입'과 누워서 하는 '베드 타입'이 있다. 스탠딩 타입은 형광판 수가 많으므로 빨리 태울 수 있다. 피부 타입, 원하는 컬러 및 기계에 따라 차이가 있다. 처음에는 1회당 3~10분 정도로 시작하며, 이틀에 한번씩 시행한다. 10분 내외이지만 기계 속에서 체위를 변경하면 골고루 태닝된다.

시간이 길어지면 피부가 붉게 변하거나 화상, 심한 경우에 피부암을 유발하는 등의 피부 손상을 주기 때문에 짧고 여러 번 시행하는 것이 좋다. 기계 태닝을 시행하기 전에 오일을 온 몸과 발가락 사이, 겨드랑이까지 꼼꼼히 도포하라. 태닝에 의해 건조해지는 피부를 보호해야 한다.

적당히 그을린 피부 색조는 개인 차가 있지만 보통 10회 정도, 어두운 구릿빛은 20회 정도 시행해야 한다. 원하는 컬러가 나타난 후에도 1주에 1, 2회 정도 꾸준히 태닝을 해야 유지된다. 태닝에 사용하는 제품은 오일과 로션이 있다. 외국은 로션이 일반화되어 있다. 국내의 태닝 전문 숍은 로션을 권고한다. 피부 노화나 기미, 주름 등의 예방은 물론 태닝에 필요한 다양한 성분이 있으므로 피부 타입이나 원하는 컬러에 따라 선택이 가능하다. 기계를 이용해 꾸준히 태닝을 했으나 원하는 컬러가 나오지 않으면 기계를 의심해야 한다. 소규모의 에스테틱에 설치된 태닝 기계는 저가의 가정용이 많다. 형광판 갯수가 적으며, 램프를 정기적으로 교체하지 않으면 효과가 낮다.

1단계: 원하는 컬러를 정하고 밑바탕을 만들어라.

태닝 전문 숍의 장점은 본인의 피부색과 상관없이 원하는 컬러를 만들 수 있다. 첫째, 원하는 색을 내기 위해서 '베이스' 컬러를 만들어야 한다. 짧은 시간에 다량의 자외선에 노출되므로 피부 테스트가 필요하다. 베이스 컬러는 이틀에 한 번씩 5~6회 정도 시행하면 된다. 이 상태에서 만족하면 일주일에 1회 정도 태닝을 하면 컬러가 유지된다. 베이스 컬러가 완성하면 진한 구릿빛, 다크 초콜릿, 붉은 오렌지빛의 세 가지 톤에서 한가지를 결정한 후에 본격적으로 색깔을 만드는 단계에 돌입한다.

기계 태닝

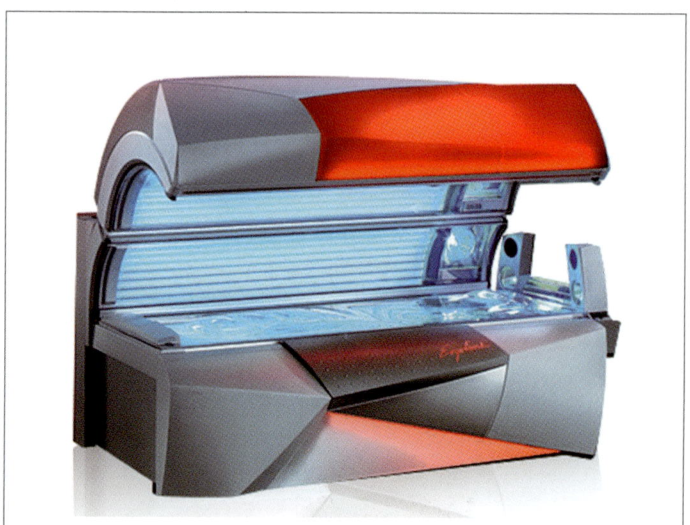

2단계: 태닝 기계를 조사하라.

태닝 숍의 수준은 뛰어난 성능의 장비가 결정한다. 초보자의 관점에서 판단이 어렵다. 베드형은 태닝 핀의 수가 36개이며, 핀의 출력수가 120W이면 일급 태닝 기계다. 태닝 핀수가 26개이며, 100W이면 태닝 효과가 낮다. 스탠드형은 태닝 핀의 수가 최소한 40개, 출력수가 150W가 되어야 한다. 40개보다 많을수록 효과가 높다. 태닝 핀의 개수와 출력 수가 중요하다. 단 시간에 확실한 태닝 효과를 낼 수 있으며, 피부 자극을 최소화할 수 있기 때문이다.

3단계: 기계 태닝의 효과를 극대화하라.

태닝의 기본은 모든 신체 부위를 노출시키는 것이다. 베드형은 총 10분간 태닝할 동안에 5분 간격으로 체위를 바꾸면 균일한 태닝할 수 있다. 얼굴은 얼굴 전용의 태닝 로션을 사용해야 한다. 기미, 주근깨 등의 잡티를 예방할 수 있다. 얼굴은 보디 태닝 5회당 1회, 시간은 5분 정도가 적당하다. 유두와 입술 전용의 착색 방지제를 반드시 사용해야 한다. 유두는 피부색이 원래대로 돌아가지 않기 때문에 태닝 전에 반드시 도포해야 한다. 레이저 제모를 받은 사람은 한 달 이후부터 태닝이 가능하다. 상처 부위가 착색되거나 색소침착이 지속되기 때문이다.

스프레이 태닝

스프레이 태닝은 부스 내부에서 원하는 부위에 뿌리는 방법이다. 소요 시간은 5분이며, 7일간 효과가 지속된다. 원료는 미국 FDA에서 안정성 검사를 마쳤다. 눈에 들어가도 해가 없는 천연 성분이다. 천연 DHA가 주성분이며, 식물성 추출액과 보습 성분이 포함되어 있다. 시술후에 피부가 부드럽고 촉촉해지는 효과가 있다.

스프레이 태닝은 자외선을 이용한 선탠이 아니므로 피부노화, 화상, 기미, 주근깨 등의 피부 문제가 없다. 5~10분 이내에 전신 태닝이 가능하다. 태닝 후 8시간 정도가 지나면 샤워를 해도 무방하다. 7~10일 이후에는 원래의 피부색으로 돌아온다.

미스틱 탠이라는 기계는 특허 기술(마그네텐 테크놀로지)을 바탕으로 제작된 제품이다. 인체의 피부 표면의 음전하(-)에 양전하(+)의 미세한 입자를 분사한다. 자석에 철가루가 달라붙듯이 태닝제가 골고루 피부에 뿌려진다.

셀프 태닝

셀프 태닝은 태닝 효과를 연출하는 화장품을 이용하는 방법이다. 각질층의 상부에 색소를 입히는 즉석 태닝이다. 시술 2~3시간 후에 갈색으로 변하고, 6시간 경과하면 효과가 나타난다. 4~5일 정도 꾸준히 도포하면 10~15일간 지속된다.

본인이 원하는 시간과 필요한 피부 톤을 만들 수 있는 장점이 있지만, 손놀림에 따라 얼룩이 생기는 단점도 있다.

대부분의 제품은 DHA(디하이드록시아세톤), 즉 활성 착색제가 함유되어 있다. 피부에 바르면 DHA 성분이 표피의 아미노산과 결합하므로 갈색으로 변하게 한다.

셀프 태닝은 집에서 스스로 태닝할 수 있다. 말 그대로 마치 태닝한 것처럼 피부에 인위적으로 색깔을 입히는 방법이다. 화장품 회사에서 판매하는 태닝 제품을 구입해서 원하는 부위에 사용할 수 있다. 바르는 즉시 피부색이 변하며, 5~7일 정도 지속된다.

페이크 태닝 제품은 스프레이, 크림, 겔, 무스, 티슈, 타월 등이 출시되고 있다. 특히 한 장씩 뽑아 쓰는 간편한 티슈 타입과 타월 타입이 있다. 스프레이 타입은 가까이에서 분사하면 진하게, 멀리서 분사하면 연하게 색깔을 연출한다. 팔꿈치와 무릎, 발뒤꿈치까지 꼼꼼히 각질을 제거한 후에 타월로 건조시키며, 오일 프리 모이스처라이저를 사용하면 1단계 준비를 마친다. 스프레이 타입 제품을 사용할 경우에 욕조나 큰 통에 들어가 분사하면 효과적이다. 셀프 태너를 바를 때는 몸을 앞뒤, 그리고 양 옆 4부위로 구분하고 단계별로 진행하면 고루 바를 수 있다. 얼굴에 태닝 제품을 사용하면 모발이 얼굴에 닿지 않게 타월로 감싸는 것이 좋다. 스프레이 타입은 눈을 감고 숨을 참은 상태에서 15cm 간격을 유지하면서 분사한다. 로션이나 겔 타입은 작은 원을 그리면서 굴곡진 부위까지 세밀하게 도포하면 얼룩이 생기지 않는다. 약 10~40분간 제품이 마를 때까지 기다린 이후에 헐렁한 옷을 착용하라. 속옷을 착용하지 않으면 팬티 라인이 선명하게 드러나는 현상을 방지할 수 있다. 일주일 후에 다시 한 번 시행하면 태닝 효과가 지속된다.

- Self-tanning 제품은 DHA(dihydroxyacetone)가 존재하며 5~7일간 피부에 착색을 일으킴
- DHA는 3-carbon sugar로서 피부의 아미노산, 펩타이드, 단백질과 작용하여 melanoidin(chromophore)을 생성하므로 갈색을 나타냄
- 제품은 독성이 없으며 SPF 3~4 정도의 광보호 기능이 있음
- 특성(DHA)
  - $C_3H_6O_3$
  - white crystalline hydroscopic powder
  - 3-carbon sugar
  - pH 4-6에서 안정성 유지
  - 시원하고 건조한 곳에 보관

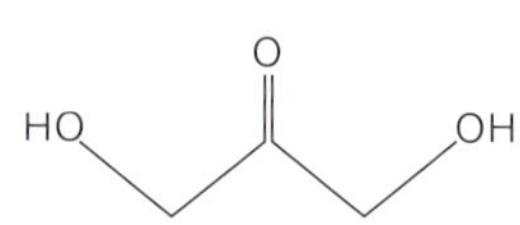

· 구조식

셀프 태닝 방법

태닝 전에 각질 제거와 제모는 필수 사항이다.

제모를 하지 않고 태닝하면 털 부분이 피부보다 어둡게 착색된다. 적어도 시

술 3시간 전에 제모를 시행하여 피부가 자극받지 않도록 하라. 태닝 색조를 균일하고 오래 지속시키기 위해 각질 제거가 필요하다. 부위에 따라 태너를 흡수하는 속도와 양에 차이가 있다.

하부에서 상부로 도포/두꺼운 피부는 사용량을 줄여라.

태너는 발끝부터 위로 올라가면서 도포하라. 팔꿈치나 무릎 등의 주름진 부위와 손은 마지막에 바른다. 크림이나 겔 타입은 손이 검게 변하지 않도록 비닐 장갑을 끼거나 스펀지를 사용하라. 스프레이 타입은 잘 흔들어 15~20cm 정도의 거리에서 뿌려야 한다. 손이 닿지 않는 등과 같은 부위는 샤워용 수건을 이용하라.

소량을 얇고, 여러 번 사용하라.

많은 양을 한꺼번에 바르지 말고 자연스러운 색이 나올때까지 얇게 여러 번 도포하라. 짙은 색상을 원하면 일주일에 2~3회 재도포해야 한다.

완벽하게 피부를 건조시켜라.

셀프 태너가 건조되는 시간은 10~40분이 소요된다. 태너를 완전히 말리지 않은 상태에서 옷을 입거나 손으로 만지면 얼룩이 생길 수 있다. 그러므로 2~3시간 이내에 운동이나 옷을 입지 않아야 한다. 접히는 부위에 얼룩이 생기지 않도록 팔, 다리를 곧게 편 채로 건조시키거나 드라이어의 찬 바람을 이용하라.

태닝 전후에 보습관리를 시행하라.

태닝 제품을 바르면 피부가 건조해진다. 피부 건조증은 또 다른 피부 문제를 야기하므로 태닝 전후의 보습 관리가 필요하다. 태닝 제품을 사용하기 전에 수분 로션을 몸에 바르는 것이 좋다. 오일 타입이나 유분기가 많은 크림은 피부에 막을 형성하며, 태닝 제품의 흡수를 막을 수 있으므로 피하는 것이 좋다. 태닝 제품의 색조가 진하면 보디 로션을 혼합하면 연하게 색깔을 유지할 수 있으며, 보습에도 효과적이다. 모이스처라이징 효과를 겸비한 셀프 태닝 제품이 시판되고 있다. 태닝 제품을 바른 후에 수분 미스트나 로션의 도포, 냉찜질 등을 시행하면 피부 진정과 보습, 태닝의 지속력을 높일 수 있다.

태닝 후에도 자외선 차단은 필요하다.

셀프 태닝 제품으로 피부색을 바꾸었다고 해도 자외선 A를 차단하는 SPF 15 이상의 자외선 차단제를 사용해야 한다. 태닝 제품을 사용하여도 자외선으로부터 자유로울 수 없다. 태닝 제품은 자외선의 흡수를 높일 수 있으므로 자외선 차단에 유의하라!

태닝 후의 메이크업

몸에 셀프 태닝 제품을 발랐다고 해서 얼굴까지 까맣게 만들 필요는 없다. 브론징 전용 파운데이션으로 베이스를 정돈하라. 브론징 전용 파운데이션이 없으면 평소에 사용하던 파운데이션보다 한 톤 정도 어두운 파운데이션을 사용하라. 이후에 얼굴의 외곽 라인을 자연스럽게 유지하려면 펄감이 있는 브론징 파우더를 이용하여 마무리하라.

브론징

브론징 메이크업은 건강미를 제공하는 특수한 화장법이다. 브론징 메이크업의 핵심은 얼굴과 보디 컬러를 맞추어야 한다. 노출되는 목과 어깨선은 얼굴색과 조화되어야 한다. 본래의 피부색보다 한 톤 어두운 파운데이션을 바른 후에 브론징 파우더를 양 볼과 이마, 턱에 가볍게 사용하는 것이 기본적인 기술이다. 블러셔는 피부보다 한 톤 어두운 컬러를 선택하며, 귀에서 입술 방향으로 브러시를 움직이면서 시행하라! 뚜렷한 음영을 주거나 목 라인에 경계가 생기지 않도록 주의하라! 우아하게 연출하려면 펄 하이라이터를 이마와 콧대, 광대뼈, C존에 사용하라. 브론징 메이크업은 골드 톤의 아이섀도와 피치 계열의 립스틱이 가장 잘 어울린다. 파티용은 스파클링한 브론저, 해변에서는 매트한 브론저를 선택하라!

즉석 태닝은 디하이드록시아세톤(Dihydroxyacetone, 'DHA') 성분이 피부 단백질(케라틴)과 결합하여 각질층을 염색시키는 방법이다. 태양 광선이 기저층까지 침투하여 멜라닌 색소를 만들어내는 선탠(일광욕)에 비하여 작용 부위와 지속 시간에서 차이가 있다.

즉석 태닝은 세포의 성장 주기에 따라 각질층이 탈락되면 본래의 피부색을 되찾을 수 있다. 각질층에만 영향을 주기 때문에 피부암이나 색소 침착 등의 부작용은 없다.
DHA 성분은 의료용(백반증 치료)으로도 사용된다. 그러나 사람에 따라서는 알레르기성 접촉 피부염, 자극성 접촉 피부염 등이 생길 수도 있다.

태우는 과정에서 자외선 노출의 위험은 없지만, 태닝 후에 야외 활동을 할 경우에는 선탠이 더 안전하다. 선탠으로 그을린 피부는 어느 정도 자외선을 차단하는 방어막 역할을 한다. 그러나 즉석 태닝은 피부에 색깔만 착색시킨 상태이므로 선탠에 비해 일광화상의 위험성이 더 높다. 즉석 태닝 후에 피서지에 가면 자외선 차단제를 반드시 사용해야 한다.

	기계 태닝	브론징(Bronzing)
지속 기간	1주일~3개월 – 기계 태닝은 2~3개월, 스프레이태닝은 7~10일 정도 지속된다.	1일–일반 메이크업과 마찬가지로 얼굴과 몸에 도포한 브론저는 메이크업 클렌저로 지울 수 있는 일회성 방법이다.
장점	간편성 – 5~10회 시술로 원하는 컬러를 얻을 수 있으며 관리를 통해 장기간 유지할 수 있다.	간편성–원할때에 시행할 수 있는 장점이 있다. 광노화의 위험이 없고, '페이크 태닝'을 즐길 수 있으며 안전성이 있다.
단점	얼룩–구릿빛 피부는 꾸준히 관리하지 않으면 얼룩이 생기기 쉽다. 발꿈치나 손, 팔 등의 부위는 주의해야 한다.	번거로움–부지런하지 않으면 브론징 메이크업을 포기하라! 완벽한 연출은 얼굴과 목, 몸의 컬러를 일정하게 맞추는 노력이 필요하다.

브론징 방법

브론징 크림이나 브론징 겔은 색상 면에서 파운데이션에 비하면 선택의 폭이 제한되어 있다. 브론저는 밝은 톤, 중간 톤, 어두운 톤으로 구분한다. 동양인은 밝은 컬러와 중간 컬러 중에서 선택하면 무난하다. 얼굴보다 목 컬러가 어둡기 때문에 브론징 컬러를 목 색에 맞추거나 파운데이션보다 1~2톤 정도 어두운 제품을 선택하라. 파운데이션이나 하이라이터와 혼합할 경우에 파운데이션과 혼합한 후에 손등에서 테스트하라. 눈으로 보았을 때와 피부에 발랐을 때에 색조의 차이가 있다.

부위별 도포 방법

얼굴 원하는 모양에 따라 브론저 타입을 다르게 시행해야 한다. 파운데이션 브러시를 이용하여 얼굴 전체에 브론징 틴트나 크림을 얇게 바르면 자연스럽고 투명한 태닝 양상을 나타낸다. 파운데이션에 브론징 크림이나 겔을 섞어 바르면 커버력이 높아진다. 은은한 브론즈 색조를 원하면 베이스 메이크업 위에 브론징 파우더를 뺨에만 사용하라. 이때에 눈과 입술에 골드나 브론징 컬러로 포인트를 주면 세련미가 부가된다.

몸 소량을 여러 번 사용한다. 손바닥을 이용해 노출되는 부위를 넓게 바르고, 손가락으로 두드리듯이 정돈한다. 보디 로션이나 시머링 하이라이터와 혼합하면 촉촉하고 윤기있는 느낌을 제공한다. 소량을 이용하여 피부 톤과 혼합하여 색조를 확인해야 한다. 원하는 색이 나올 때까지 덧발라야 한다. 처음부터 많이 바르면 얼룩이 생기거나 짙어질 수가 있다.

피부 유형에 따른 브론저 제품

건성 피부(크림 타입) 건성 피부는 촉촉한 크림을 선택하고 손가락으로 도포하라. 크림 타입의 하이라이터, 시머링 겔을 진주 알 크기만큼 혼합하면 윤기를 나타낸다. 기초 보습 관리에 신경을 집중하라! 펄이 약간 섞인 브론저를 사용하면 피부가 은은하게 반짝이면서 시원하고 촉촉한 느낌을 제공한다.

여드름 피부(겔 타입) 피지를 조절하는 프라이머로 피붓결을 정돈하라. 가벼운 겔 형태의 브론저와 파운데이션을 혼합하여 얼굴 전체에 얇게 코팅하라. 겔이나 크림 타입의 브론저를 이용하여 파운데이션 브러시로 얇고 고르게 바르면 뭉치지 않는다. 뭉치거나 특정 부위만 어두워지지 않도록 균일하게 도포하라.

지성 피부(파우더 타입) 지성 피부는 브론징 크림이나 브론징 겔을 사용하면 번들거리거나 화장이 쉽게 뭉쳐진다. 한 톤 어두운 파운데이션으로 피부 톤을 정리한 후에 프레스트 타입의 브론징 파우더로 마무리하라. 파우더 타입의 브론저는 브러시 사용법이 중요하다. 부드럽고 넓은 브러시를 사용하라. 파우더를 묻힌 후에 손등에서 살짝 털어내고 볼, 이마, 턱, 코 부위에 바른다.

제품	셀프 태닝 스프레이	셀프 태닝 로션	셀프 태닝 티슈	스프레이 태닝	브론징 파우더
원리	DHA 성분이 피부의 아미노산과 반응하므로 2시간 후에 태닝 효과가 나타난다.	피부에 일시적으로 구릿빛 색을 착색시키는 틴트이다.	DHA 성분이 피부 표면의 단백질 성분과 공기 중의 산소가 결합하므로 구릿빛 피부를 만든다.	천연 DHA 성분의 태닝 액이 샤워기처럼 분사되면서 피부에 고르게 흡착된다.	구릿빛 파우더를 브러시로 바르면 색이 연출된다.
장점	원하는 부위에 뿌리므로 간편하다.	흘러내림 없이 로션처럼 바르면 된다. 편리하고, 즉석 효과가 있다.	원하는 부위에 물 티슈처럼 사용하므로 간편하다.	바르거나 문지를 필요없으며 전신 또는 부위에 따라 선택이 가능하다.	얼굴과 몸에 사용 가능하다. 클렌징에 대한 부담이 없다.
단점	여러 번 분사하면 흘러내리고, 끈적임이 느껴진다.	검은톤이 강하며, 양을 조절하면 뭉쳐지지 않는다.	티슈 자체에 색이 없으므로 사용 횟수의 기준이 없다.	몸에 얼룩이 생겨 지저분해 보일 수 있다.	자연스러운 느낌보다 화려한 느낌을 준다.
적응증	짙은 태닝 효과보다 은근한 골드빛 브론징 피부를 원할 경우에 시행한다.	팔이나 다리가 흰 피부에서 부분적으로 사용한다.	휴대가 가능하며, 외출 5분 전에도 사용 가능하므로 시간이 없을 때 사용한다.	일주일 이상 시행해야 하므로 지속적인 태닝 피부를 유지하고 싶은 사람에게 추천한다.	얼굴과 보디를 함께 태닝한 느낌을 주거나 쇄골 등에 포인트 줄 때에 사용한다.
지속 시간	1~2일	샤워 전까지	3~5일	7~8일	5~6시간

증상별 응급 조치

자외선의 노출 정도에 따라 피부에 다양한 형태의 증상이 나타난다.

따거움이 없고 피부가 검게 착색되는 증상

집중적인 보습이 필요하다!

통증없이 검게 그을린 피부는 자외선에 의해 손상을 받은 상태이다. 수분 에센스나 크림으로 마사지를 하거나 수분 마스크 팩을 사용하여 보습해야 한다. 아로마, 허브 성분이 함유된 보디 로션으로 건조해진 피부를 촉촉하게 유지하라. 아로마 오일, 식물성 입욕제를 미지근한 물에 섞은 후에 10분 정도 입욕하고, 발끝에서 심장 쪽으로 찬물로 헹구면 탄력을 제공한다.

까만 피부의 관리는 수분 보충, 즉 물을 많이 마시고, 보습제와 재생 크림을 사용한다. 피부 손상을 가속화하고 수분을 제거하는 사우나, 때밀기 등은 피한다. 햇빛 노출을 피하고 피부가 회복하고 재생될 수 있는 기회를 제공하라.

화이트닝 케어를 시행하라!

살짝 그을린 정도라고 간주하고 피부 관리를 하지 않으면 피부의 재생 능력이 감소한다. 특히 기미, 주근깨 등은 계절에 따라 크기와 색이 달라지지만 지속된다. 일광에 노출된 후(2~3일 정도)에 피부 염증 반응이 감소하면, 미백 관리와 치료를 통해 색소를 제거해야 한다. AHA, 알부틴, 비타민 C 등의 미백 성분이 함유된 화이트닝 크림이나 에센스를 사용하고, 앰플이나 스폿 코렉터로 다크 스폿 부위를 철저히 관리해야 한다.

- 검은 피부는 자외선을 방어하는 멜라닌이 풍부하며, 햇빛을 받으면 멜라닌 색소를 피부에 많이 제공하므로 일광화상은 드물다.
- 일광화상을 일으키는 자외선 B는 피부 표면에서 차단되지만, 자외선 A는 차단되지 않는다. 자외선 A는 파장이 길며 피부에 노출되는 자외선의 90%를 차지한다. 자외선 A는 자외선 B보다 더 깊게 침투하므로 피부 노화를 촉진시킨다.

미백 작용을 하는 비타민 C 치료가 도움이 된다. 비타민 C는 표피에서 흡수가 안되므로 팩이나 화장품은 도움이 되지 않는다. 피부과에서는 비타민 C를 이온화시켜 피부 깊숙이 침투시키는 이온영동 요법을 시행한다. 자외선에 장기간 노출되어 피부가 타거나 화상을 입는 경우에 레이저 치료는 피해야 한다. 피부 상태가 예민해져 있기 때문이다. 그러므로 피부 진정과 보습을 철저히 한 후에 자외선 노출에 의해 발생한 기미, 주근깨, 잡티 등의 색소 질환은 추후에 레이저로 치료해야 한다.

광노화를 막아라, 탄력 관리

통증없이 검게 변한 피부는 눈에 보이지 않지만 탄력 섬유(엘라스틴)내에 미세한 염증 반응이 생길 수 있다. 염증에 의해 탄력 섬유는 기능을 소실하므로 피부 처짐을 유발한다. 자외선에 의해 손상된 피부에 탄력을 주는 리프팅 제품을 사용하면 피부 노화를 억제한다. 리프팅 팩이나 세럼을 준비하라.

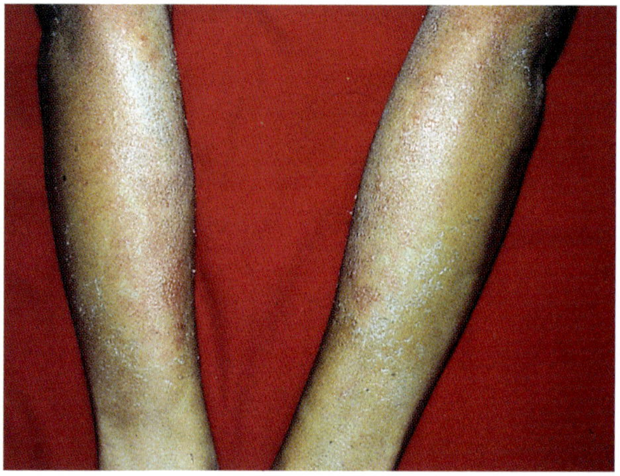

그림 2-3. 과색소 침착

자가응급 처치법

피부가 까맣고 거칠게 변하면 오이나 감자 팩을 꾸준히 시행하라. 이 외에도 유분이 많은 보습제나 영양이 풍부한 화장품을 바르면 증상이 호전될 수 있다.

병원 치료법

햇볕에 타서 까맣게 된 피부를 원래 색으로 바꿀 수 있는 다양한 방법이 있다. 콜라겐을 이용해 염증을 가라앉히는 콜라겐 벨벳 팩, 피부의 깊은 곳까지 이온화된 비타민 C를 침투시켜 멜라닌 형성을 억제하는 바이탈 이온트와 같은 메디컬 스킨 케어가 필수적이다. 그 밖에 휴가철 이후에 발생한 주근깨와 기미는 레이저 토닝, 노란색과 녹색의 두 가지 레이저 파장을 이용한 옐로 레이저 플러스 시술은 피부를 정상화시킨다.

피부가 붉어지고 화끈거리는 증상

피부가 땅기면서 따가운 증상은 일광화상이 발생한 증거이므로 태닝과 자외선 노출을 중단하라! 자외선차단제를 사용하여도 야외에서 장시간 활동하면 피부에 손상이 생기기 쉽다. 손상을 입은 피부는 붉게 변한다. 피부 표면의 온도를 낮춰야 한다. 이러한 과정을 생략하거나 소홀히 하면 피부가 회복되는 과정에서 각질이 생기거나 색소 침착이 발생한다.

초기 관리(쿨링 케어)

얼굴과 몸의 열기를 낮추어야 한다. 냉 타월, 찬 우유 패팅, 찬물 세수, 샤워, 무알코올 화장수를 사용하라. 피부 표면이 얇고 민감할 경우에 20~30분 정도만 직사광선에 노출되어도 금방 피부가 달아오른다. 콧등이나 볼이 살짝 붉어진 정도는 워터 스프레이를 뿌려주거나 수딩 효과가 있는 클렌저를 이용하여 세안하면 피부를 진정시킬 수 있다. 피부가 화끈거리고 얼굴에 열이 장기간 지속되는 상태는 냉장고에 보관한 쿨링 팩이나 마스크를 이용하여 세안 후에 사용하라. 코튼 퍼프에 차가운 토너를 적셔 피부에 5분 정도 사용하면 빠른 효과가 나타난다. 물수건이나 우유에 적신 수건으로 냉찜질을 해서 열기를 제거한다. 우유의 단백질과 지방은 피부를 보호한다. 수박 껍질 안쪽의 흰 부분이나 오이 속살을 냉장고에 넣어서 차갑게 한 후에 피부 마사지를 시행하면 진정된다. 그러나 20분 이상 계속하면 수박 껍질이 마르면서 오히려 피부의 수분이 소실되므로 역효과가 나타난다. 피부가 가볍게 붉어진 상태는 다른 치료를 하지 않고 집에서 냉찜질을 시행한다.

피부 진정(수딩)

피부의 열기가 어느 정도 가라앉으면 진정 관리로 전환하라. 열기로 달아오른 피부를 진정시키는 알로에 베라 제품을 화끈거리는 부위에 사용하라. 클렌징은 찬물로 하며, 자극적인 클렌저나 스크럽제의 사용은 피하라! 자극적인 헤어 제품, 향수, 알코올이 함유된 화장품은 사용하지 않는 것이 좋다. 쿨링 제품에 함유된 알코올 성분은 피부 위에서 증발하거나 냉매 역할을 하면서 피부 온도를 낮춘다. 그러나 예민한 피부는 알코올 성분이 오히려 문제를 일으킨다. 민감성 피부는 가려움증이나 화끈거림을 유발한다.

재생을 위한 보습

화끈한 증상은 세포의 보습 능력이 저하된 상태이다. 피부가 건조해지면서 각질이 생길 수 있다는 신호이다. 닦아내지 않아도 되는 수분 팩을 사용하여 보습을 시행하라.

병원 치료법

응급 처치 후에 피부의 붉은 정도를 자가 진단한다. 피부가 심하게 발적되면 피부과를 찾아야 한다. 병원에서는 증상에 따라 경구 약을 처방하거나 주사를 맞아야 한다. 평소에 피부가 예민하면 피부과를 방문하라!

따갑고 가려운 증상

화학섬유, 인조섬유 소재의 옷이나 금속 버튼 등은 피부염을 악화시키고 가려움증을 유발할 수있다. 특히 일광화상에 의해 온 몸이 따갑다면 100% 면 소재의 속옷과 옷, 침구로 교체해야 한다. 오가닉 코튼이나 면 소재의 침구를 사용하라.

경미한 자극에도 고통스러우면 오일 성분의 샤워 겔을 이용해 충분히 거품을 낸 후에 패딩하듯이 사용하라. 알코올 섭취는 피부염을 악화시키므로 피하라. 열이 나고 오한 및 메스꺼운 증상이 나타나면 병원으로 직행하라!

자가응급 처치법

초기의 일광화상이 발생하였으므로 차가운 물, 얼음주머니, 알로에 등으로 화상 부위를 찜질하는 것이 우선이다. 진정 효과가 있는 감자나 수분 공급에 도움을 주는 오이를 피부에 사용하면 열기와 통증이 가라앉는다. 시중에 판매하는 팩을 사용하는 것도 좋다. 소수의 수포가 존재하면 바늘이나 옷핀을 불에 살짝 달궈 소독한 후에 물집을 터뜨리고 소독약을 도포하라. 물집이 터지고 남은 피부 껍질은 제거하지 말고 방치해야 한다.

병원 치료법

일반적인 화상 치료에 준한 치료를 받아야 한다. 살이 따끔거리면 약만 발라서는 통증이 소실되지 않는다. 주사제와 경구 복용약을 함께 투여하면 화상 부위가 빨리 진정된다. 일광화상은 조기 치료가 무엇보다 중요하다. 통증으로 온 몸이 화끈거리며 잠을 자지 못하면 반드시 피부과 의사를 방문하라! 병원 진료를 받기 힘든 경우에는 아스피린을 복용하면 피부 염증 반응과 통증을 감소시킨다. 시원한 물로 가벼운 샤워를 하는 것도 도움이 된다. 찜질방, 사우나는 피해야 한다. 상태에 따라 항생제, 소염제, 색소침착 억제제 등을 처방한다. 색소 침착(기미, 주근깨, 염증후 과색소침착)은 레이저, 피부박피술 등을 시행해야 한다.

자외선에 의한 일광 화상..... 화장품은 절대 금물!

초기의 일광화상(sunburn)은 가벼운 피부 트러블을 넘어선 '화상' 이므로 민간 요법보다 피부과 전문의의 진단을 받아야 한다. 선번 상태의 피부에 화장품을 바르는 것은 절대 금물이다. 증상이 심한 부위에는 물집이 생기고 화농 후에 흉터가 생길 수 있으므로 항생제와 진통제 등을 복용해야 한다. 보습과 재생 기능이 있는 연고를 발라 피부를 보호해야 한다. 물집을 손으로 터뜨리거나 각질을 손으로 벗겨내면 2차 감염이나 흉터가 생길 수 있다!

인설이 생기는 증상

인설이 나타나면 염증 반응의 후반부에 해당한다. 손상된 각질층이 탈락되고 새로운 피부가 재생되고 있으므로 인설을 제거하지 않아야 한다.

일광 화상(살이 따끔거리는 정도의 화상)은 아니지만 햇빛에 의한 손상이 심하면 수일이 지난 후에 피부 표면의 허물이 벗겨질 수 있다. 보기 흉하다는 이유로 벗겨내면 피부를 손상시킨다. 벗겨지는 피부가 눈에 거슬리면 보습제를 사용하라.

자외선에 의해 팔이나 등, 어깨의 피부가 벗겨지기 쉽다. 피부 표면이 벗겨지는 현상은 피부가 건조해진 상태이므로 인설을 손으로 뜯어내거나 무리하게 스크럽을 하는 경우가 있다. 피부가 손상된 상태에서 자극을 받으면 색소침착이나 염증이 유발된다. 차가운 물 샤워로 피부를 진정시킨 후에 수딩 효과가 있는 모이스처라이저를 충분히 사용하라. 외출할 때는 자외선차단제를 사용하고, 자외선 노출을 피하라. 비누나 샤워겔을 많이 사용하면 피부가 더 건조해지므로 물로 가볍게 샤워하라. 물기를 제거할때도 수건으로 두드리듯이 시행하고, 각질이 심하게 벗겨지면 스테로이드 연고를 바르면 상태를 호전시킬 수 있다. 손상된 표피의 각질층이 재생되는 기간에 보습 성분이 함유된 크림을 사용하라.

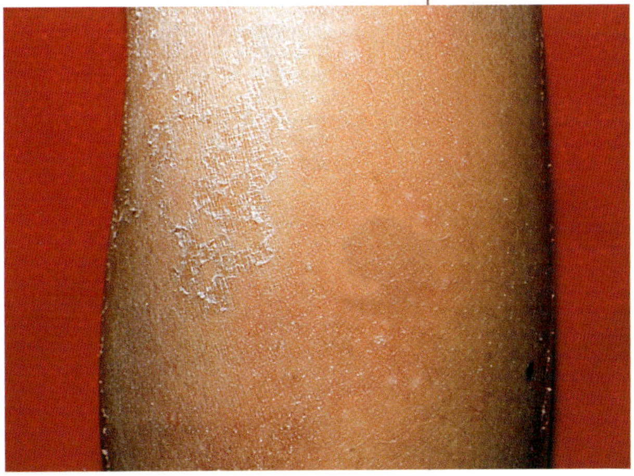

그림 2-4. 인설이 동반된 피부

병원 치료법

인설이 제거된 이후의 가장 큰 문제는 과색소침착이다. 살이 타면 피부의 색이 원래의 피부와 차이가 있으므로 얼룩덜룩해진다. 얇은 각질이 벗겨지기 시작하면 피부과를 찾아라! 다양한 치료 약제가 당신을 기다리고 있다.

일광화상에 의해 물집이 생기는 증상

집에서 시행하는 냉찜질이 가장 쉬운 방법이다. 찜질을 한 후에는 물기를 가볍게 제거하고 진정 크림을 사용하라. 얼음을 피부에 장기간 접촉하면 피부 상태를 더 악화시킬 수 있다. 감자나 오이 등을 이용해 팩을 시행하라. 물집이 생길 정도의 화상은 즉시 피부과 진료를 받아야 한다. 스테로이드제를 복용하면서 치료해야 한다. 비타민이 풍부한 과일을 섭취하는 방법도 도움이 된다.

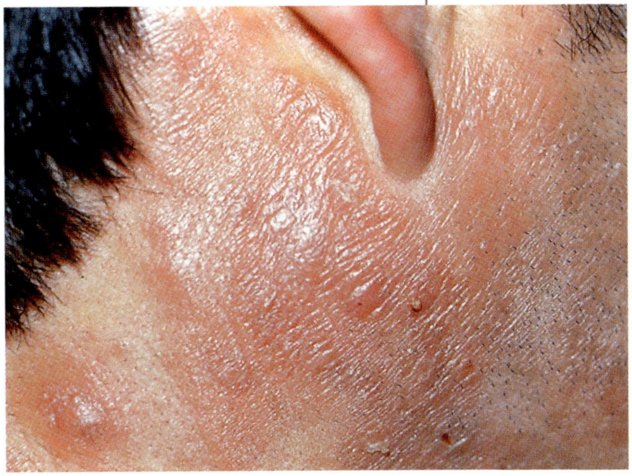

그림 2-5. 물집이 발생함

응급 처치, 냉찜질

태양에 노출된 후 24시간이 지나면 증상이 최고조에 이른다. 얼음이나 차가운 우유로 열기를 낮추어야 한다. 물집이 존재하면 제거하지 말고 피부과 전문의를 찾는 것이 현명한 방법이다. 병원에 당장 갈 수 없다면 아스피린이나 인도메타신(Indomethacin)을 복용하거나 스테로이드 연고를 바르는 것이 좋다. 건드리지 않고 관리하면 3~4일 이후에 물집은 저절로 가라앉는다.

피부가 붉어지고 따가우면 1도 화상이며, 물집이 생기면 2도 화상에 속한다. 그러므로 치료 기간도 길고 화상에 의한 색소침착, 흉터가 생길 가능성이 있으므로 병원에서 치료를 받아야 한다.

일광화상(Sunburn)

자외선 B(290~320nm)에 의해 유발된다. 급성 피부 반응으로서 진피 혈관의 확장에 의해 홍반이 발생한다. 일광화상이 호발하는 사람은 즉시 색소침착이 드물다. 한국인은 멜라닌 색소가 많으므로 일광화상은 드물지만 색소침착이 잘 생긴다.

▶ 일광화상의 치료는 다음과 같다.

- 차가운 물이나 Burrow 용액을 매일 20분간 3~4회 습포한다.
- 국소적으로 스테로이드(스프레이, 로션, 크림, 겔)를 사용하여 염증, 통증을 줄인다.
- 연화제(Eucerin, Lubriderm, Nivea, petrolatum)을 사용하여 피부가 건조해지는 현상을 완화시키거나 경감시킨다.
- 화상 치료제는 국소 마취제(벤조카인, 디부카인, 리도카인), 항생제, 연화제 및 방향제 등이 함유되어 있다.
- 전신적으로 스테로이드를 단기간에 사용하면 증상을 완화시킨다. Prednisolone 40~60mg을 3일간 매일 투여한 후에 점차 감량하고 중단한다.
- 심한 화상은 차갑게 습포하여 유지시키는 것이 좋으며, 스테로이드의 도포, 연화제를 사용한다. 필요에 따라 진통제의 사용 및 세균의 중복 감염이 되지 않도록 한다.
- 광선 치료를 시행할 수 있다.
- 아스피린, 항히스타민제, indomethacin의 복용이나 도포가 효과적이다.

태양에 의해 손상된 피부 관리

Hydration

여름철에는 땀과 피지가 많이 분비되므로 외견상 유수분이 충분한 것 같지만 피부는 높은 기온과 자외선에 의해 수분이 소실된다. 특히 자외선에 노출된 후에는 집중적인 수분 공급이 필요하다.

기초 관리 지성 피부는 오일프리, 건성 피부는 로션 혹은 크림 타입의 클렌저가 적당하다. 클렌징 후에는 피부 재생에 도움 되는 제품을 1~2가지만 사용하면 모공을 막지 않으며 흡수가 잘된다. 재생 제품을 사용한 이후에 보습 제품을 사용하라.

내 피부에 맞는 팩 사용 건성 피부는 수분을 충분히 공급하고 세포 재생을 촉진하는 팩이 좋다. 지성 피부는 유분을 흡수하는 오일프리 팩이 적당하다. 중성 피부는 과다 피지를 흡수하고 피부에 수분 공급과 각질을 제거하는 크림 타입의 팩이 효과적이다.

Moisturizing

■ 하루 2ℓ 이상 물을 마신다.

피부에 물을 뿌리는 것보다 하루 2ℓ 이상의 물을 섭취하면 보습에 도움이 된다. 10℃ 이하의 찬물을 천천히

마셔라. 물에 레몬을 추가하면 피부 미용과 피로 완화에도 좋다.

- 보습 효과가 뛰어난 화장품을 사용한다.
  자외선과 외부 환경으로부터 피부 수분을 보충하는 보습이 중요하다. 기초 제품은 유분 함량이 적고, 수분 함량이 높은 제품을 선택하면 피부막을 형성하므로 수분을 보충할 수 있다.

- 일주일에 1~2회 마사지한다.
  잠자는 동안 피부 세포가 재생된다. 보습, 영양 제품이 나이트 케어용으로 출시되는 이유이다. 지성 피부는 수분 겔, 건성 피부는 보습 크림으로 얼굴 전체에 수분을 공급하라. 특히 겔이나 크림을 바르면서 가볍게 두드려 주면 효과가 있다.

- 실내 습도를 조절한다.
  여름철에는 자외선과 에어컨 바람 때문에 피부가 건조해진다. 에어컨 바람의 세기를 조절하고 실내를 환기시킨다. 수시로 워터 스프레이를 사용하면 피부 건조를 막아준다. 피부에 직접 뿌리면 피부가 건조해지므로 주의하라.

- 지나친 자극(타월 등)은 피한다.
  피부 장벽 기능을 담당하는 각질층을 제거하면 건조증과 소양증이 유발된다.

Soothing care

수딩 제품의 선택 사항은 피부 자극성이다. 쿨링 효과가 높은 제품은 예민해진 피부를 자극하므로 화끈거리고 홍반이 발생한다. 얼굴에 열감이 있으면 수딩 제품을 사용하는 것보다 얼음물, 찬 녹차, 오이팩 등의 천연 재료를 이용하여 열을 낮추어라. 수딩 제품은 일상적인 외출 후에 피부를 진정시키는 용도로 사용하라.

화이트닝이나 수딩 케어에 우유는 도움이 될까? 지방과 수분이 잘 혼합된 우유의 각종 비타민 성분은 피부에 영양과 윤기를 보충한다. 우유에 들어 있는 비타민 A는 피부 건강을 유지하며, 콜라겐 성분은 화이트닝에 좋다. 피부가 붉게 달아오르면 찬 우유 팩을 사용하여 피부를 진정시켜라. 진정에 도움이 되며, 화장 솜에 적셔 피부 위에 올려놓으면 진정과 함께 화이트닝에 도움이 된다. 화이트닝 효과를 극대화하고 싶으면 감자와 함께 팩을 시행하라. 감자를 강판에 갈아 우유와 꿀을 넣고 걸쭉하게 만든 후 얼굴에 바른다. 그러나 정제된 성분이 아니기 때문에 피부가 민감한 사람은 문제가 생길 수 있다!

Whitening care

화이트닝 제품은 검게 변한 피부를 하얗게 되돌릴 수 없다. 화이트닝 제품의 기능은 멜라닌 생성을 억제하므로 자외선으로부터 피부가 검게 되는 현상을 부분적으로 억제한다. 이미 존재하는 기미나 주근깨의 범위가 넓어지는 현상을 예방하는 수준이므로 평소에 꾸준히 화이트닝에 관심을 가져야 한다. 바캉스 후의 피부는 자외선에 의해 각질이 두꺼워지고 멜라닌세포가 증가하므로 색소성 질환이 생기기 쉬운 상태가 된다. 그러므로 미백 효과가 있는 과일이나 채소 팩은 피부에 비타민과 무기질을 공급한다. 색소 침착이 심하면 피부과에서 레이저 시술을 받아야 한다.

자외선 차단제를 사용한다. 외출을 하지 않거나 비가 오는 날에도 자외선 차단제는 반드시 사용하라. 자외선차단제의 차단 지수는 상황에 적합한 제품을 선택하라. 자외선차단제는 화학 성분의 함량이 많고 쉽게 닦이지 않으므로 비누와 클렌징폼으로 이중 세안해야 한다.

외출할 때 모자나 선글라스를 착용한다. 자외선차단제를 사용하지만 모자나 선글라스로 이중 차단해야 한다. 기초 화장시에도 자외선 차단 성분이 함유된 파운데이션이나 파우더, 트윈 케이크 등을 사용하라!

화이트닝 팩과 나이트 케어에 집중한다. 일주일에 한두 번의 화이트닝 팩을 시행하면 칙칙한 피부톤을 개선한다. 나이트 케어는 매우 중요하다. 자외선에 의해 손상된 피부를 진정시키고 이미 생성된 멜라닌 색소의 침착을 막아준다. 신진 대사가 활발히 일어나는 시간에 영양분이 침투되므로 나이트 전용 화이트닝 제품을 사용하면 효과적이다. 새로운 세포를 재생시키기 위해서 휴식과 수면은 필요하다. 효과적인 나이트 케어는 자기 전에 쿨 마사지 겔을 이용하여 피부에 활력을 주고 수분 공급용의 에센스나 안티에이징 제품을 사용하라. 밤 전용의 안티에이징 제품은 주름 개선 효과뿐 아니라 보습과 영양을 제공하는 성분이 포함되어 있다.

설탕, 단 음식을 줄인다. 멜라닌 생성의 첫 단계, 즉 티로시

자외선에 의해 손상된 피부는 사후 관리가 필수!

자외선에 시달린 피부는 건조하다. 방치하면 잔주름이 늘고 노화가 빨라진다. 얼굴이 건조하면 스팀 타월을 얼굴에 덮어 모공을 열고 화장솜에 수분 에센스를 묻혀 팩을 하라! 눈가에는 아이 크림이나 아이 겔을 사용하라. 얼굴이 화끈거리고 달아오를 때 수시로 찬 물수건이나 얼음으로 화끈거리는 부위를 찜질하면 열기를 제거한다. 차가운 우유를 솜에 묻혀 피부를 찜질하는 것도 방법이다. 우유는 피부 진정 효과 외에 보습 효과도 있다. 햇볕에 의해 붉어진 피부는 감자·오이를 이용하여 수분을 공급하는 민간 요법이 사용된다. 그러나 이 방법은 감염을 유발할 수도 있다. 피부의 장벽 기능이 손상된 피부는 미생물이 침투할 수 있다.

나제가 당분과 결합하면 활성화되어 멜라닌 생성을 촉진시킨다. 단백질과 당분이 결합하면 단백질 변성에 의해 피부색이 어두워진다. 당분이 많은 단 음식은 피하도록 한다.

과일과 채소, 녹차를 섭취한다. 비타민은 피부에 영양과 수분을 공급하고, 기미와 잡티를 예방하기 때문에 건강한 피부 유지에 필수 요소이다. 녹차는 레몬보다 5~8배의 많은 비타민이 함유되어 있다. 또한 항염증 효과와 항산화 효과가 있다.

Peeling

자외선에 의해 손상된 피부는 피지, 노폐물과 결합하므로 두꺼운 각질을 만든다. 각질은 화장품의 흡수를 방해할 뿐만 아니라 피부를 거칠고 칙칙하게 하는 원인이 되므로 정기적으로 제거하라. 자외선에 의해 손상된 상태에서 자극적인 필링을 피하라. 손상 받은 피부가 어느 정도 진정되면 부드러운 필링제로 가볍게 각질을 제거해야 한다. 자외선에 의해 손상된 피부는 이미 세포가 손상된 상태이므로 각질을 즉시 제거하면 피부를 더 자극하게 된다. 태닝에 의해 살갗이 벗겨지는 것을 각질이라고 생각하고 스크럽제로 문지르면 피부에 자극을 유발한다. 달아오른 피부는 진정이 가장 우선이다. 1~2주 정도의 기간을 두고 각질 제거 기능이 있는 저자극성의 클렌저로 정리하라.

자외선 손상에 도움이 되는 피부 음식

바캉스 이후에 가장 고생하는 피부! 붉게 변하고 통증과 거칠어진 피부는 미백과 피부 재생에 신경을 써야 한다. 피부에 좋은 식품 섭취 외에 팩, 뷰티 제품을 활용하여 맑고 깨끗한 피부를 되살리자!

▶ 수분 보충/미백 효과가 있는 채소

· 오이, 상추, 감자, 당근, 토마토, 레몬은 다양한 영양소(비타민 C 등)가 함유된 음식물이다.
· 비타민 C는 대표적인 항산화제이며 미백제이다. 바캉스 후에 발생한 색소 병변의 호전에 도움이 되며, 피부 재생과 회복에 좋다. 콜라겐 재생을 촉진하므로 노화를 방지하며, 피부 장벽 기능을 향상시키기 때문에 수시로 섭취하고 피부에 바르면 생기를 되찾는데 도움이 된다.
· 토마토는 최고의 자외선 차단 음식으로서 자외선에 의한 피해를 빠르게 감소시킨다.
· 율무는 피부 노폐물 배출과 피지 분비를 조절하므로 피부가 칙칙해지는 현상을 막아주고, 멜라닌 생성을 억제하므로 미백에 도움이 된다.
· 키위는 비타민 C 뿐만 아니라 각종 미네랄이 많으므로 피부의 탄력을 제공한다.
· 오이는 진정 효과가 뛰어날 뿐만 아니라 무기질, 칼륨이 풍부하므로 피부 노폐물을 제거하고 피부 결을 정돈한다.
· 수박 속껍질, 알로에는 피부 열기를 억제하고 수분 공급을 한다.
· 쌀뜨물은 미백 효과가 있다.
· 천연 식품을 이용한 팩
  붉고 가려운 피부는 감자, 수박팩을!
  건조한 피부는 다시마 해초팩, 오이팩을!
  거칠어진 피부는 바나나, 흑설탕 팩을!
  열기억제, 미백효과는 녹두, 현미가루 팩을!
  피부미백에 녹차 팩을!
  각질제거는 흑설탕 팩을!

애프터 바캉스 케어는 어느 정도의 기간을 두고 하는 게 가장 적당할까? 햇볕에 탄 피부는 수분을 잃고 건조한 상태이므로 휴가 후 일주일은 피부가 자극을 받지 않도록 하는 것이 중요하다. 간단한 냉 찜질과 보습

케어로 피부를 진정시키고 모공을 줄이는 게 좋다. 피부가 재생되면서 새로운 세포로 교체되는 시간은 4~6주 정도 소요된다. 그러므로 수분과 영양을 보충하면서 한 달 이상 꾸준한 관리가 필요하다. 최대 12주까지 관리를 해야 하는 경우도 있다.

스팀 타월이 피부 혈액 순환에 좋은 것은 사실이지만 강한 자외선에 노출된 피부에 스팀 타월의 사용은 피하라. 지나친 온도 변화는 피부에 좋지 않다. 적절한 냉 찜질로 피부를 진정시키는 게 우선이다. 사우나로 땀을 빼거나 목욕을 하는 것은 문제가 없다. 그러나 피부가 매우 건조하고 예민해진 상태에서는 피하라! 사우나와 뜨거운 물 목욕이 피부를 더 악화시킬 수 있기 때문이다. 피부가 진정될 때까지 기다려라.

자외선에 의한 '기미·잡티'의 관리 방법

짙은 기미와 잡티, 어떻게 관리해야 할까? 두 질환은 자연 소실되지 않는다. 그러므로 꾸준한 피부 관리와 피부과 시술이 필요하다. 기미는 얼굴 피부에 좌우 대칭적으로 멜라닌 색소가 과다하게 침착되는 질환이다. 기미의 주 원인은 자외선이지만 임신, 유전, 여성호르몬, 내분비 질환, 스트레스도 원인이 된다. 30대 여성의 양쪽 눈 밑, 광대뼈 주위, 볼, 이마, 턱, 코, 윗 입술에 호발하며, 나이들수록 더 짙어진다. 기미는 일단 생기면 잘 없어지지 않는다. 외출, 레저 등의 야외 활동에 의해 더욱 짙어지고 많아지는 경향이 있다.

치료는 기미의 종류에 따라 하이드로퀴논 등의 약제를 바르거나 표피를 벗겨내는 박피술, IPL, 소프트 레이저 필링, TCA 필링, 해초박피, 이온자임, 옥시젯 등의 방법을 복합적으로 시술한다.

TCA 필링은 화학박피술로서 타 치료법에 비해 단 시간에 좋은 효과를 나타낸다. 주근깨의 제거는 IPL, 색소 레이저, 옐로우 레이저, 케미컬 필링 등을 이용한다.

IPL은 광대역의 파장의 빛을 이용하므로 정상 피부의 손상 없이 치료가 가능하며 시술 직후에 세수, 화장 등의 일상 생활이 가능하다. IPL은 3주 간격으로 3회 정도 치료하면 만족스런 결과를 얻을 수 있다. 색소를 선택적으로 파괴하는 엔디야그 레이저로 치료할 수도 있다. 한 번에 치료가 가능하다는 장점이 있지만 시술 후에 일주일은 병원에서 매일 치료해야 하는 불편함이 있다. 따라서 일상 생활

피부 시술 후

- 시술 후에는 민감성 피부 검사를 거친 제품을 사용하라.
- 시술 후에 자외선 차단에만 중점을 두지만 시술 전의 자외선 차단도 매우 중요하다.
- 자외선에 장기간 노출되어 갈색으로 태닝된 피부는 반응이 평상시보다 강하게 나타나므로 부작용이 증가한다. 그러므로 휴가 기간 이후의 피부과 시술은 시술 전에 자외선 차단을 잊지 말아야 한다.
- 레이저나 박피, 제모와 같은 시술을 한 후의 피부는 상처가 발생한 상태와 유사하다.
- 단기간의 자외선 노출에 의해 색소 침착이나 일광화상으로 이어질 수 있기 때문에 시술 후에는 자외선 차단제를 반드시 사용해야 한다.
- 피부가 민감한 회복기는 무향, 민감성 피부 테스트를 통과한 무알러지 유발 제품을 사용하면 피부 자극을 억제할 수 있다.

에 바로 복귀해야 하는 경우에는 옐로우 레이저 치료를 병행하면 좋다. 기미와 주근깨가 동시에 있으면 주근깨 치료 이전에 기미 치료를 먼저 해야 한다. 기미 및 주근깨 치료 후에 자외선 차단을 철저히 해야 재발을 막을 수 있다. 주근깨 치료 후에 기미가 짙어질 수 있기 때문이다.

피부 색깔은 어떻게 결정될까?

피부색은 멜라닌(검정), 카로텐(노랑), 헤모글로빈(빨강)이 관여한다. 멜라닌은 검은색이다. 멜라닌세포에서 생성되며, 각질층으로 이동하여 피부색을 결정하는 제1 요인이다. 카로텐은 노란색으로서 동식물이나 세균, 곰팡이 등이 만드는 색소이고, 헤모글로빈은 적색이며, 적혈구에 있는 색소 단백질로서 산소를 운반한다.

그외에 피부의 두께와 수화 정도, 혈류량, 혈액의 산소량, 세포간 접착 상태, 햇빛의 반사 각도, 성별, 인종, 지역, 계절, 스트레스, 건강 상태에 따라 차이가 있다.

인종에 따른 멜라닌은 차이가 있을까?

흑인은 백인의 멜라닌에 비하여 크기가 크고 탈락 기간이 길며, 상층부의 표피에 존재한다. 색소 입자의 밀도가 백인에 비해 높기 때문에 짙고 검게 보인다. 멜라닌은 멜라닌세포에서 생성되지만, 인종간의 멜라닌세포의 수는 피부색과 상관없이 동일하다. 그러나 멜라닌의 농도가 다르기 때문에 피부색에 차이가 있다. 이런 농도의 차이가 왜 생길까? 지역에 따라 지표면에 도달하는 자외선의 양이 다르기 때문이다. 다량의 자외선에 노출되면 자외선을 차단하기 위해 멜라닌의 색소가 증가하고 입자도 커지며, 각질층이 두꺼워진다. 열대 지방에 사는 인종은 피부가 검다. 온대나 한대 지방에 사는 종족의 피부가 흰 것은 자외선에 적응하기 위한 현상이다. 햇볕에 검게 타는 현상, 즉 멜라닌 색소가 증가하는 현상은 일시적인 반응이다. 유해한 자외선이 피부에 침투하는 것을 차단하고 방어하기 위한 보호 기능에 해당한다. 그러므로 일정한 기간이 지나면 피부가 원래의 색깔로 회복된다. 증가된 멜라닌 색소가 자외선을 흡수하여 피부에 발생하는 손상을 최대한 억제하기 때문이다. 멜라닌 색소는 피부뿐만 아니라 눈에도 존재한다. 눈의 망막이나 포도막 등에 존재하는 멜라닌 색소는 강한 빛과 자외선을 차단하는 역할을 한다. 눈동자의 색이 엷은 백인은 색 안경을 착용해야 야외 활동을 할 수 있다. 그러나 황인종이나 흑인은 여름이나 눈(snow) 위가 아니면 색안경을 쓰지 않아도 야외 활동에 큰 지장이 없다. 피부색을 나타내는 멜라닌 색소는 아미노산, 즉 타이로신과 페닐알라닌에서 합성되며, 성인 남자에서 멜라닌 색소의 총량은 약 1g 정도이다.

참고 문헌

1. Abulla FR. Tanning and skin cancer. Ped Dermatol 2005:22:501
2. Bech-Thomsen N. Aspects of exposure to UVA tanning sources. Carcinogenic effect in mice and melanogenic effect in man and mice. Dan Med Bull 1997:44:242
3. Buccheim R. Indoor tanning: unexpected danger. Consumer Reports 2005:30
4. Cokkinides VE, et al. Use of sunless tanning products among US adolescents aged 11 to 18 years. Arch Dermatol 2010:146:987
5. Fleischer AB, et al. Tanning facility compliance with state and federal regulations in North Carolina: a poor performance. J Am Acad Dermatol 1993:28:212
6. Hall DM, et al. Lifeguard's sun protection habits and sunburns. Arch Dermatol 2009:145:139
7. Hornung RL, et al. Tanning facility use: are we exceeding Food and Drug Administration limits? J Am Acad Dermatol 2003:49:655
8. Karagas MR, et al. Use of tanning devices and risk of basal cell and squamous cell skin cancers. J Natl Cancer Inst 2002:94:224
9. Lillquist PP, et al. A population-based survey of sun lamp and tanning parlor use in New York State, 1990. J Am Acad Dermatol 1994:31:510
10. Mawn VB, et al. A survey of attitudes, beliefs, and behavior regarding tanning bed use, sunbathing, and sunscreen use. J Am Acad Dermatol 1993:29:959
11. Monfrecola G, et al. What do young people think about the dangers of sunbathing, skin cancer and sunbeds? A questionnaire survey among Italians. Photodermatol Photoimmunol Photomed 2000:16:15
12. Moseley H, et al. A hazard assessment of artificial tanning units. Photodermatol Photoimmunol Photomed 1998:14:79
13. Oliphant JA, et al. The use of commercial tanning facilities by suburban Minnesota adolescents. Am J Public Health 1994:84:476
14. Pogoto SL, et al. The sunless study: A beach randomized trial of a skin cancer prevention intervention promoting sunless tanning. Arch Dermatol 2010:1460:979
15. Rhainds M, et al. A population-based survey on the use of artificial tanning devices in the Provence of Quebec, Canada. J Am Acd Dermatol 1999:40:572
16. Robinson JK, et al. Trends in sun exposure knowledge, attitudes and behaviors: 1986 to 1996. J Am Acd Dermatol 1997:37:179
17. Swerdlow, et al. Do tanning lamps cause melanoma? J Am Acad Dermatol 1998:38:89
18. Whitmore SE, et al. Tanning salon exposure and molecular alterations. J Am Acad Dermatol 2001:44:775

Chapter 3 Skinday

Chapter 3 Skin day

자외선차단제

자외선차단제의 역사

> 피부의 과도한 색소 침착은 사회적 지위 및 미의 기준에 역행한다고 간주하였다. 그러므로 19세기의 유럽인은 햇빛을 피하기 위해 의복과 창이 넓은 모자를 사용하였다.

20세기에 들어오면서 검게 그을린 피부는 부와 아름다움을 나타내는 척도가 되었다. 또한 햇빛 노출은 건강에 도움을 준다는 개념이 확산되면서 선탠이 유행하였다. 그러나 20세기 중반부터 과도한 태양 광선의 노출에 의해 피부에 심각한 부작용이 발생하였으므로 광보호의 중요성이 부각되었다. 1887년 Veiel은 tannin을 소개하였고, 1900년 초반에 zinc oxide, bismuth를 이용한 제품이 개발되었다. 최초의 자외선 차단 성분은 1928년에 사용된 benzyl salicylate와 benzyl cinnamate이다. 1943년에는 강력한 자외선 B 흡수제, 즉 PABA가 개발됨으로써 자외선 차단용 화장품에 본격적으로 사용되었다. 1944년 2차 세계대전 때에 미군 병사에게 바셀린(red petrolatum)이 지급되었으며, 1950년 대에는 선탠 로션이 개발되었다. 1970년대 중반 이후에는 오존층의 파괴에 의한 피부암이 증가하였고, 자외선 차단용 화장품의 시장 규모는 급속하게 증가하였다. 자외선이 피부 노화의 주범이라는 인식이 커지면서 자외선차단용 화장품을 흔히 사용하고 있다. 최근에는 자외선이 모발 손상과 탈색에

표 3-1. 자외선차단제의 역사

연도	내용
1887년	tannin(Veiel)
1891년	다양한 광보호 제제를 이용한 연구(Hammer)
1900년(초반)	zinc oxide, magnesium salt, bismuth 이용
1928년	benzyl salicylate, benzyl cinnamate를 이용한 자외선차단제 시판(미국)
1943년	PABA 특허권(UVB absorber)
1944년	red petrolatum을 2차 세계대전 참전 미군에게 지급(Green)
1948년	PABA ester가 상품화
1962년	benzophenon(UVA filter)
1974년	Geiter가 SPF 개념 소개(1956년 Schulze가 제안)
1978년	자외선차단제 기준 제시(FDA)
1979년	dibenzoylmethane(UVA filter)
1989년	titanium dioxide 상용화(micronized inorganic filter)
1992년	zinc oxide 상용화

도 관여한다는 사실이 알려지면서 자외선차단제가 포함된 모발용 화장품이 시판되고 있다.

자외선차단제의 구분

- Suncut, sunscreen, suncream, sunblock.... 어떤 것이 맞는 이름일까?
  - Sunblock은 FDA sunscreen monograph에서 인정하지 않는 이름이다.
- Sunscreen
  - 미국: OTC 의약품으로 규정하며, 16 종류의 활성 성분이 포함된 제품이 시판되고 있다.
  - 유럽, 남미, 아시아, 아프리카: 화장품으로 규정하며, 미국에 비하여 승인이 쉽다.
  - 한국: 28 종류의 성분이 포함된 제품이 시판(미국에서 사용이 금지된 glyceryl PABA, digalloyl triolate 등 포함)되고 있다.
- 자외선차단제의 명명 방법 (3 가지)
  - International Nomenclature of Cosmetic Ingredients (INCI)
  - United States Adopted Name (USAN)
  - 상품명 예) INCI : methoxy dibenzoylmethane, USAN : avobenzone, 상품명: Parsol 1789

자외선차단제는 화학적 차단제와 물리적 차단제의 두 종류로 구분한다. FDA는 화학적 차단제를 유기(organic), 물리적 차단제를 무기(inorganic) 차단제로 구분한다. 그러나 현재에는 두 가지 용어가 혼용되어 사용되고 있는데, 유기와 무기보다 화학적, 물리적 차단제가 흔히 사용되고 있다. 물리적 차단제를 지칭하는 'sunblock', 화학적 차단제를 'sunscreen'으로 명명한다.

유기/화학적 차단제(자외선 흡수제)

- 자외선 A, 자외선 B 차단제로 구분한다.
- 자외선 A 차단제 성분은 benzophenone, avobenzone, oxybenzone 등이다.
- 자외선 B 차단제 성분은 PABA, cinnamate, salicylate, octinoxate 등이다.
- 화학적 차단제에 의해 흡수된 광자는 에너지로 바뀌면서 열이 방출된다.
- 장점 : 투명한 무색이며 백탁 현상이 없으므로 미용적으로 우수하다(사용감이 좋음).
- 단점 : 물에 잘 씻겨 나가며, 알레르기 반응(oxybenzone), 광분해(avobenzone, PABA, octinoxate, padimate O)가 발생한다.

화학적 자외선차단제는 자외선을 흡수하며, 물리적 제제에 비해 피부에 도포하면 투명하며, 미용적으로 우수하다. 즉 백탁 현상이 적고 사용감이 좋다. 단점은 성분마다 좁은 영역의 파장을 흡수하므로 광범위한 파장의 차단 효과를 얻기 위해서 다양한 성분이 필요하다. 도포 후에 화학적 과정을 거쳐 쉽게 분해되거나, 시간이 지날수록 피부에 잔존하는 농도가 점차 감소한다. 또한 화학적 필터가 자외선을 흡수하면 변성될 때 발생하는 에너지나 부산물에 의해 접촉 피부염을 일으킬 수 있다. 현재 시중에서 유통되고 있는 자외선차단제는 대부분 화학적 제품이다. 2~5개의 광선차단 물질을 혼합하여 제조한다. 자외선 A 영역을 흡수하는 필터, 즉 아보벤존은 광분해가 발생하는 단점이 있다. 그러므로 ecamsule(Mexoryl SX), bemotrizinol, bisoctrizole과 같은 새로운 자외선

A 필터가 개발되었다. 필터는 자체의 자외선 A 차단 효과 뿐만 아니라 아보벤존의 광안정제로 작용하므로 함께 사용하면 자외선 A의 차단 효과를 증가시킨다.

자외선 B를 흡수하는 화학적 자외선차단제는 para-aminobenzoic acid(PABA), PABA ester(padimate A, padimate O, glyceryl PABA), cinnamate, salicylate 등이 있다. 자외선 B 뿐만 아니라 자외선 A까지 흡수하는 성분은 benzophenones, menthylanthranilate, dibenzoylmethane 등이 있다.

자외선 B 차단제

PABA 가장 초기에 사용된 성분이다. 각질형성세포에 부착하는 특징이 있으므로 내수성(water resistant)이 강하지만 옷과 피부를 쉽게 변색시키고 접촉 및 광접촉 피부염을 유발한다. PABA ester는 PABA와 동등한 자외선 흡수성이 있으나 변색이 잘 되지 않는 특징이있다.

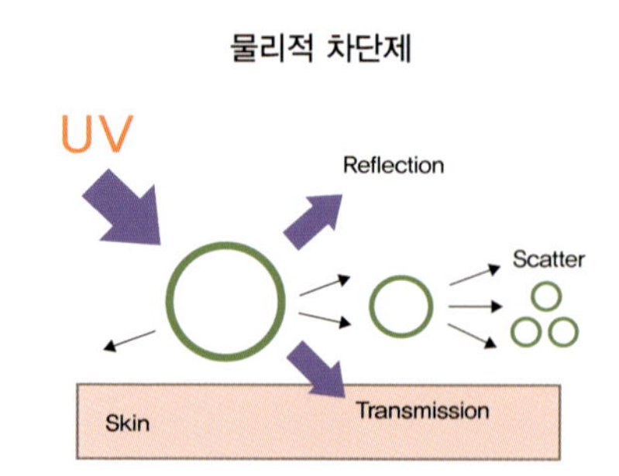

빛을 반사하거나 산란함

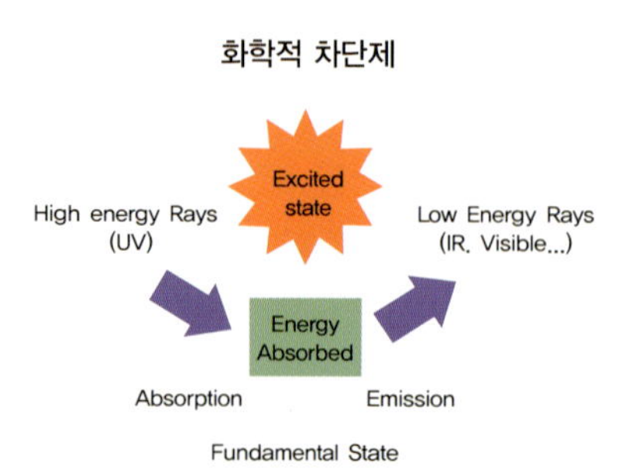

에너지를 흡수하여 낮은 에너지를 방출함

Cinnamate Cinnamon의 추출물이며, 화학적으로 balsam of Peru, tolubalsam, coca leaf, cinnamic aldehyde, cinnmic oil과 유사하므로 감수성이 있는 사람에게 교차 반응을 일으킨다. 가장 흔히 사용되는 제제는 octyl methoxycinnamate와 cinoxate로서 변색을 일으키지 않지만 내수성이 없으므로 자주 도포하거나 특수한 기제가 혼합되어야 한다.

Salicylate Homomenthyl salicylate는 상대적으로 짧은 파장의 자외선 B를 효과적으로 흡수하므로 SPF를 높이기 위해서 다른 제제와 혼합해야 한다. Octyl salicylate와 triethanolamine salicylate는 광접촉 피부염을 흔히 일으키기 때문에 사용하지 않는다.

자외선 A 차단제

Dibenzoylmethane 자외선 A를 가장 효과적으로 차단하지만 자외선 B 차단 능력이 없으므로 다른 제제와 혼합하여 사용한다.

Tert-butylmethoxydibenzoylmethane(Avobenzone, Parsol 1789) 미국에서 사용하는 제제로서 310nm

~400 nm의 파장을 차단한다. 최대 효과는 358 nm에서 나타난다.

Isopropyldibenzoylmethane(Eusolex 8020) 유럽에서 주로 사용하지만 접촉 피부염을 흔히 유발하기 때문에 미국에서는 사용이 금지되어 있다.

자외선 A, B 차단제

Benzophenone 자외선 A를 주로 차단하지만 이차적으로 자외선 B의 파장을 흡수하는 장점이 있으므로 흔히 사용된다. 초기에는 PABA를 대체하기 위해 단독으로 사용되었다. 광범위한 파장의 차단을 위해 다른 제제와 혼합하여 사용한다. 가장 흔히 사용되는 성분은 oxybenzone과 dioxybenzone으로서 PABA에 비해 알레르기 반응이 훨씬 적고 변색되지 않는 장점이 있다. 그러나 내수성이 낮으며 미용적으로 불량하다는 단점이 있다.

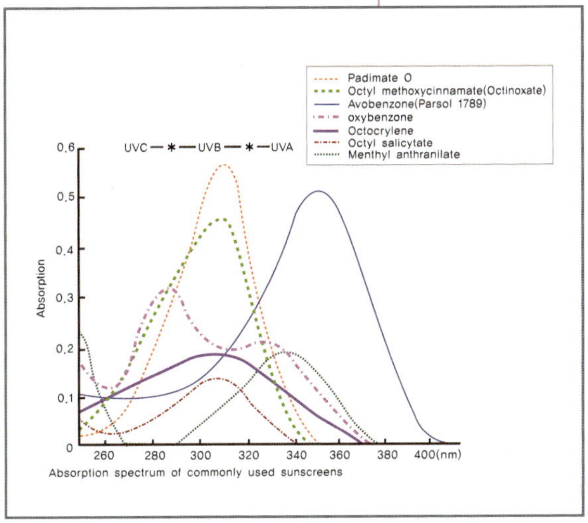

그림 3-6. 자외선 흡수 파장

Anthranilate Menthyl anthranilate가 주로 사용되는데 광범위한 파장대를 흡수하지만 효과가 우수하지 못하므로 다른 제제와 혼합하여 사용한다.

최근에는 자외선 B 뿐만 아니라 광범위한 파장의 자외선 A까지 효과적으로 차단하는 자외선차단제가 개발되었다. L' Oreal에서 생산하는 Mexoryl XL®과 Mexoryl SX®(terephthalylidene dicamphor sulfonic acid), Ciba에서 생산하는 Tinasorb M®과 Tinasorb S®(methylene bisbenzotriazolyl tetramethylbutylphenol)은 기존의 자외선차단제가 효과적으로 흡수하지 못하였던 자외선 A-1를 효과적으로 차단한다.

표 3-2. 차단 파장별 성분

UVB absorbers	UVA absorbers	Physical (inorganic)
Cinnamates PABAs Salicylates Camphor derivatives Benzimidazole Triazones Octocrylene Urocanic acid	Benzophenones Camphor derivatives Dibenzoylmethane derivatives Anthranilates Bisimidazylate Anisotriazine* Drometrizole trisiloxane* Methylene bisbenzotriazolyl tetramethylbutylphenol*	Titanium dioxide* Zinc oxide*

* : Compounds absorbing UVA and UVB

표 3-3. 성분별 자외선 차단 파장

종류	차단 파장 (nm)	최대 차단 파장(nm)
PABA/PABA esters		
PABA	260-313	283
Padimate A	290-315	309
Glycerol aminobenzoate	260-313	297
Cinnamates		
Octyl methoxycinnamate	280-310	311
Cinoxate	270-328	290
Salicylates		
Homomenthyl salicylate	290-315	306
Octyl salicylate	260-310	307
Triethanolamine salicylate	269-320	298
Benzophenones		
Oxybenzone	270-350	290-325
Dioxybenzone	206-380	284-327
Sulisobenzone	250-380	286-324
Menthyl anthranilate	200-380	336
Terephthalylidene		
dicamphor sulfonic acid (Mexsoryl SX®)	290-400	345
Dibenzoylmethanes		
Tert-butylmethoxy-dibenzoylmethane (Avobenzone, Parsol 1789)	310-400	358
4-isopropyldibenzoylmethane (Eusolex 8020)	310-400	345

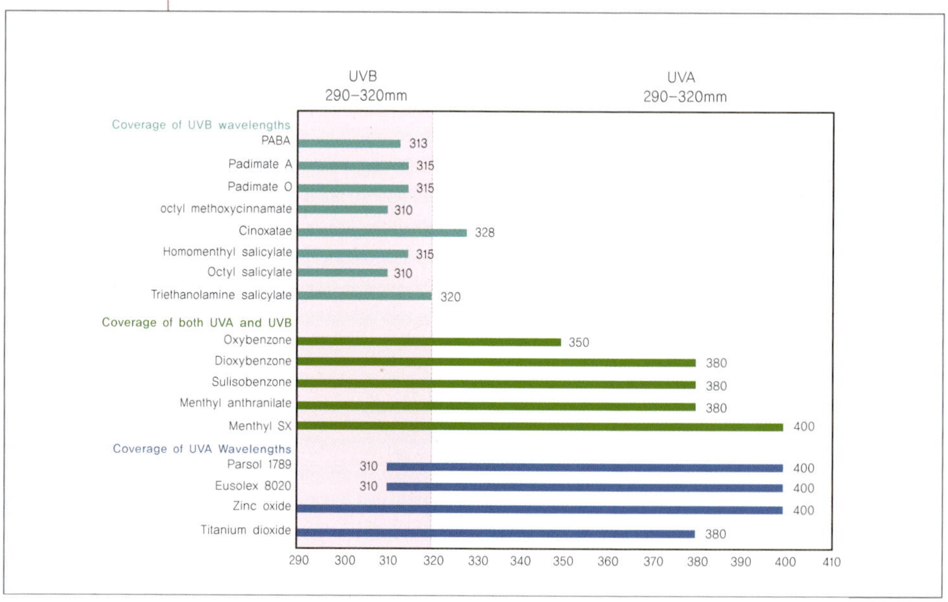

표 3-4. 흔히 사용하는 성분별 차단 파장

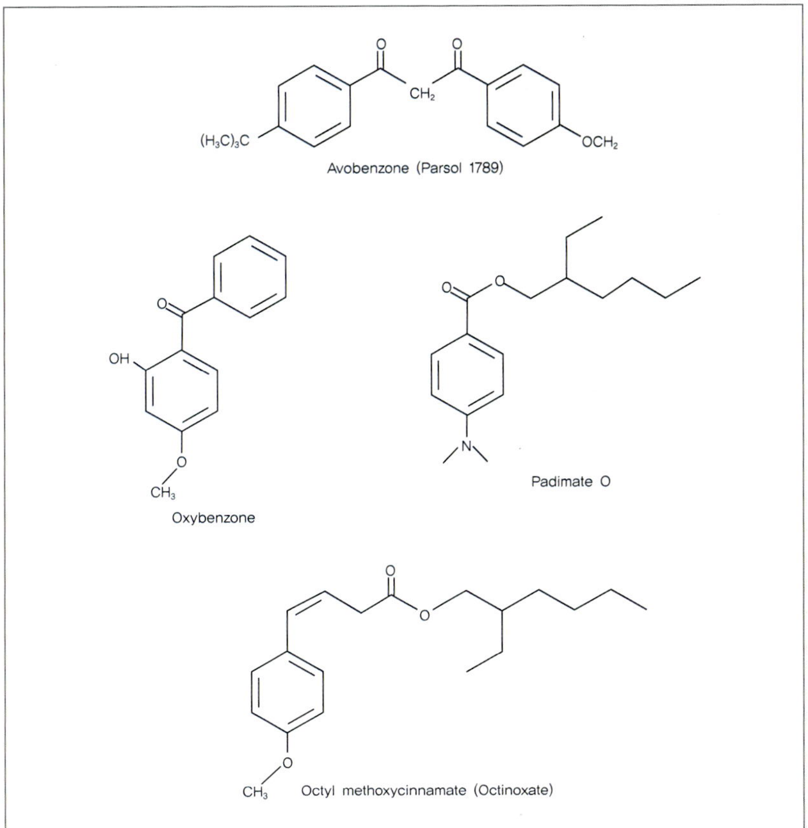

표 3-5. FDA가 승인한 성분

Organic sunscreens		Inorganic sunscreens
UVB filters	UVA filters	
p-Aminobenzoic acid (PABA) Padimate O (octyldimethyl PABA) Octyl salicylate (ethylhexyl salicylate) Homosalate Trolamine salicylate Cinoxate Octinoxate (octyl methoxycinnamate) Octocrylene Ensulizole (phenylbenzimidazole sulfonic acid)	Oxybenzone(benzophenone-3) Sulisobenzone (benzophenone-4) Dioxybenzone (benzophenone-8) Avobenzone (Parsol 1789) Meradimate (menthyl anthranilate)	Titanium dioxide Zinc oxide

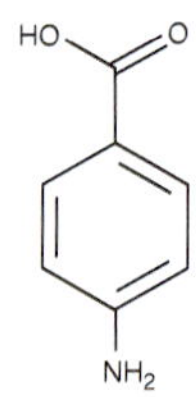

Para-aminobenzoic aicd

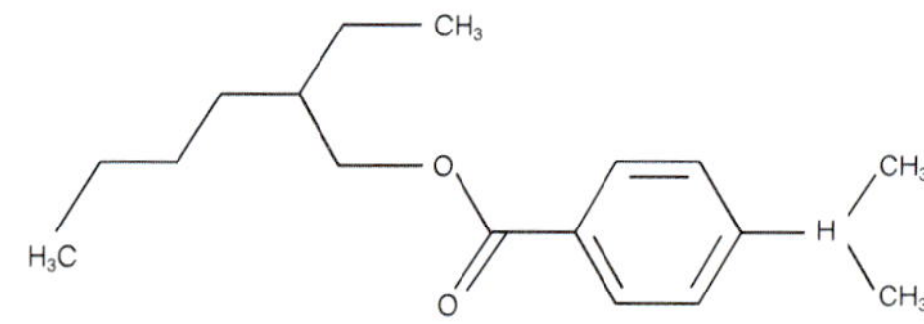

Octyl dimethyl-P-aminobenzoate

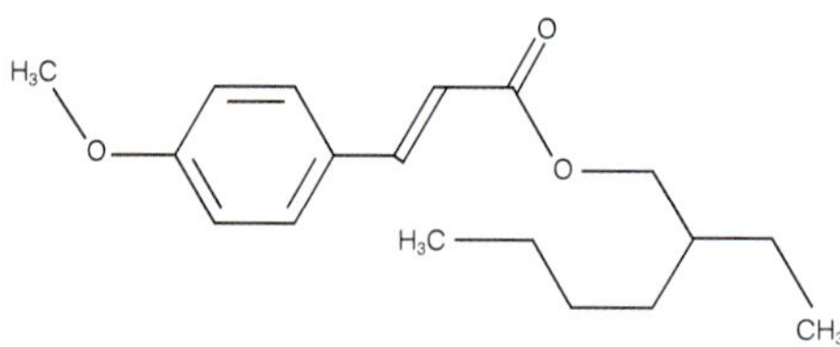

Ethylhexyl-p-methoxycinnamate

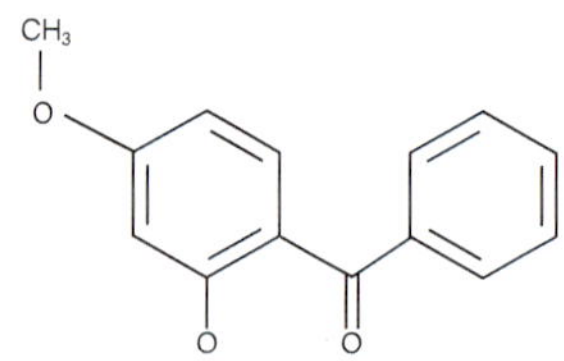

Benzophenone-3

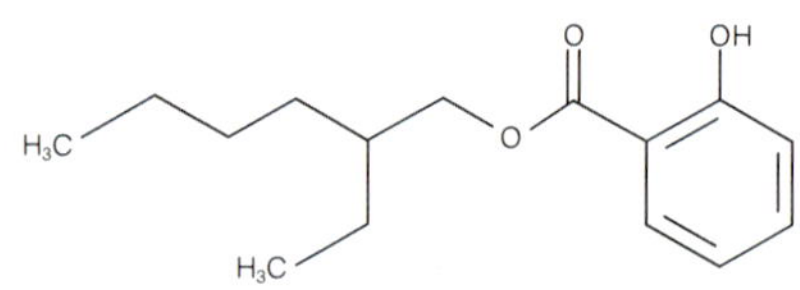

Octyl salicylate

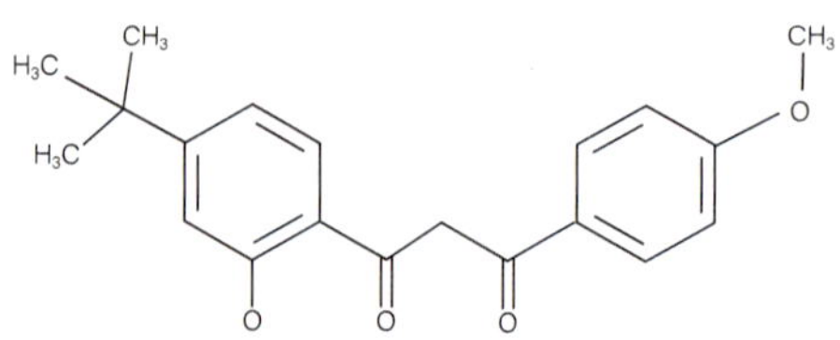

Butyl methoxydibenzolymethane

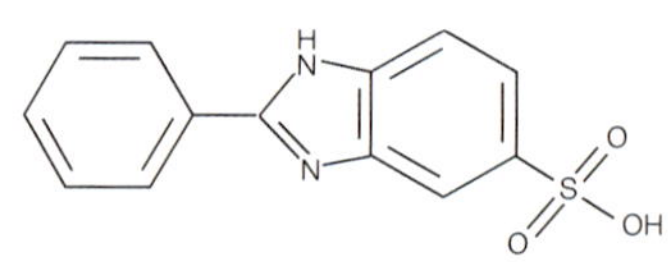

2-Phenylbenzimidazole-5-sulfonic acid

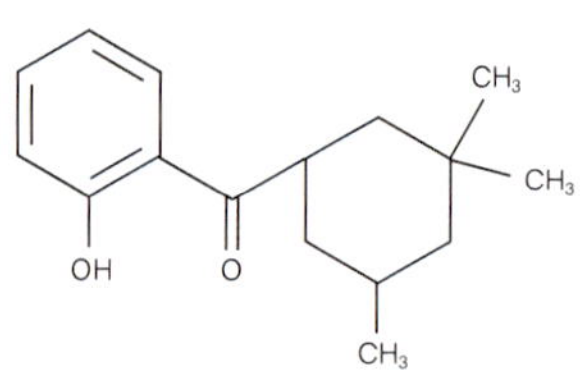

Homosalate

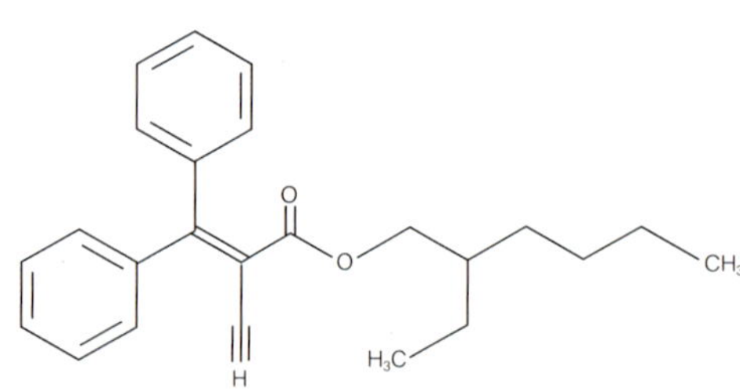

Octocrylene

표 3-6. FDA가 승인한 성분의 특성

Drug name (chemical or trade name)	Concentration	Peak absorption (λ nm)	UV action spectrum
Aminobenzoic acid (PABA)	Up to 15%	283	UVB
Avobenzone (butyl methoxybenzoylmethane, Parsol 1789)	Up to 3%	360	UVA I, UVA II, UVB
Cinoxate	Up to 3%	289	UVB
Dioxybenzone	Up to 3%	352	UVB, UVA II
Ecamsule (Mexoryl SX)*	Up to 10%	345	UVA I, UVA II
Ensulizole (phenylbenzimidazole sulfonic acid)	Up to 4%	310	UVB
Homosalate	Up to 15%	306	UVB
Meradimate (menthyl anthranilate)	Up to 5%	340	UVA II
Octocrylene	Up to 10%	303	UVB
Octinoxate (octyl methoxycinnamate)	Up to 7.5%	311	UVB
Octisalate (octyl salicylate)	Up to 5%	307	UVB
Oxybenzone (benzophenone-3)	Up to 6%	288, 325	UVB, UVA II
Padimate O (octylmethyl PABA)	Up to 8%	311	UVB
Sulisobenzone (benzophenone-4)	Up to 10%	366	UVB, UVA II
Titanium dioxide	Up to 25%		Physical
Trolamine salicylate	Up to 12%		UVB
Zinc oxide	Up to 25%		Physical

무기/물리적 차단제(자외선 산란제)

물리적으로 자외선을 산란시켜 차단한다. 티타늄 디옥사이드, 징크 옥사이드, 카오린, 탈크, 마그네슘 산화물, 칼라민, ichthammol 등이 있다. 자외선 A, B의 모든 영역을 차단하는 장점이 있다. 피부에 도포하면 자외선을 반사시키는 기능을 한다. 피부를 통하여 흡수되지 않으며 표면에 막을 형성한다. 그러므로 피부 자극이 거의 없으며, 사용량도 거의 제한이 없다. 자외선과 반응하여 변성이 일어나지 않으므로 차단 효과의 지속 시간이 길다. 단점은 백탁 현상에 의해 미용적으로 문제가 있으며(사용감이 무거움), 밀폐에 의한 모낭염, 여드름, 땀띠를 유발한다.

- 입자의 크기에 의해 광자가 피부를 통과하지 못하므로 반사 및 산란된다.
- Titanium dioxide, zinc oxide가 대표적인 성분이다.
- 장점: 광범위한 파장대의 자외선을 확실하게 차단하고 잘 씻겨나가지 않으며, 알레르기 반응이 거의 없다.
- 단점: 색조에 의한 미용적 문제(백탁 현상), 밀폐에 의한 땀띠, 모낭염이 유발된다.

워터 프루프 자외선차단제

자외선차단제의 효능 중에서 물이나 땀에 잘 씻기지 않는 성질, 즉 내수성은 매우 중요한 요소이다. 2005년 유럽 화장품 연합(Colipa)에서 처음으로 자외선차단제의 'water resistance'를 측정하는 기준을 제시하였다. 등 부위에 2 mg/㎠ 도포하고 15~30분간 건조시킨 후에 1차 SPF를 측정한다. 20분 동안 물에 담근 후 타월을 사용하지 않으면서 공기 중에서 15분간 방치한다. 이러한 침수-건조 과정을 두 번 시행한 이후에 2차 SPF 측정한다. 측정된 SPF 지수가 침수 전과 동일하거나 50% 이상 유지되면 water resistant로 간주한다. 동일한 환경에서 20분 침수를 4번 시행한 실험(80분)에서 동일한 결과를 나타내면 'extra water resistant'로 명명한다.

미국은 1999년부터 방수형 제품이 출시되었으며, 'water resistant' 혹은 'very water resistant'로 구분한다. 유럽과 동일한 실험 조건을 사용하지만 침수 전후에 동일한 SPF 지수를 유지할 경우에 인증하고 있다. 예전에는 'very water resistant' 대신에 'waterproof'란 용어를 사용하였으나 미국에서는 'waterproof'라고 표기하지 않는다. 제품에 표시된 SPF 수치는 유럽에서는 침수 전의 수치이지만, 미국은 침수 후에 측정한 수치이다.

한국의 식약청은 내수성 제품의 자외선 차단 효과를 과학적으로 검증하기 위해 내수성 자외선 차단 지수 측정 방법의 기준을 제정했다. 식약청은 내수성 시험법에 따라 내수성 제품과 지속 내수성 제품으로 구분하였다. 지속 내수성(waterproof)은 20분간 침수한 후에 20분의 자연 건조를 4회 반복한 다음에 측정한 자외선 차단 지수(SPF)의 수치가 본래 자외선 차단 지수값의 50% 이상이어야 한다. 내수성(resistance)은 물속에서 20분간 활동 후에 밖으로 나와 20분의 자연 건조를 2회 반복한 이후에 측정한 자외선 차단 지수값이 본래 자외선 차단 지수 값의 50% 이상일 때 표기할 수 있다. 이때 자연 건조되도록 하는 것이 중요하며 도포 부위에 타월 사용은 금한다. Water-resistant 40은 제품을 바르고 물 속에서 40분간 있어도 자외선 차단 효과가 유지된다는 의미이다.

표 3-7. Water resistance의 기준(Australia)

SPF after water immersion	Maximum water resistance claim
≥2, but <4	No water resistance claim allowed
≥4, but <8	40 min
≥8, but <15	80 min
≥15, but <20	2 h
≥20, but <25	3 h
≥25	4 h

워터프루프 제품의 주성분

일반적인 화장품은 '오일 인 워터'의 형태이며, 수분이 유분을 감싸고 있으므로 피부에 빠르고 효과적으로 흡수된다. 워터프루프 화장품은 '워터 인 오일' 즉 피부 표면에 유분막이 형성되므로 땀과 물에 잘 번지지 않는다. 마스카라, 자외선차단제, 아이라이너 등에 함유되는 오일의 성분은 매우 다양하다. 어떤 오일이 어떤 제품에 베이스로 사용되는지 파악하기 어렵다. 그러나 실리콘(일부 아크릴 성분)과 일반 오일 성분으로 나눌 수 있다. 실리콘은 사용감이 가벼운 제품에 주로 사용한다.

워터프루프 제품의 유통 기한

유통 기한은 일반 화장품과 유사하며 (3년이내), 개봉 후 1년 안에 사용해야 한다. 대표적인 워터프루프 제품(선 블록 크림, 베이스 메이크업 제품)은 개봉하지 않으면 유통 기한이 2, 3년이지만 1년이 지나면 중요한 성분이 산화하므로 자외선 차단 등의 기능을 제대로 발휘하지 못한다. 파우더와 파우더 파운데이션은 3년 동안 보관이 가능하지만, 개봉 후의 파우더는 1년 6개월 이내, 파우더 파운데이션은 1년 이내에 사용해야 한다. 마스카라는 개봉 후 3개월~ 최대 6개월 이내에 사용해야 한다. 딱딱하게 굳거나 덩어리지는 현상을 방지할 수 있다.

워터프루프 제품과 피부

제품 자체에 자극적인 성분이 함유되어 있지 않으나, 유성 성분에 알레르기 반응을 보이는 민감성 피부나 심한 지성 피부는 여드름을 일시적으로 악화할 수 있다. 사용을 자제하는 것이 도움이 될 수 있다. 워터프루프 제품에 의한 피부 문제는 자극적인 성분 때문이 아니라 피부에 잔여물이 남아 모공을 폐쇄하기 때문이다. 어떤 메이크업 제품도 모공을 막으면 트러블을 일으키므로 워터프루프 제품이라고 해서 특별히 문제가 되지 않는다. 기름 성분을 깨끗하게 제거하는 클렌징 제품의 선택이 중요하다. 최근에는 메이크업이 들뜨지 않게 하고 지속력을 높이기 위해 실리콘 성분을 사용한다. 그러므로 실리콘 성분을 제거하는 클렌저를 사용해야 한다.

워터프루프 제품의 제거 방법

클렌징의 시행 유무가 관건이다. 전용 리무버를 사용하라! 또는 오일 베이스의 클렌징 제품을 이용하여 피부에 유분기가 남지 않도록 해야 한다. 이중 세안은 필수적이다. 오일 베이스의 클렌저로 유분기를 닦아 낸 후에 폼 클렌저를 이용하라! 피부 자극을 최대한 줄이면서 깨끗하게 제거해야 한다. 오일 성분이 많으므로 찬물을 이용하는 습관은 피하라. 마스카라는 잘 닦이지 않는다고 무리한 방법으로 닦아 내지 말고, 화장솜에 리무버를 충분히 적셔라! 눈 위에 얹어 두었다가 닦아 낸다. 면봉을 이용하거나 토너를 이용하여 한 번 더 닦아 내면 잔존물이 남지 않는다.

나노 물질의 안전성

나노 물질(직경 100 nm 이하)은 전자 제품부터 음식에 이르기까지 광범위하게 사용되고 있다. 전통적인 zinc oxide와 titanium dioxide의 단점을 감소시키기 위해 나노 물질이 개발되었다. 나노 물질이 되면 가시광선의 반사가 최소화되며, 우수한 차단 효과가 있다.

1999년 FDA가 나노 물질의 자외선 차단제 사용을 허가한 이후에 안전성에 대하여 두 가지의 논란이 제기되었다. 첫째, 피부 속으로의 흡수, 둘째는 독성 문제이다. 1997년 titanium dioxide을 이용하여 plasmid DNA를 자외선으로 처리한 결과에 의하면 hydroxyl radical이 생성되었다. 나노 물질의 zinc oxide와 titanium dioxide는 자외선에 의해 반응산소종(reactive oxygen species, ROS)이 생성되었고, DNA에 손상을 준다는 연구 결과가 발표되었다. 현재까지의 증거에 의하면 나노 물질이 DNA에 문제를 일으킨다는 사실은 증명되었다. 그러나 인체에서는 피부로 흡수되어야 한다. 다양한 연구를 통하여 나노 물질은 각질층을 통과하지 못한다는 사실이 밝혀졌다. 그러므로 나노 크기의 차단제를 포함한 화장품은 안전하다고 생각한다. 그러나 일광화상 등의 손상을 받은 피부나 장기간 자외선에 노출되면 나노 물질이 각질층을 통과할 가능성이 있다. 물리적 차단 성분은 피부에 흡수되지 않고 표면에 단순한 막을 형성하므로 화학적 흡수제에 비하여 안전하다고 알려져 있었다. 그러나 나노 입자는 피부에서 일정한 깊이까지 흡수되므로 나노 입자에 의해 피부 속에서 산란된 자외선이 주변 피부에 손상을 줄 수 있다. 또한 일부는 전신 흡수도 가능하기 때문에 위험하다는 지적도 있으나 논란의 여지가 있다.

자외선 차단 기능을 강화하는 보충제

활성 물질

비타민 C, 비타민 E, 페룰린산을 혼합한 항산화 크림은 피부를 자외선으로부터 보호하고 피부 세포의 변이를 억제하는 효과가 있다. 자외선은 활성 산소를 유발하므로 피부를 손상시킨다. 항산화 물질은 자외선에 의해 유발된 유전자 손상, 즉 피리미딘 이합체의 생성을 차단하므로 피부 손상을 막는다.

자외선에 의해 DNA가 손상되는 광화학 과정에 작용하는 다양한 활성 물질이 화장품에 활용되고 있다. 흔히 사용되고 있는 활성 물질은 비타민과 폴리페놀 등의 항산화제이다. 항산화 비타민 중에서 수용성 비타민 C, 지용성 비타민 E가 가장 많이 사용된다. 자연 폴리 페놀류, 즉 flavonoids, procyanidins 등은 음식물에도 많이 함유되어 있다. 최근에는 green tea polyphenol이나 resveratrol 같은 polyphenol이나 carotenoid, flavonoid, ferrulic acid, caffeic acid 등의 사용이 증가하고 있다. 그외 삼투압제(osmolytes: taurine 13, ectoine 14), DNA repair enzymes 7,8(photolyase, T4 endonuclease V), Coenzyme Q 등이 자외선 차단용 화장품의 성분으로 이용되고 있다.

광분해 억제제

화학적 흡수제는 광분해에 의해 자외선 차단 효과가 시간이 지날수록 감소하고 피부에 자극을 유발한다. 다양한 공법에 의해 자외선 흡수제의 광분해를 억제하고 안정화하는 기술이 개발되고 있다. Iron chelator, 비타민 C, E와 같은 활성 물질을 첨가하면 자외선 흡수제의 효과를 안정 또는 증가시킨다. Parsol 1789의 광분해를 감소시키는 Mexoryl SX와 같은 새로운 성분을 첨가하는 공법(로레알, 클리니크 등)도 등장하였다. 최근에 "all-day long" 효과를 표방하는 제품이 출시되고 있다.

자외선 차단용 화장품

자외선 차단용 화장품은 화장품 법에 의하면 "화장품 중에서 피부를 곱게 태워주거나 자외선으로부터 피부를 보호하는데 도움을 주는 제품"이라고 정의하고 있다. 자외선을 차단 또는 산란시키므로 피부를 곱게 태우거나 자외선으로부터 보호하는 기능이 있다.

SPF 또는 SPF와 PA가 병기된 자외선 차단 화장품이 시판되고 있다. "SPF"는 주로 자외선 B의 차단 효과를 나타내고, "PA"는 자외선 A의 차단 효과를 나타낸다. 그러므로 사용 목적에 따라 제품을 선택해야 한다. 자외선 차단 화장품은 사용 목적에 따라 4가지로 구분한다.

동 · 서양의 차이

자외선차단제의 개념

	동양인	서양인
목적	기미, 주근깨 예방	피부 건강, 자외선 차단
피부 톤	화사하고 균일한 피부 톤	그을린 피부톤(일광욕, 셀프 태닝)
제품	메이크업(SPF 기능이 있는 파운데이션 등)	항노화(SPF 기능이 있는 보습제)

미의식

동양인	서양인
희고 맑은 피부 선호	구리빛 피부 선호
자외선 차단제 · 메이크업 제품으로 분류 · 높은 SPF 지수 선호 · 색소 침착 방지용(미백) 제품 선호	자외선 차단제 · 화장품 영역을 넘어선 필수품 · 피부암 발생 억제 제품 선호

사용 목적

일소 방지

햇볕에 타는 현상을 방지하기 위해 사용하므로 썬탠과 일광화상을 예방하는 제품을 선택해야 한다. 피부 유형, 환경 인자 등을 고려하여 자외선 A, B를 차단하는 제품을 선택해야 한다.

썬탠

일광화상을 일으키지 않으면서 갈색 피부로 만드는 목적으로 사용한다. 일광화상을 억제하기 위하여 자외선 B를 차단하지만 자외선 A 차단 효과가 거의 없는 제품을 선택하여 썬탠을 시행해야 한다.

일상 생활용

일상 생활에서 자외선 차단을 목적으로 사용한다. 실내에서 창문을 통과한 자외선 노출, 출/퇴근, 등/하교, 야외 활동, 취미 활동의 일상 생활에서 자외선(A, B)의 차단이 중요하다.

광과민성 환자

광과민성 환자는 피부과 의사와 상담한 이후에 사용해야 한다. 원인이 되는 광선의 파장은 질환에 따라 다르기 때문에 의사의 진단에 따라 제품을 선택해야 한다.

안전성

공정서에 수록되어 있지 않고, 국내에서 최초로 사용되는 원료는 독성 시험 자료를 제출하여 안전성 심사를 받아야 한다. 자외선 차단 화장품으로서 SPF가 표시된 국내의 제품은 안전하다. 화장품은 국소적인 이상 반응을 나타낼 수 있으며, 개인적인 피부 특성에 따라 반응 정도에 차이가 있다. 그러나 이상 반응은 소비자에게 거의 발생하지 않고, 특정한 사람에게 발생하므로 반응이 심각하지 않은 경우가 대부분이다.

> 화장품 법에 의하면 "화장품은 인체를 청결, 미화하여 매력을 더하고 용모를 밝게 변화시키거나 피부, 모발의 건강을 유지 또는 증진하기 위하여 인체에 사용되는 물품으로서 인체에 대한 작용이 경미한 것을 말한다. 다만, 약사법상 의약품에 해당하는 물품은 제외한다." 라고 정의하고 있다.

안전성 시험

화장품에 사용되는 원료는 독성 시험에 의해 안전성이 입증되어야 하며, 시험 방법 등은 식품 의약품 안전청 고시에 기록되어 있다. 안전성 평가를 위한 시험은 하기의 시험 방법을 시행해야 한다. 단회 투여 독성 시험 자료, 1차 피부 자극 시험 자료, 안점막 자극 및 기타 점막 자극 시험 자료, 피부 감작성 시험 자료, 광독성 시험 자료, 광감작성 시험 자료, 인체 사용 시험(인체 누적 첩포시험) 자료, 기타(유전독성, 발암성 등)의 필요한 독성 시험 자료를 근거로 자외선차단제 및 자외선 차단 화장품의 안전성을 심사한다. 시험 항목의 종류 및 자세한 시험 방법은 '기능성 화장품 등의 심사에 관한 규정' 에 명시되어 있다.

광독성, 광감작성 시험

광독성(phototoxicity)은 특정한 물질이 자외선 또는 가시광선에 노출되면 발생하는 급성 반응이다. 광과민성(photosensitivity)은 획득 면역 반응의 일종으로서 특정한 물질에 노출된 1-2주 후에 나타나는 반응이다. 주로 광선(특히 자외선)을 흡수하는 물질에 의해 유발된다.

자외선 차단 화장품의 사용후에 얼굴이 붉게 변하는 이상 반응이 발생하면 광독성 및 광감작성을 의심해야 한다. 이러한 반응은 국소 반응뿐만 아니라 전신 반응으로 나타난다. 항생제(테트라사이클린계), 진균제 등의 의약품을 복용하면 상기 반응이 일어나므로 광선 노출을 피해야 한다.

독성 반응은 물질 자체에 의해 이상 반응이 나타나지 않으나 일광 노출에 의해 광생성물(photoproduct)이 생기거나 광역동학적 반응에 의해 유발된다.

이상 반응

화장품의 안전성에 관한 정보를 신속하고 정확하게 수집, 분석 및 평가하여 안전 대책을 강구해야 한다. 국민 보건의 위험을 방지할 목적으로 「의약품 등 안전성 정보 관리 규정」을 제정하여 운영하고 있다. 화장품 이상 반응에 관한 보고서(사용자, 화장품, 이상 반응 내용, 경과 및 조치, 참고 의견, 통보 기관 등)를 제출해야 한다.

이상 반응의 특징 화장품에 의한 인체 반응은 경미하다. 이상 반응은 사용자의 피부에 맞지 않거나 사용상의 주의 사항을 준수하지 않으면 발생한다. 그러므로 사용을 중단하면 소실된다. 의약품에 의한 부작용에 비해 심각하지 않다. 그러나 다양한 병변(발진, 각질화, 여드름 악화, 피부 탈색, 붉은 반점 등)이 유발된다.

소비자의 인식 대부분의 소비자는 화장품의 이상 반응을 자신의 피부 또는 체질과 연관시킨다. 그러므로 회사 또는 소비자 단체 등을 통한 보상에 소극적이다. 화장품 제조업자(수입자)는 새로운 이상 반응이 발생하면 보고할 의무가 있으나, 소비자 피해 보상 등을 자체적으로 처리하고 있다. 안전성 및 품질 개선에 반영되지 않는 사례가 있으므로 적극적인 소비자 보고가 요구되고 있다.

모니터링 체계 부작용은 소비자가 식약청(의약품 관리과) 또는 관할 지방청에 보고하거나, 유관 협회(한국 화장품 공업 협회, 한국 화장품 공업 협동조합, 대한 미용사회 중앙회 등)에 신고할 수 있다. 부작용의 내용에 따라 성분 분석 및 위해성 조사 등의 평가를 실시하여 허가 또는 판매 제한, 수거, 폐기, 사용상의 주의 사항 변경 등의 안전 대책을 강구하고 있다. 결과를 당사자 및 일반 소비자에게 통보하고 있다.

정보 제공자의 보호 및 포상 정보 보고자에게 불이익을 줄 수 있는 사항은 공표를 금지하고 있다. 보고 실적이 많은 단체 또는 개인에게 포상하고 있다.

주의점

화장품 사용에 따른 주의점은 일반적인 공통 사항과 유형에 따른 추가 사항으로 구분한다(화장품법 시행 규칙 참고). 자외선 차단 화장품은 제품의 유형에 따른 공통 사항 및 부작용을 표시하며, 자외선차단 효과의 측정 방법을 기재해야 한다. 소비자는 구입 또는 사용하기 전에 포장 또는 설명서에 표시된 추가 사항을 읽고 사용하면 부작용을 감소시킬 수 있다.

〈생활속의 자외선, 장성재, 최상숙, 김영옥, 2002년, 화장품 신문, P47~52〉

	주의점
공통 사항	1. 화장품을 사용하여 하기의 이상이 발생하면 사용을 중지해야 한다. 계속 사용하면 증상을 악화시키므로 피부과 전문의와 상담해야 한다. · 사용 중에 붉은 반점, 부종, 가려움증, 자극 등의 이상이 있는 경우 · 직사 광선에 의하여 상기의 이상이 도포한 부위에 나타날 경우 2. 상처가 있는 부위, 습진 및 피부염 등의 이상이 있는 부위는 사용을 금지한다. 3. 보관 및 취급 상의 주의 사항 · 사용 후에는 반드시 마개를 막을것 · 유·소아의 손이 닿지 아니하는 곳에 보관할 것 · 고온~저온의 장소 및 직사 광선이 닿는 곳에는 보관하지 말 것
추가 사항	1. 인체 시험에 의한 부작용은 의사가 보고한 사항을 참조해야 한다. 2. SPF 측정 방법을 표시해야 한다.

다기능 자외선차단제 시대

자외선 차단만 강조하는 시대는 지나갔다. 메이크업 베이스 기능뿐만 아니라 색조 화장의 밀착력을 높이는 기술 및 태양으로부터 피부를 보호하는 기능성 자외선차단제가 개발되고 있다. 자외선 차단 외에 메이크업 기능, 피부 보호 및 사용감을 향상시킨 기능성 제품이 시판되고 있다. 자외선차단제 시장이 급성장하면서 기능성을 넘어선 새로운 형태의 차별성을 부각시킨 제품이 각광을 받고 있다. 기존의 로션 대신에 메이크업 위에 수시로 덧바를 수 있는 제품이 다양하게 개발되었다. 트윈케이크 파우더, 스프레이, 스틱 형태의 제품이 판매되고 있다·

- 자외선 차단 기능 강화: 유/무기 자외선차단제를 적절하게 배합한 제품은 자외선 A 와 B를 동시에 흡수하고 차단시키므로 외부 환경에 의한 피부 손상을 방지하고 깨끗한 피부를 유지시킨다.
- 언더 메이크업 기능 : 원형 PMMA 파우더는 색조 화장의 밀착성과 지속성을 높이는 메이크업 베이스 기능이 특징이다. 원형 파우더에 의해 빛이 산란되므로 주름이 감추어지는 효과에 의해 산뜻하고 자연스러운 느낌을 제공한다.
- 피부 보호 효과 : 자외선 차단 뿐 아니라 자외선에 의해 손상된 피부를 보호한다. 펩타이드 성분은 자외선의 자극에 대해 피부를 보호하며, 손상된 피부를 복구시킨다. 천연 식물성 추출물은 자외선에 의한 피부 자극을 완화하고 진정시킨다.
- 피부를 매끄럽고 촉촉하게 유지 : 히알루론산 등의 보습 성분이 피부에 지속적으로 수분을 공급하므로 피부의 끈적임이 없으면서 부드럽고 촉촉하게 유지시킨다.

자외선차단제의 조건

이상적인 자외선차단제는 자외선 차단 효과가 우수하고, 자외선 B 뿐만 아니라 자외선 A까지 광범위하게 차단해야 한다. 또한 화학적으로 안정성이 있어야 한다. 즉 자외선이나 열에 변성되지 않아야 하며, 미용적으로 느낌이 좋아야 한다. 뿐만 아니라 옷이나 피부를 착색시키지 않고, 피부와 눈에 자극이 없으며, 부작용이 적고, 물이나 땀에 대한 내수성이 높아야 한다.

자외선차단제의 부작용은 알레르기성 접촉 피부염, 광독성 및 광알레르기성 접촉 피부염, 원발성 접촉 피부염, 여드름 등이 있다. 이러한 부작용이 반복해서 발생하면 소비자는 자외선차단제를 사용하지 않아야 한다. 그러므로 차단제 성분이 다르거나, 타 기제를 포함한 새로운 자외선차단제를 사용해야 한다. 피부과 의사와 상담이 필요하며, 첩포 검사와 광첩포 검사를 시행한 이후에 적절한 자외선차단제를 선택해야 한다.

부작용

자극 증상(stinging, burning)이 가장 흔하다. 알레르기성 접촉 피부염은 자외선차단제의 PABA, oxybenzone에 의해 유발된다. 그외에 avobenzone, padimate O, octinoxate 등의 성분도 관여한다. 확진은 광첩포 검사, 유발 검사(challenge test)를 시행해야 한다. 그외에 미용적인 문제(여드름 등)이 생길 수 있다. 자외선차단제에 의한 비타민 D 대사 장애에 대한 문제는 논란이 있다. 노인, 검은 피부, 비만, 광과민성 질환, 실내 거주자, 정기적으로 자외선차단제나 광보호 의복을 사용하는 사람은 비타민 D를 복용할 필요성이 제시되고 있다(1장 Sunday 참조).

호르몬 변화(estrogenicity)에 대한 문제도 논란이 있다. Padimate O, octinoxate, oxybenzone, homosalate는 유방암 세포주, 즉 MC7 세포의 증식을 촉진시킨다는 보고가 있다. 또한 octinoxate, oxybenzone은 쥐의 자궁 무게를 증가시킨다는 결과가 제시되었다. 그러나 호르몬 양에 변화가 없다는 보고가 있다.

부작용

▪ Subjective irritation–stinging, burning, itching
▪ Contact urticaria–immunologic, non–immunologic
▪ Irritant contact dermatitis
▪ Allergic contact dermatitis
▪ Photosensitivity
▪ Acnegenicity(induce or exacerbate acne)
    Comedogenicity
    Folliculitis
▪ Exacerbation of pre–existing acne

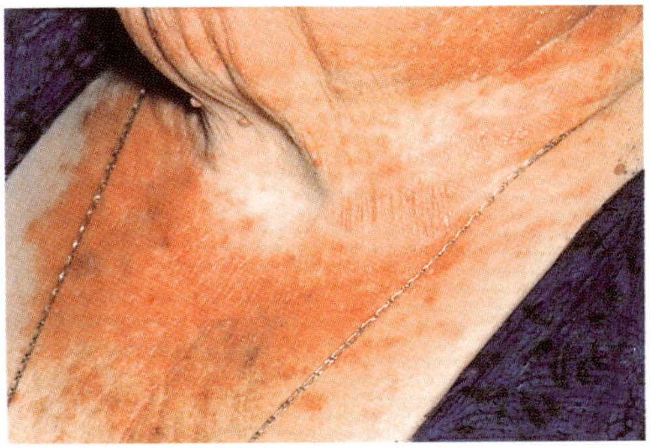

그림 3-7. Oxybenzone에 의한 광알레르기성 반응

백탁 현상

자외선차단제를 바르면 하얗게 들뜨는 백탁 현상이 유발된다. 이유는 물리적 자외선 차단 성분 때문이다. 물리적 자외선차단제의 징크 옥사이드, 티타늄

디옥사이드에 기인한다. 이러한 성분이 피부에 잔존하므로 자외선을 반사시키기 때문이다. 따라서 백탁 현상이 무조건 나쁘다고 간주할 수 없다. 제품의 이상을 의미하지 않으며, 정상적인 현상이다.

백탁 현상의 장, 단점

SPF 수치와 무관하면서 백탁 현상이 나타나는 차단제는 백탁 현상이 없는 차단제보다 효과가 높다. 백탁 현상이 없는 화학적 차단 성분이 포함된 차단제는 자외선을 분자 속에 잡아두는 방식으로 자외선을 차단한다. 피부로 스며드는 화학적 성분은 바르기 쉽고 도포에 의해 표시가 나지 않는 장점이 있다. 그러나 시간이 지날수록 피부 속에서 다양한 화학적 과정을 거쳐 쉽게 분해되는 단점이 있다. 화학적 차단 성분은 비교적 입자가 작고 고우며 바르는 즉시 피부에 흡수된다. 그러나 물리적 차단제는 입자가 굵어 잘 흡수되지 않고 피부 표면에 남아 자외선을 반사시킨다. 일반적인 제품은 두 가지 성분이 혼합되어 있다. 화학적 차단 성분은 빨리 스며들기 때문에 아무것도 바르지 않은 것처럼 보이지만, 자외선 차단 효과가 낮고 피부 문제를 일으킬 가능성은 높다. 그러나 물리적 차단 성분은 외견상 좋지 않으나 자외선 차단 효과는 우수하고 피부에 문제를 일으킬 가능성은 낮다. 백탁 현상은 자외선차단제의 도포 부위와 비도포 부위를 구별할수 있으므로 골고루 도포할 수 있다(장점!). 최신의 제품은 물리적 차단제와 흡수제가 모두 함유되어 있다. 대부분의 제품은 물리적 차단 성분을 많이 함유하고 있으므로 어느 정도의 백탁 현상이 있다. 일반적으로 물리적 성분의 함량이 높을수록 백탁 현상이 흔하다. 동일한 SPF 지수의 제품도 백탁 현상이 많은 제품이 피부에 안전하고 효과가 장시간 지속된다. 최근에는 화학적 차단 성분 대신에 자극이 적은 식물성 원료로 대체하고, 물리적

표 3-8. 미국에서 사용하는 성분/농도

성분	최고 농도(%)
Aminobenzoic acid	15
Avobenzone	3
Cinoxate	3
Dioxybenzone	3
Homosalate	15
Meradimate	5
Octocrylene	10
Octinoxate	7.5
Octisalate	5
Oxybenzone	6
Padimate O	8
Ensulizole	4
Sulisobenzone	10
Titanium dioxide	25
Trolamine salicylate	12
Zinc oxide	25

차단제의 입자를 최소화시키는 나노 기술을 이용하여 차단 지수는 높으면서 백탁 현상과 끈적임이 적은 제품이 판매되고 있다. 제품 설명서나 광고 등에서 특허 기술이나 천연 식물성 신소재의 성분 사용 유무 등을 반드시 확인하라!

국가별 자외선차단제 성분

미국과 캐나다는 자외선차단제를 약품으로 규정하고 있으나 EU, 뉴질랜드, 중국, 일본, 인도 등은 화장품, 한국은 기능성 화장품으로 분류하고 있다.

국내에서 허가 받은 차단제의 성분은 28 종류이지만, 미국의 FDA는 16 가지의 성분을 인정하고 있다. 1999년 이후에 추가된 성분은 없다. 한국에서 차단제의 성분이 증가한 이유는 두 가지이다. 첫째, 허가가 비교적 수월하기 때문이다. 둘째, 미국에서는 부작용 때문에 사용이 중지된 성분(glyceryl PABA, digalloyl trioleate)을 아직도 허가하고 있다.

표 3-9. 국가별 기준

	Class	Mandatory efficacy test for UVA	Mandatory efficacy test for SPF	Maximum SPF
USA	Drugs	Unresolved, with newly proposed UVA test method	Yes Monograph	30+, with proposed increase to +50
EU	Cosmetics	Unresolved	Yes Colipa	30+
Canada	Drugs or NHP	Unresolved	Yes Monograph	30+
Australia	Therapeutic or Exempt	Yes	Australia/New Zealand Standard AS/NZS 2604:1998 Not mandatory but encouraged	No limit specified
China	Cosmetics	Yes	MOH TM, equivalent methods(EU, United States, Australia) acceptable ; testing lab shall be GLP certified by a recognized regulatory body	30+ (Hong Kong has so specified limit)
India	Cosmetics	No	No	Not specified
Japan	Cosmetics of quasi-drug	Yes JCIA measurement standards for UVA protection efficacy (1995) JHPIA	Yes Standard sun protection factor test method (2003 revised version) JHPIA	50+
Korea	Functional cosmetics	Yes Korean measurement standrds for UV protection efficacy (KMSUV) and JCIA are acceptable	Yes Korean measurement standrds for UV protection efficacy (KMSUV) and JCIA are acceptable for import	50+
South Africa	Cosmetics	Unresolved	Yes	30+
ASEAN	Cosmetics	Unresolved	Yes	30+
MERCUSOR	Cosmetics	Unresolved	Yes	30+

표 3-10. 한국

성분(INCI or other name)	최대 농도(%)
PABA	5
3,3,5-trimethylcyclohexyl 2-hydroxybenzoate homomenthyl salicylate	10
Benzophenone-3	5
Ensulizole	4
Terephthalylidene dicamphor sulfonic acid	10 (expressed as acid)
Butyl methoxydibenzoylmethane	5
Octocrylene	10
Ethylhexyl methoxycinnamate	7.5
Isoamyl p-methoxycinnamate	10
Octyl triazone ethylhexyl triazone	5
Drometrizole trisiloxane	15
Diethylhexyl butamido triazone	10
4-Methylbenzylidene camphor	5
Octyl salicylate	5
Padimate O	8
Sulizobenzone 2-hydroxy-4-methoxybenzophenone-5-sulfonic acid and its Trihydrate	5
Benzophenone-4	5
Disodium phenyl dibenzimidazole tetrasulfonate	10 (of acid)
Bis-ethylhexyloxyphenol methoxyphenyl triazine	10
Polysilicone-15	10
Titanium dioxide	25
Cinoxate	5
Benzophenone-8	3
Menthyl anthranilate	5
Zinc oxide	25
Digalloyl trioleate	5
Glyceryl PABA	3
Drometrizole	7

Abbreviation : INCI, International Nomenclature of Cosmetic Ingredient.

표 3-11. EU

성분(INCI or other name)	최대 농도(%)
Benzophenone-3	10
Benzophenone-4	5 (of acid)
Benzophenone-5	5 (of acid)
3-Benzylidene camphor	2
Benzylidene camphor sulfonic aicd	6 (expressed as acid)
Bis-ethylhexyloxyphenol methoxyphenyl triazine	10
Butyl methoxydibenzoylmethane	5
Camphor benzalkonium methosulfate	6
Diethylamino hydroxy benzoyl hexyl benzoate	10
Biethylhexyl butamido triazone	10
Disodium phenyl dibenzylmidazole tetrasulfonate	10 (of acid)
Drometrizole trisiloxane	15
Ethylhexyl dimethyl PABA	8
Ethylhexyl Methoxycinnamate	10
Ethylhexyl salicylate	5
Ethylhexyl triazone	5
Homosalate	10
Isoamyl p-methoxycinnamate	10
4-Methylbenzylidene camphor	4
Methylene bis-benzotriazolyl tetramethylbutylphenol	10
Octocrylene	10 (expressed as acid)
PABA	5
PEG-25 PABA	10
Phenylbenzimidazole sulfonic acid	8 (expressed as acid)
Polyacrylamido methylbenzylidene camphor	6
Polysilicone-15	10
Terephthalylidene dicamphor sulfonic acid	10 (expressed as acid)
Titanium dioxide	25

Abbreviation : INCI, International Nomenclature of Cosmetic Ingredient.

자외선차단제의 제형

자외선 차단용 제품의 제형 선택은 간단하지 않다. 피부 유형, 피부 색조, 피부 질환(광과민성 피부)의 유무, 자외선 차단 성분에 대한 알레르기 경향, 기제에 대한 선호도 등에 따라 달라진다. 자외선차단제에 의한 알레르기는 PABA, PABA ester, benzophenone, cinnamate 등에 의해 유발된다. SPF는 자외선차단용 화장품의 선택에 중요한 요소가 된다. 개인 또는 인종별로 피부의 색이 다르므로 자외선차단용 화장품의 선택은 SPF와 PA에 따라 차이가 있다. 동일한 SPF 수치가 표시된 제품도 국가별로 측정법이 다르므로 차단 효과의 차이가 있다. 계절, 시간, 장소에 따라 자외선 A, B의 강도가 달라지므로 이러한 점도 자외선차단용 화장품의 선택 사항이다. 미국의 FDA에 의하면 SPF 30은 어느 정도 안전성을 유지하며 자외선을 충분히 차단할 수 있다고 발표하였다. SPF와 자외선 차단 정도는 비례하지 않는다. SPF 30은 태양 광선의 96.7%, SPF 50은 98%가 차단된다. 높은 SPF 제품은 자외선차단 효과를 증가시킨다는 유용성보다 인체 피부에 대한 유해성이 더 크므로 반드시 높은 수치가 좋다고 평가할 수 없다. SPF 50 이상은 일반 화장품과 달리 부작용이 발생할 가능성이 높다. 자외선은 피부에 침투하여 자유 라디칼과 활성 산소를 발생시켜 문제를 야기시키므로 피부는 항산화 방어 기전을 이용하여 대응한다. 자외선 차단 화장품은 자외선차단제와 함께 활성산소 제거제가 배합된 제품이 좋다. 항산화제는 주로 알파-토코페롤, 카로티노이드, 플라보노이드류가 이용되며, 자외선 A보다 자외선 B에 의해 항산화제가 더 많이 감소된다. 이는 자외선에 의한 활성산소의 발생이 자외선 B 영역에서 많으며, 자외선에 의해 비효소적인 항산화제의 소비를 촉진하여 활성 산소의 생성을 유발한다. 제형적 측면에서 W/O 유화 제품에 비해 O/W 유화 제품은 열에 의한 손상을 억제하는데 효과가 상대적으로 높지만 내수성은 낮다. 이런 문제를 해결하기 위해 고분자의 피막 성분이 사용된다. 대표적인 성분은 PVP/eicosene copolymer, aluminium starch octenyl succinate, polyquaternium-10, acrylates/t-octylpropeneamide copolymer, polyethylene 등의 소재가 이용된다. 피막 형성제는 피부에 피막을 만들어 자외선차단 효과 및 내수성을 높이는 장점이 있지만, 사용감이 무겁다는 단점이 있다.

피부 유형, 사용 부위에 따라 제품을 선택

- Lotions, creams
  oil-in-water 또는 water-in oil emulsions의 형태. 가장 흔히 쓰이는 기제.
- Gels
  여드름 환자나 유분이 많은 피부에 유용함. 털이 있는 부위(두피, 가슴)에 사용.
- Sticks
  국소 부위에 사용(입술, 눈 주위, 코 등).
- Sprays
  사용이 편리하지만 충분한 양을 도포하지 못함. 고르게 도포할 수 없음.

제형별 제품 선택과 활용법

크림, 겔, 로션, 밤, 스틱, 스프레이, 파우더 형태 등의 다양한 제형의 제품이 시판되고 있다. 크림과 로션 타입이 흔히 사용된다. 크림 타입은 흡수력과 사용감이 좋으며 지속력과 차단 지수가 높다. 로션 타입은 흡수력, 밀착감이 좋지만 크림에 비해 얇게 도포되므로 차단력이 감소한다. 겔 타입은 끈적임이 있지만 물에 강하므로 워터프루프 제품에 많이 활용된다. 선밤 또는 선스틱은 눈가, 입가, 볼 등에 부분적으로 바르거나 덧바를 때에 사용한다. 스프레이, 파우더 타입은 바르거나 뿌리는 과정에서 공기 중으로 산란되는 양이 많고 피부에 고르게 도포할 수 없으며, 흡수가 어려우므로 차단 효과가 낮다. 또한 다른 제형보다 자주 덧발라야 하므로 수정 메이크업에 활용된다. 수년 전부터 자외선 차단 기능을 함유한 메이크업 베이스, 크림, 파운데이션, 팩트, 파우더 등의 복합 제품을 사용하는 경향이 있다. 자외선차단제를 따로 바르지 않고 SPF 30 겸용 비비 크림만 사용하여도 효과가 충분할까? 복합 제품은 색조 화장품의 주 성분에 자외선 차단 성분을 부가적으로 첨가하였고, 자외선 차단 지수의 평가 기준은 일반적인 자외선차단제와 동일하다. 따라서 동일한 SPF의 자외선차단제와 비비크림을 동량 사용하면 동일한 차단 효과를 기대 할 수 있다. 그러나 실 생활에서 색조 화장품은 자외선차단제보다 훨씬 적은 양을 바르게 되므로 자외선차단 효과가 훨씬 낮다. 따라서 충분한 차단 효과를 얻으려면 색조 화장 전 단계에서 자외선차단제를 추가로 사용해야 한다. 최근에는 기초 화장품, 즉 스킨, 로션, 크림에 자외선 차단 기능이 있는 제품이 출시되고 있다. 그러나 겸용 제품의 자외선 차단 지수만 믿고 자외선 차단 기능이 있는 한가지의 기초 제품을 사용하면 자외선차단 효과를 기대하기 어렵다. 기초~색조 화장품의 다양한 단계에서 자외선 차단 성분이 포함된 제품을 사용할 경우에 주의가 필요하다. 왜냐하면 화장하는 단계에 따라 피부에 덧바르는 자외선 차단 성분이 증가하므로 피부의 자극이 증가할 수 있다!

오일형

오일에 자외선흡수제를 배합하면 자외선 B 차단 효과를 증가시킨다. 사용하는 오일은 올리브가 대표적인 성분이다. 최근에는 다양한 액상유를 배합한 오일 기제가 개발되었으며, 사용감 및 효과를 증진시킨 제품이 시판되고 있다. 오일형은 피부에 접착성이 높으므로 땀이나 먼지 등에 의해 소실되지 않는 장점이 있다.

유화형(로션, 크림)

유액형은 자외선차단 화장품의 성분을 포함하는 유상을 수상에 유화한 수중유형(O/W)과 유중 수형 (W/O)의 2가지로 구분한다. 피부에 도포하면 물이 증발하여 자외선차단제가 피부에 균일하게 펴지면서 자외선을 차단한다. 제품은 오일형 기제와 같은 원료 이외에 라놀린이나 바세린 등의 반고형의 유상 성분이 배합되어 있다. 일광에 의한 피부의 건조를 방지하기 위해 글리세린 등의 보조제가 배합되어 있다. 이와 같은 유화형은 자외선 흡수제나 자외선 산란제의 입자가 매우 작고 균일한 미립자(산화티탄) 등을 사용한다. 다양한 사용감, 다양한 성상의 제품이 시판되고 있으며 자외선차단 화장품의 대표적인 제형이다. 크림형은 끈적임이 없으며 산뜻하고 땀이나 물에도 잘 지워지지 않는 장점이 있다. 스킨과 로션 등의 기초 관리 제품을 바른 후에 피부에 얇은 막을 만든다는 개념으로 골고루 바른다. 외출 30분전에 사용하면 자외선 차단 효과를 극대화 할 수 있다. 3~4시간 후에 덧바를 때에는 기존의 크림을 물이나 티슈로 깨끗이 닦아낸 후에 도포해야 한다. 대부분의 남성은 유분이 충분하지만 수분이 부족한 건성 피부에 해당한다. 유분기는 없지만 부드럽고 촉촉한 느낌의 로션 타입이 적합하다. 끈적임은 적고 바른 후의 사용감이 우수하고, 가벼워서 화장품 사용에 익숙하지 않은 사람에게 적절하다. 로션 제형은 일상이나 레저 활동에 흔히 사용된다. 땀으로 지워졌다고 생각되면 티슈로 가볍게 눌러 닦은 후에 다시 덧발라준다.

파운데이션형

파운데이션형은 액상, 크림, 고형 파운데이션으로 분류한다. 자외선 산란제(백색 안료) 외의 다양한 분체 성분이 배합되어 있다. 특히 티타늄 디옥사이드, 징크 옥사이드와 같은 백색 안료는 가시광선을 반사시키고 피부를 하얗게 보이게 하는 동시에 자외선을 산란시킨다. 이와같은 안료가 배합된 파운데이션에 자외선 흡수제를 배합하면 자외선 A와 B의 차단 효과가 높다. 자외선차단 기능이 없는 파운데이션은 자체의 색소 성분에 의해 SPF 4~5의 차단 능력이 있다.

스틱형

스틱형은 차단 효과를 높이기 위해서 수시로 재도포해야 한다. 기존 제품은 화장 후에 덧바르기가 쉽지 않았다. 스틱형 제품은 좁은 면적에 찍어 바를 수 있으므로 화장이 번지거나 지워져도 문제가 없다. 입술이나 눈가, 귀 등의 부분에 적합한 제품이다. 태양 광선에 의해 건조한 눈 주위나 입가에 바르면 좋다. 스틱형은 수시로 도포가 가능하다.

브러시형

촉촉한 질감을 느낄 수 있고 손에 묻히지 않고 브러시로 고르게 펴 바를 수 있다. 자외선 차단 기능 외에 수분 공급, 안티에이징, 미백, 주름, 메이크업 기능이 있는 다용도 제품이 시판되고 있다.

스프레이형

액체 스프레이 타입의 자외선차단제는 작은 물방울 입자가 피부에 흡수되어 차단 효과를 낸다. 스프레이 타입은 바르는 제품 보다 피부 흡착력이 적기 때문에 효과가 낮다. 뿌리는 제품은 덧바르는 용도보다 차단 효과를 유지시키기 위한 보조적인 제품이다. 스프레이형은 간편하게 분사할 수 있다. 손쉽게 분사되므로 넓은 면적에 빠르게 도포할 수 있다. 무더운 여름에 쾌적하게 사용할 수 있다. 대부분의 남성은 끈적거리는 느낌을 주는 제품을 피한다. 손에 묻히는 번거러움이 없고 휴대가 간편하고 사용하기 편하다. 투명 액상 제형이므로 토너처럼 사용감이 가볍다. 무기 자외선 차단 성분이 함유되지 않으므로 백탁 현상은 전혀 없다. 그러나 미국 FDA는 불에 의해 화상이 유발되므로 경고하였다!

지성 또는 복합성 피부 타입의 남성은 T존(얼굴에서 가로선을 이루는 이마와 세로선을 이루는 코 부위)에 피지 분비가 활발하고 전체적으로 얼굴에 유분기가 많으므로 여드름, 뾰루지 등의 피부 문제가 흔히 생길 수 있다. 이런 피부 타입은 스트레스를 받거나 컨디션이 나빠지면 증상이 더욱 심해진다. 스프레이형의 자외선차단제는 뿌리는 타입이므로 끈적임 없이 피부에 흡착되므로 산뜻하고 청량한 느낌을 준다. 스포츠를 즐길 때나 운전 할 때 사용하면 편리하다. 15~20cm 정도의 거리를 유지하면서 분사하라. 얼굴은 적당량을 손바닥에 뿌린 후에 스킨을 바를 때처럼 가볍게 두드려 주는 것이 좋다.

스폰지형

손에 묻힐 필요가 없으므로 외출 할 때도 간편하게 사용할 수 있다. 자외선차단제의 재도포를 꺼리는 가장 큰 이유는 손에 묻는 불편함 때문이다. 스펀지에 자외선차단제가 적셔져 있거나 펌핑하면 스펀지에 자동적으로 묻혀지는 제품이다.

파우더형

외출 후에 자외선차단제를 덧바르는 방법은 차단 성분이 있는 팩트의 사용이다. 그러나 피지와 팩트의 성분이 합쳐져 화장이 두꺼워지는 것이 단점이다. 그러나 파우더형은 메이크업이 두꺼워지지 않는다. 간편하게 사용하는 스프레이형이나 파우더형의 자외선차단제가 최근에 출시되고 있지만 크림형보다 자외선 차단 효과는 낮다. 바르거나 뿌리는 과정에서 공기 중으로 소실되는 양이 많고 피부에 흡수가 잘 되지 않기 때문이다.

선밤

튜브 타입의 자외선차단제에 비하여 일반 화장품 용기에 보관된 고형(크림 타입)의 자외선차단제를 퍼프와 함께 사용한다. 손으로 바르는 번거러움을 없애고 덧바를 수 있다는 장점이 있다. 자외선 차단제를 바르는 순서와 같이 스킨 케어의 마지막 단계에서 사용한다.

선밤은 자외선 차단과 함께 메이크업 프라이머의 역할을 한다. 발랐을 때 모공을 감싸주고 피부 위에 얇은 막을 형성하는 느낌이 있다. 벨벳처럼 피부 위를 매트하게 감싸준다. 흰색, 푸른색, 연보라색, 핑크색 등의 다양한 제품 중에서 자신이 사용하고 있는 메이크업 베이스 색과 유사한 색을 구입하라. 피부의 얼룩덜룩한 정도만을 조절하므로 커버력은 매우 낮다. 깨끗한 피부는 선밤만으로 화장을 끝낼 수 있지만, 선밤을 바른 피부 위에 파우더나 파운데이션을 사용하라!

기초 화장을 한 후에 선밤만 바른 상태에서 외출하고 그 위에 덧바르면 무리가 없다. 그러나 선밤을 바른 뒤에 메이크업을 덧바르면 밀리거나 뭉쳐진다. 파우더에 비해 매끄러운 느낌을 제공한다. 클렌징 티슈로 닦아내고 바르거나 선밤의 퍼프로 메이크업을 닦아내고 사용해야 하는 단점이 있다. 제형의 특징에 의해 퍼프에 먼지가 붙는데, 덧바를 때도 퍼프의 먼지가 피부에 묻으므로 불편할 수 있다. 피부 전체를 매트하게 감싸주기 때문에 건성 피부는 답답하다는 느낌이 있으나 지성 피부에 적합하다. 자외선차단제는 일정한 두께 이상이 되어야 효과가 있으므로 얇게 부착되는 선밤은 여러 번 사용해야 하는 단점이 있다.

선팩트

메이크업 위에 덧바르는 자외선 보정용이다. 오전에 바른 자외선차단제의 기능에 힘을 더해준다. 크림 타입의 자외선차단제를 도포한 후에 파운데이션을 바르지만 늦은 오후가 되면 자외선차단제를 재사용할 경우에 크림 타입을 지양하는 편이다. 뭉치고 밀리기 때문에 덧바르지 않는다. 팩트 타입의 자외선차단제는 메이크업 후에 가볍게 덧바를 수 있는 제품이다. 자외선 차단 및 피부 톤의 보정 효과를 얻을 수 있다. 피부에 흡착력이나 지속력이 있으므로 땀을 많이 흘리는 여름철에도 잘 지워지지 않는다. 선팩트는 선밤과 달리 제품에 따라 커버력에 차이가 있다. 여름철에 선크림을 선팩트

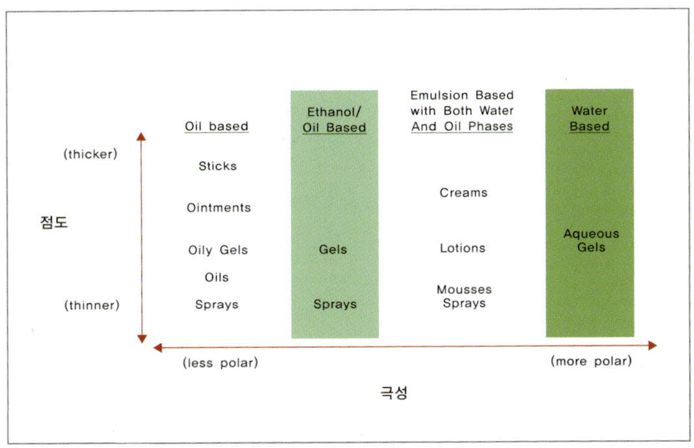

그림 3-8. 극성과 점도에 따른 제형의 특성

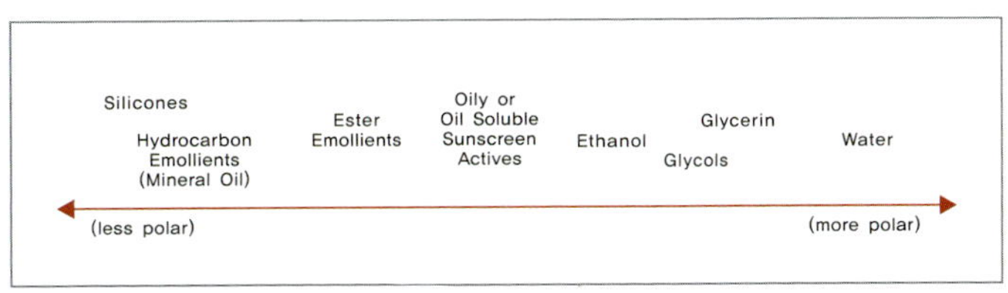

그림 3-9. 극성에 따른 성분의 특성

로 대체할 경우에 다른 계절보다 자주 덧발라줘야 하므로 얇고 가볍게 흡착되는 제품을 사용하면 뭉치거나 밀리지 않는다. 대부분 얇고 부드럽게 흡착되므로 덧바르는데 문제가 없다. 자외선 차단 기능이 2~3시간 정도 유지되므로 2~3시간마다 재도포해야 한다. 지속력이 높기 때문에 기름 종이를 사용하지 않아도 된다. 뭉치거나 밀림 현상은 선밤에 비하면 거의 없다.

선팩트는 메이크업 제품이므로 자외선차단제(크림 타입)의 두께로 바를 수 없다. 야외 활동이 잦은 날에는 자외선 차단제(크림)을 바르고 선팩트로 덧바르면 자외선을 효과적으로 차단한다. 지성 피부는 자외선차단제 대신에 선밤을 바르고 선팩트를 사용할 수 있다.

표 3-12. 시판중인 제품(미국)

종류	적응증/장점	제품명
Waterproof	Recreational Occupational All day exposure	Coppertone Ultraguard SPF 70+ Neutrogena Spectrum + Advanced Sunblock Lotion 55 or 70
Daily use moisturizer	Casual exposure Lighter feel on application Under make-up After-shave	Aveeno Ultra-Calming SPF 30 Daily mosturizer, Cetaphil Daily Facial Moisturizer SPF 15, Neutrogena Healthy Defense Daily Moisturizer SPF 30
Full spectrum (contain avobenzone)	Drug photosensitivity Photodermatoses Dyspigmentation	Blue Lizard Australian Suncream SPF 30+ Solbar Zinc SPF 38
Dry lotion (sport lotion)	Avoiding eye stinging Less heavy application	Coppertone Sport SPF 30
Inorganic particulate only	Skin sensitivity	Blue Lizard Australian Suncream SPF 30+ Neutrogena Sensitive Skin Sunblock SPF 60, VaniCream SPF 30 or 60
Oil-free gel	Oily skin type Acne prone	Bull Frog Quickgel SPF 36 PreSun Ultra SPF 30, Gel
Oil-free lotion	Oily skin type Less heavy feel Acne prone	Coppertone Oil-Free Lotion SPF 50 Neutrogena Healthy Defense Oil-Free Sunblock SPF 45
Spary	Ease of application Thin hair	Coppertone Ultraguard Continous Spray SPF 50, Kinesys Performance SPF 30
Stick	Lips Eye area	Blistex SPF 15 or 30 Bull Frog Qulk Stick SPF 36 Chapstick SPF 15 or 30 Neutrogena Sunblock Stick SPF 30 or 60
Foundation make-up	Daily use Convenience	Almay Smart Shade SPF 15 Clinique Even Better SPF 15 Revion PhotoReady SPF 20

자외선 차단 지수

정의

자외선 차단 지수는 자외선 B의 차단 효과를 의미한다. 자외선 차단 제품을 도포한 부위에 자외선 B를 조사하여 산출한 최소 홍반량을 자외선차단 제품을 사용하지 않은 피부의 최소 홍반량으로 나눈 수치이다.

SPF는 'Sun Protection Factor'를 의미하며, 햇볕에 타는 현상(sunburn)의 억제력을 나타내는 수치이다.

$$SPF = \frac{\text{제품을 도포한 피부의 최소홍반량(MED)}}{\text{제품을 도포하지 않은 피부의 최소 홍반량(MED)}}$$

의의

자외선 차단 지수는 피부를 태우지 않고 햇빛에 노출시킬 수 있는 능력을 측정하는 수치이다. 자외선 차단 지수가 15(SPF 15)이고, 한국인의 평균 최소 홍반량을 37mJ/㎠으로 계산하면 노출할 수 있는 최대 광량은 37mJ/㎠×15 = 555mJ/㎠이다. 그러므로 광량이 370mJ/㎠ · h이면 1시간 30분(555÷370=1.5시간) 노출할 수 있다. 그러나 피부가 약하고 민감할수록 평균 최소 홍반량이 낮아지므로 높은 지수의 제품을 사용해야 한다.

아무것도 바르지 않은 피부에 햇빛을 쪼였을 때 최초 홍반이 유발되는 시간은 인종별로 차이가 있다. 백인은 15분, 황인종은 20분, 흑인은 25분이다. SPF 20의 제품을 사용하면 백인은 300분(SPF 20×15분=300분), 황인종은 400분 (SPF 20×20분 =400분), 흑인은 500분(SPF 20×15분=500분) 동안 자외선을 차단할 수 있다. 그러나 땀에 의해 제품이 소실되거나, 자외선이 매우 강한 지역 및 조건이 달라지면 차단 효과의 지속 시간이 변할 수 있다.

SPF에 따른 인종별 지속 기간

SPF	자외선 차단의 지속 시간(인종별)			차단 효과(%)
	백인종	황인종	흑인종	
2	30분	40분	50분	50
4	1시간	1시간20분	1시간40분	70~80
6	1시간30분	2시간	2시간30분	
8	2시간	2시간40분	3시간20분	90~95
10	2시간30분	3시간20분	4시간10분	
15	3시간45분	5시간	6시간15분	95~

측정 방법

종류

자외선 차단 지수의 측정 방법은 나라별로 차이가 있다. 한국은 미국 FDA,

유럽 화장품공업 협회(COLIPA), 일본 화장품공업 협회, 호주/뉴질랜드 등의 4가지 방법에 의해 측정된 지수를 인정하고 있다.

의의

SPF 측정 방법은 제품을 도포한 피부와 도포하지 않은 피부에 인공 태양 광선(solar simulatator)을 일정한 시간 동안 조사하여 홍반의 억제 능력을 파악한다. 최소 홍반량(Minimal Erythema Dose, MED)은 일광화상(sunburn)을 일으키는데 필요한 최소한의 자외선 조사량이다. 햇볕에 타는 현상은 주로 자외선 B에 의해 발생하므로 SPF는 자외선 B의 차단 효과를 의미한다.

최소 홍반량 (Minimal Erythema Dose, MED)

최소 홍반량은 자외선 B를 피부에 조사한 후에(16~24시간) 조사 부위의 대부분에서 홍반을 나타내는 최소한의 자외선 용량을 의미한다.

SPF 상한 설정

일정한 수치 이상의 SPF는 자외선 차단 효과의 차이가 크지 않으므로 SPF의 상한을 설정하는 것이 바람직하다. 미국과 오스트레일리아 등은 SPF 30 전후에서 자외선 차단율이 의미있게 상승하지 않고, SPF 30이 넘으면 차단율에 거의 변화가 없으므로 최고 SPF를 30으로 정하고 있다. 자외선에 민감한 일본인은 자외선이 가장 강한 장소에서 1일간 일광욕(최대 자외선량)을 할 때 일광화상(sunburn)을 막을 수 있는 SPF는 약 47이었다. 따라서 SPF 상한을 50으로 정하고 SPF 50+로 표시하고 있다.

표 3-13. SPF와 자외선 B의 차단 능력

SPF	UVB
2	50
4	75
8	87.5
15	93.3
20	95
30	96.7
45	97.8
50	98

* UVB absorption (as a %) = 100-(100/SPF)

제품에 표시된 SPF 지수

자외선 차단 지수의 측정 기준은 다양하며 실험 기관마다 차이가 있다. SPF에 대한 유럽과 미국의 측정 기준이 다르다. 따라서 SPF 지수가 동일한 제품도 차단 지수가 다를 수 있으므로 주의해야 한다. 실험실 광원과 실생활에서 노출되는 자외선의 파장, 지역별 고도, 계절, 노출 시간에 따라 자외선 파장과 강도의 차이가 있다. 그러므로 제품을 도포하여도 실험실 조건과 동일한 차단 효과가 산출되지 않는다는 사실을 기억해야 한다.

SPF 지수와 자외선 차단 효과의 관계

자외선 차단 효과는 '필터되는 자외선 양'과 '피부에 도달하는 자외선 량'의 기준에 따라 차이가 있다. '필터되는 자외선 양'을 기준으로 설정된 SPF 15, 30, 50 제품의 차단 효과는 93.3~98.3%까지(평균 3%) 증가하므로 SPF 30 제품이 SPF 15제품보다 효과가 두 배 높다고 가정할 수 없다. '피부에 도달하는 자외선량' 기준에 의한 SPF 30 제품을 사용하면 피부에 도달하는 자외선량은 3.3%이므로 SPF 15 제품의 6.7%에 비하여 반으로 감소한다. 즉, '피부에 도달하는 자외선량'을 기준에 의하면 SPF 30제품은 SPF 15제품에 비하여 두 배 효과가 있다고 해석할 수 있다.

SPF 지수와 차단 효과 시간의 상관 관계는 'SPF 지수 1'과 '1 MED(자외선 량) 또는 1 MED 시간'이라는 두 가지의 기본 개념을 이해해야 한다. 기준 실험실 조건의 자외선 강도에서 SPF 1은 백인 10분, 황인종 15~20분에 일광화상이 발생하는 최소 차단 효과를 의미한다. 이는 실차단 효과가 0라는 것을 의미한다. 1 MED는 기준 실험실 조건 하에서 광원 노출에 의해 일광화상을 일으키는 최소의 자외선 양을 의미한다. SPF 지수와 1 MED를 시간으로 환산하면 백인은 SPF 1제품을 도포하면 10분에 일광화상이 발생한다. 그러므로 SPF 지수 1은 1MED 시간(10분)의 자외선 차단 효과가 있다. 황인종에서 1 MED 시간은 SPF 1 제품에서 일광화상의 차단 시간은 15~20분이다.

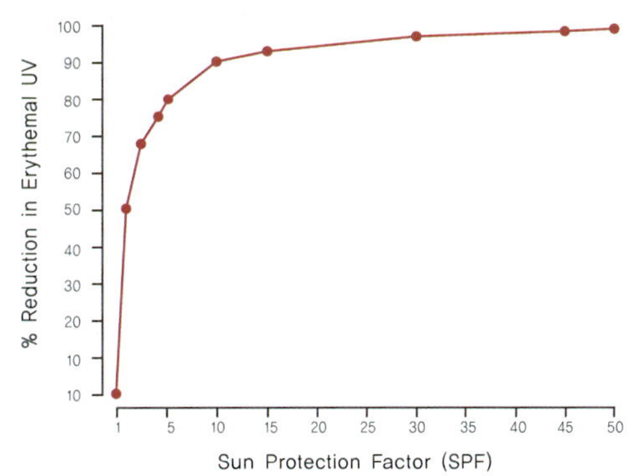

SPF 수치에 따른 자외선 차단 효과(%)

SPF 1 제품은 1 MED시간되면 일광화상이 즉시 나타난다. SPF 15 제품은 일광 15 MED, SPF 30 제품은 30 MED 시간이 되면 일광화상이 유발된다. 즉 SPF 수치는 자외선에 의한 일광화상이 유발될때까지 피부를 보호하는 시간을 의미한다. 따라서 SPF 수치가 클수록 일광화상에 대한 차단 효과의 지속 시간은 정비례한다. 그러나 SPF 지수의 일광화상 차단 시간을 판독할 때에는 MED 시간을 고려한 계산법을 적용해야 한다.

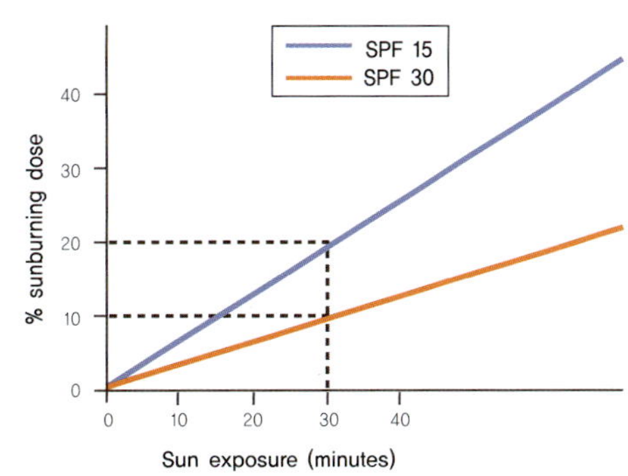

SPF와 자외선 노출 시간에 의한 일광화상(%)

SPF 수치 X 10(백인) 또는 15~20(황인) = 일광화상으로부터 피부를 보호 할

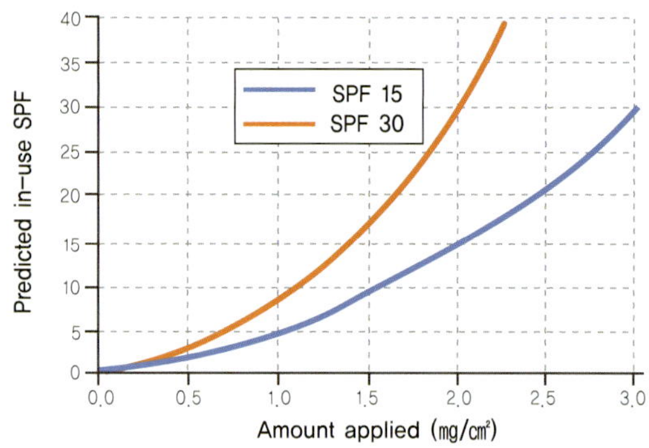

도포량과 SPF의 연관성

수 있는 유효 시간이다. SPF 30은 한국이 사용하면 30 X (15~20) = 450분~600분(7시간 30분~10시간 정도)의 자외선 차단 효과가 있다. 시판되고 있는 SPF 지수 30~35 제품은 8시간 정도 차단 효과가 있다. 그러나 위의 설명은 SPF를 측정하는 기준 실험실 조건(일정 시간, 일정 도포량이 소실없이 유지되며 광원과 자외선 강도도 일정함) 하에서 의미가 있다. SPF 지수가 클수록 일광화상을 유발하는 시간이 늦으므로 장기간 안전하게 햇볕을 즐길 수 있다는 뜻이다. 그러나 자외선 차단 효과의 지속 시간은 일상 생활에서 훨씬 짧다.

자외선차단제에 표시되어 있는 SPF(sun protection factor)는 자외선 B에 대한 차단 지수로서 2mg/cm²의 두께로 도포한 이후에 측정한 값이다. 몸 전체에 필요한 도포량은 30ml 정도가 필요하다. 그러나 다양한 연구 조사에 따르면 대부분의 사람은 0.5~1.0mg/cm²의 매우 적은 양을 사용하고 있다. 그러므로 SPF 30의 자외선차단제를 0.5mg/cm² 정도로 얇게 도포하면 SPF 3 정도의 효과가 있다. 충분한 양을 바르는 것이 중요하다! 도포 후에 땀이 나서 타월로 닦으면 85%의 자외선차단제가 소실되므로 반드시 2~3시간마다 재도포해야 한다. 이러한 사실을 모르고 자외선차단제를 얇게 바르면 태양 광선에 무방비로 노출되므로 피부 손상을 초래할 수 있다.

국가별 자외선차단제 표기법

자외선차단제는 생활 필수품이므로 국가별로 표기 규정, 성분 등을 엄격하게 관리하고 있다. 이러한 규제는 국가마다 차이는 있으나 ISO 국제 기준 또는 자체 기준에 따른 과학적 근거(시험법 등)를 바탕으로 진행되고 있다. 국제 기준에 부합하는 UV-A, UV-B 차단 지수의 측정법이 지속적으로 연구되고 있다. 2010년에는 UV-B 국제 기준(ISO24444), 2011년과 2012년에는 UV-A 국제 기준(ISO24442, ISO24443 등)이 제시되었다.

한국

자외선차단제는 화장품법에 의하면 기능성 화장품으로 분류하고 있다. 국내에서 제조 또는 수입 제품의 안전성 및 유효성은 식품 의약품 안전청장의 심사를 받아야한다. UV-B는 식약청 고시 자외선 차단 지수(Sun Protection Factor, SPF) 측정 방법, 및 일본(JCIA), 미국(FDA), 유럽(Colipa), 호주/뉴질랜드(AS/NZS) 등의 자외선 차단 지수 측정 방법을 인정하고 있다. UV-A는 식약청 고시 자외선 A 차단 지수(Protection Factor of UVA, PFA) 측정 방법과 함께 일본(JCIA) 등의 측정 방법을 인정하고 있다. 내수성(Water resistance) 시험 방법은 식약청 고시 내수성 자외선차단지수 측정법과 함께 미국(FDA) 등의 내수성 측정 방법을 인정하고 있다. 내수성은 총 40분 입수(20분씩 2회 반복), 지속내수성 제품은 총 80분 입수(20분씩 4회 반복) 한 후에 자외선 차단 지수를 측정하며 내수성 또는 지속내수성으로 표기한다. 자외선 차단 지수의 표기는 자외선 차단 지수의 계산 방법에 따라 얻어진 값의 소수점 이하는 버리고 정수로 표시한다. 표기는 평균값(소수점 절사)으로부터 20%이내 범위의 정수로 표시한다. SPF 47의 측정 수치는 SPF 45으로 표시하지만 SPF 50으로 표시할 수 없다. 측정값이 50이상일 경우에는 SPF 50+로 표기한다. 자외선 A 차단지수(PA) 값의 소수점 이하는 버리고 정수로 표시한다. 2이상~4미만은 PA+, 4이상~8미만은 PA++, 8이상은 PA+++로 표시한다.

기타 표를 참조하라.

표 3-14. 국가별 자외선차단제 표기법

사항 \ 국가	한국	일본	중국	EU	아세안
관련 기관	식약청	후생성	SFDA	유럽 집행위원회 (EU Commission)	ASEAN Cosmetic Association
분류	기능성 화장품	화장품	특수용도 화장품	화장품	화장품
UV-B 시험방법	식약청 고시 일본(JCIA) 미국(FDA) 유럽(Colipa) 호주/뉴질랜드 (AS/NZS)	ISO24444 (일본 자체 규정)	중국(SFDA) 미국(FDA)	International sun protection factor test method	규정 없음
UV-A 시험방법	식약청 고시 일본(JCIA)	일본(JCIA) ISO24442	일본(JCIA)	Persistent-pigment darkening method & Critical wavelength testing method	규정 없음
표기법	SPF PA 내수성은 식약청 고시, 미국(FDA) 규정	SPF PA (PA++++ 신설 예정)	SPF PA	SPF UVA 로고 및 4단계 분류	규정 없음 (EU와 동일)

미국 FDA 자외선차단제 표기 방법의 개정안

광범위 차단(Broard spectrum)

- 자외선 A와 B를 동시에 차단하는 경우에 광범위 자외선차단제로 표기

할 수 있음

- 자외선 차단 강도의 지표로 사용되고 있는 PA+와 같은 별도 표기 방법은 폐지
- 피부암 예방, 노화 방지 표기법 강화
- SPF 15 이상이고 자외선 A와 B를 동시에 차단해주는 제품에만 피부암 예방 및 노화 방지 효능이 있다고 표기할 수 있음.
- 워터프루프(Waterproof), 스웨트프루프(Sweatproof) 표기 금지
  · 방수 · 방한 표시는 금지하며, 실험 결과를 바탕으로 한 수중 유지 시험 결과를 분 단위로 표기(예 : Water resistant 40 Minutes)
- 추가 논의 사항
  · SPF 50 이상의 자외선차단제 표기는 추가 논의 및 제한 방안을 검토중에 있음
  · 스프레이형 자외선 차단 제품의 안전성 및 적절한 도포법, 용량 기준에 대한 연구가 진행중에 있음.

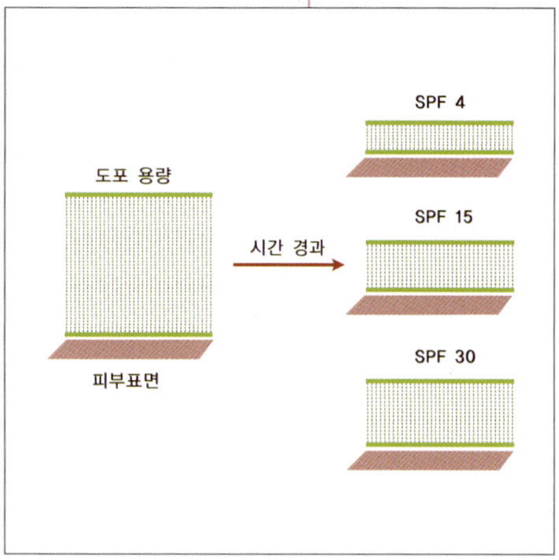

그림 3-10. 자외선차단제 도포 후의 SPF 수치에 따른 피부 잔류량

자외선 A 차단 등급

정의

자외선 A의 차단 효과(PA)는 수치로 표시하지 않고 등급으로 분류한다. PA는 Protection gade of UVA의 약자이다. 차단 효과에 따라 +, ++, +++로 구분하며, +가 많을수록 차단 효과가 높다.

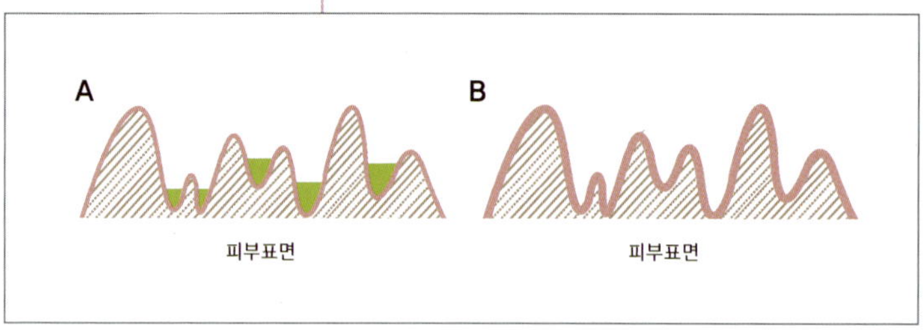

그림 3-11. 피부 표면의 도포상태 A) 나쁨 B) 좋음

측정 방법

자외선 A 차단 효과의 측정 방법은 한국과 일본을 제외하고 나라별로 통일된 방법은 없다. 제조사에서 선택한 방법으로 측정하기 때문에 표시 방법의 차이가 있다. 한국은 일본 방식을 인정하고 있으며, 표시 방법은 일본과 같이 자외선 A 차단 등급(PA)으로 표시한다.

제품을 도포한 피부와 도포하지 않은 피부에 인공 광원을 이용하여 자외선 A를 25% 이하의 일정 비로 조사한다. 2~4시간 이후에 피부에 색소침착을 일으키는 최소 자외선 용량을 최소 지속성 색소 침착량(Minimal Persistant

Pigment Darkening Dose : MPPD)으로 규정한다. PA는 제품 도포 부위와 제품을 도포하지 않은 부위의 최소 지속성 색소 침착량의 비율을 의미한다. 피험자 10명 이상의 자외선 A 차단 지수의 평균값을 제품의 자외선 A 차단 등급으로 규정한다.

$$PA = \frac{\text{제품을 도포한 피부의 최소 지속성 색소 침착량}}{\text{제품을 도포하지 않은 피부의 최소 지속성 색소 침착량}}$$

자외선차단용 제품의 자외선 A 차단 효과는 피부 유형, 사용 방법, 사용량에 따라 좌우된다. 일상 생활용 제품은 PA가 ++~+++가 적합하다.

분류

자외선 A 차단 등급이 2배가 되는 제품은 PA+, 4이상~8미만의 제품을 PA++, 8이상의 제품은 PA+++로 표기한다. PA 분류가 1단계 높아도 자외선 A차단 효과는 2배 증가하지 않는다!

UVA 차단 등급(한국)		
PA	UVA 차단 지수 분류	UVA 차단 효과
2이상~4미만	PA+	있음
4이상~8미만	PA+ +	상당히 높음
8이상	PA+ + +	매우 높음

자외선 A 차단 효과(미국)			
Star 표기	효율성	*in vitro* UVA/UV 비율	*in vitro* PPD
No Star	No UVA claim	0~ 〈 0.20	〈 2
★☆☆☆	Low	0.20~0.39	2~ 〈 4
★★☆☆	Medium	0.40~0.69	4~ 〈 8
★★★☆	High	0.70~0.95	8~ 〈 12
★★★★	Highest	〉 0.95	12+

참고 : 일본은 PA 대신에 UVA +, UVA ++, UVA +++ 로 표시함. 차단 효과는 한국의 PA +, PA ++, PA +++와 동일함.

일문 일답

Q SPF 20의 자외선차단제와 SPF 10의 메이크업 베이스를 바르면 SPF는 30일까?

- 피부과 전문의마다 의견이 분분하다. 메이크업 시간을 단축하거나 여러 단계의 화장이 번거러우면 이러한 제품을 사용하면 편리하다. 베이스나 파운데이션 등의 메이크업 제품은 자외선 차단에 필요한 양보다 훨씬 적은 양이 존재한다. 그러므로 확실한 차단을 원하면 자외선차단제를 별도로 도포하라! 또 다른 주장은 산수가 아닌 교집합 개념이다. SPF 지수가 15인 4가지 종류의 화장품을 사용하면 SPF 60이 아닌 SPF 15가 된다는 사실이다. SPF 30의 자외선차단제와 SPF 15의 파운데이션을 바를 때는 어떨까? 일반적으로 자외선차단제의 효과는 높은 수치를 따라가게 되므로 SPF 30정도의 효과를 나타낸다. 높은 지수의 SPF가 최종적인 차단지수가 된다. 20+10=30이라는 수학적인 계산은 불가능하지만 자외선차단제를 바른 후에 자외선 차단 성분이 있는 파운데이션이나 콤팩트 파우더를 덧바르면 어느 정도 차단 효과를 높일 수 있다는 주장도 있다.

  피부과 전문의는 자신에게 적합한 자외선차단제를 사용하고 재도포를 주장하고 있다. 또한 자외선 차단 성분이 함유된 제품을 함께 사용하면 어느 정도의 상승효과를 기대할 수 있다. 특히 자외선 차단 성분과 화이트닝 성분을 함유한 팩트는 메이크업을 한 상태에서 덧바를 수 있는 장점이 있다.

Q 자외선차단제는 $1cm^2$ 에 어느 정도의 양을 발라야 할까요?

1. 0.5mg 2. 1mg 3. 1.5mg 4. 2mg

- 정답 4. 자외선 차단 지수(SPF)를 측정할 때 피부 면적 $1cm^2$ 당 2mg의 제품을 도포한 후에 시험한다.

자외선차단제 사용 방법

하루에 몇 번 도포해야 하나?

SPF 15 이상의 자외선차단제를 매일 도포하라. 2~3시간 마다, 혹은 물에 씻겨져 나가면 재도포하라. 그러나 재도포는 가능할까? 화장을 하는 여성은 일상 생활에서 차단제를 덧바르는 것은 매우 어렵다. 한국인의 성인 피부는 여름의 강한 햇볕에 노출되면 30분 이후에 화상을 입는다. 따라서 SPF 15의 제품을 바르면 30분의 15배, 즉 450분(7시간 30분)의 차단 효과가 있다. 그러나 차단제의 화학 성분은 자외선 에너지를 흡수하므로 2~3시간이 지나면 효과가 감소된다.

자외선차단제의 광고에 "하루에 한 번 발라도 충분하다", "SPF 35는 6시간, SPF 50은 9시간 정도 차단 효과가 있으므로 3~4시간의 운동을 한다면 덧바를 필요가 없다"는 설명을 믿어야 할까? 그러나 권장량에 못 미치는 사용량, 물이나 땀 등에 의해 소실되므로 하루 종일 또는 차단 지수에 비례하는 시간 동안에 충분한 효과가 보장되지 않는다. 차단 지수가 높은 제품을 선택하여도 여름철에 땀을 흘리는 운동을 하거나 물놀이를 할 경우에 반드시 재도포하라!

이상적인 자외선차단제의 조건
▪ 안전성
– 자극이나 알레르기를 유발하지 않아야 한다.
▪ 광범위한 스펙트럼
– 자외선 A, B를 모두 차단하는 광범위한 차단력이 있어야 한다.
▪ 광안정성(Photostability)
– 광노출에 의해 영향이 없어야 한다.
▪ 지속적인 차단 효과
– 차단 효과가 길수록 좋다.
▪ 방수효과(Water resistance)
– 물이나 땀에 의해 잘 지워지지 않아야 한다.
▪ 사용 시의 즐거움(Cosmetically pleasant)
– 미용적으로 환자의 순응도를 높일 수 있어야 한다.
▪ 활성 산소를 제거하는 능력이 있어야 한다.
▪ 손상된 DNA를 회복시키는 효소 성분이 존재해야 한다.
▪ 필터의 안전성과 안정성이 있어야 한다.

자외선차단제의 적용을 향상시키는 방법
· 아동기에 사용 습관을 교육한다.
· 신체 부위에 따라 알맞은 제형의 자외선차단제를 선택한다.
· 얼굴, 목, 상체, 손에는 자외선차단제를 포함한 보습제를 사용한다.
· 자외선차단제를 포함한 립밤과 립스틱을 사용한다.
· 남성의 얼굴은 겔 타입의 자외선차단제를 사용한다.
· 얼굴, 목, 귀에는 충분한 양을 사용한다.
· 얼굴, 앞목, 뒷목, 귀, 귀뒤, 앞가슴에 자외선차단제를 일상적으로 사용한다.
· 사용 장소에 따라 제품을 선택한다.
· 모자, 스카프, 우산과 함께 적절한 의복을 착용한다.

1년 365일 사용하라!

자외선은 비타민 D를 합성하고 우울증을 개선하며 건선 등의 피부 질환에 효과가 있다. 그러나 단기적으로 일광화상, 광발진, 색소침착, 장기적으로 광노화를 유발하여 주름과 색소성 질환, 피부암이 발생한다. 계절과 관계없이 자외선의 위험에 항상 노출되어 있으므로 실내에서도 자외선을 완전히 피할 수 없다. 1년 365일 빠짐없이 자외선차단제를 바르는 행위를 습관화하라! 피부 질환의 예방에 지름길이다. 자외선차단제와 메이크업 베이스 겸용 제품을 사용하면 편리하다. 지성 피부이거나 피지 분비가 활발해지는 여름철은 면포가 유발되지 않는 제품을 선택하면 피부 문제를 예방한다. FDA는 2~3시간마다 재도포를 권장한다.

하루에 한 번 사용하는 제품을 믿어야 할까?

최근에는 "하루 한번만 발라도 종일 유지된다"는 제품은 우리를 혼란시킨다. 지금까지 보고된 논문에 의하면 자외선 강도나 사용된 차단 지수와 상관없이 재도포하면 피부를 안전하게 보호할 수 있다.

차단 지수가 높다고 무조건 좋은 것은 아니다. 그만큼 피부에 자극적이기 때문에 피부 민감성, 사용 장소, 시간 등을 고려한 이후에 제품을 선택해야 한다. 피부가 민감하거나 실내 활동이 많은 사람은 SPF 차단 지수가 낮은 제품이 좋다. SPF 30 제품은 대부분의 자외선을 차단한다. SPF 10의 두 제품을 덧바르는 것보다 SPF 20의 제품을 사용하는 것이 효과적이다.

자외선차단제는 생활 속에서 물이나 땀에 의해 지워지는 경우가 많으므로 2~3시간마다 덧발라주는 것이 좋다. 물놀이 중에도 물 밖으로 나온 즉시 몸을 닦고 재 도포하면 차단 효과를 유지할 수 있다. 운동에 의해 땀을 많이 흘리면 땀을 닦은 후에 재도포하라! 자외선에 많이 노출되는 이마와 코, 광대뼈, 귀 부위는 더 꼼꼼히 도포한다.

하루 중에서 자외선의 양이 가장 많은 시간은 오전 10~오후 2시이다. 적도 부근이나 고지대일수록 자외선 지수가 높다. 내륙보다 해안 지역, 도시보다 시골이 더 강하다. 스키장이나 바닷가는 눈과 모래에 반사된 자외선을 주의해야 한다. 자외선이 강한 시간대나 지역에서 야외 활동을 할 때는 평소보다 차단 지수가 높은 제품을 사용하라!

자외선차단제를 처음 바른 직후에 측정한 SPF 지수와 두, 세 시간 이후에 측정한 SPF 지수는 차이가 없을 수 있다. 그러나 피부에 도달한 자외선 누적량 또는 MED 도달 시간을 비교하면 한번 바른 군과 적어도 2시간 간격으로 재도포한 군은 차이가 있다. 즉 한번 바르고 자외선에 오래 노출된 그룹은 두, 세 시간 간격으로 덧바른 그룹에 비해 더 빠른 시간에 일광화상이 유발된다.

"SPF 35는 6시간, SPF 50은 9시간 정도 차단 효과가 있으므로 3~4시간 동안 운동을 하여도 덧바를 필요가 없다?" 차단 지수가 동일한 제품은 한 번 또는 두 번 도포하여도 차단 효과는 비슷했다. 예를 들어 백탁 현상이 있는 SPF 35 제품을 두 번 발랐을 때 홍반 수치는 8.4이며, 한번 발랐을 때는 8.6이었다. 2005년 하버드의대 연구팀이 어린이에게 차단제를 각각 1번과 4번 도포한 이후에 놀이터에서 6시간 동안 놀게 하였다. 한 번 바른 아이와 네 번 바른 아이에서 큰 차이가 없었다. SPF 35는 6시간, SPF 50은 9시간 정도 차단 효과가 있으므로 3~4 시간 운동하면 덧바를 필요가 없다. 그러나 땀이 많이 나는 사람, 얼굴에 손이 많이 가는 사람은 지워질 염려가 있으므로 재도포해야 한다. 수치적으로 해석한다면 하루 한번만 발라도 충분하다. 그러나 권장량에 못 미치는 사용량, 물이나 땀 등에 제거되거나 피부에 짧은 시간 존재하면 하루 종일 또는 차단 지수에 비례한 시간 동안에 충분한 효과가 나타나지 않는다. 그러므로 차단 지수가 높은 제품, 반감기가 길고 유효한 시간이 긴 제품을 사용하여도 땀을 흘리는 운동을 하거나 물놀이를 할 경우에 유효한 차단 효과를 얻기 위해서 재도포하라!

언제 발라야 하나?

SPF 15~30 제품의 권장량을 사용하면 일광화상을 피할 수 있는 차단 효과는 5~10시간(평균 8시간)이다. 물리적으로 차단제가 제거되지 않고 일정 두께와 양이 피부에 유지된다는 가정 하에서 산출된 수치이다. 또한 씻겨 나가는 양이 없더라도 도포 시간과 자외선의 노출 시간의 간격이 길어지면 자외선 차단의 누적 효과가 감소한다. 그러므로 일상 생활에서 시간이 지날수록 피부에 잔존하는 양이 줄게 되므로 차단 효과는 감소하게 된다. 따라서 적절한 양이 피부에 잔존하면 SPF를 유지하므로 일광화상을 막는다. 그러므로 처음 바르는 시간, 바르는 양, 덧바르는 시간과 횟수를 고려해야 한다.

자외선 차단 성분은 활성 상태로 존재하므로 바르는 즉시 기능을 한다. 그러나 자외선 차단 성분이 피부 표면에 균일한 상태로 흡착되기 위해 최소 15~30분이 소요된다. 균일하게 흡착되지 않은 상태에서 자외선에 노출되면 얼룩덜룩하게 피부가 타게 된다.

흡착되지 않는 성분은 물에 쉽게 씻겨 나갈 수 있으므로 물에 들어가기 30~60분전에 사용해야 한다. 또한 자외선차단제를 처음 바른 시간과 자외선의 노출 시간의 간격이 길어지면 자외선 차단 효과가 감소된다.

이른 아침에 하루 한 번 바르는 사람은 낮 시간의 강한 자외선에 노출되면 자외선 차단 효과가 거의 없다. 따라서 자외선이 강한 시간에 SPF를 유지하고, 누적 최소홍반량(MED)을 줄이려면 자외선 노출 15~30분 전에 도포해야 한다.

도포 방법

노출되는 피부에 골고루 바르며, 외출하기 30분전에 사용하면 완전히 흡수된다. 사용 목적, 환경에 가장 적합한 제품을 선택하여도 바르는 방법 등을 숙지하지 않거나, 잘못 사용하면 예상되는 효과를 기대할 수 없다. 자외선차단제는 사용 목적에 적합한 제품을 선택하여 올바르게 사용해야 한다.

바르는 방법

- 자외선차단제는 기초 화장의 마지막 단계에서 햇볕에 노출되기 쉬운 얼굴, 목, 팔, 다리 등에 골고루 바른다. 피부 결을 따라 부드럽게 발라주며 특히, T존 부위는 두드리듯이 세밀하게 도포해야 한다. 돌출된 부위(광대, 콧등, 이마)는 가장 먼저 두드리면서 도포하라.
  - 화장한 피부 위에 자외선차단제를 사용할 경우에 피지와 노폐물을 제거한 후에 도포한다. 스프레이형을 사용하거나 SPF 기능이 있는 제품을 사용한다.
  - 기초 화장을 하지 않으면 파우더(SPF 및 PA제품 포함)의 밀착성이 나빠지므로 표기된 SPF 만큼의 효과가 감소한다. 그러므로 자외선차단 효과가 있는 기초 화장을 먼저 한 이후에 사용하라!
- 한꺼번에 많은 양을 사용하지 말라! 소량을 2~3회 나누어 도포하라! 피부 표면에 균일한 상태로 흡착되게 하라! 피부에 여러 층의 보호막이 형성되므로 자외선차단제의 효과를 높일 수 있다.

바르는 방법에 따라 효과 차이 난다.

충분한 양을 균일하게 도포하고 피부에 완전히 흡수시켜야 한다. 백탁 현상이 있는 제품은 사용감이 불편하므로 적게 바르게 될 뿐 아니라 균일하게 도포할 수 없다. 한 조사에 의하면 물리적 차단제의 평균 용량은 $0.94mg/cm^2$ 로서 화학적 차단제의 평균 사용 용량($1.48mg/cm^2$)에 비하면 훨씬 적었다. 또한 제품의 유형에 따라 발림성에 차이가 있다. 연고 타입은 크림 또는 로션 타입에 비하여 좀 더 고르게 분포한다. 눈두덩, 헤어 라인, 귀, 목, 가슴의 V영역은 제외되기 쉬운 부위이므로 세심하게 도포하라. 두드리면

자외선차단제의 적용법
▪ 표시된 SPF 효과를 위해 충분한 양의 자외선차단제($2mg/cm^2$)를 도포
▪ 'Teaspoon rule' – 얼굴, 목, 팔(우/좌측) : 각각 티스푼 반 이상의 양을 도포 – 체간(앞/뒤), 다리(우/좌측) : 각각 티스푼 하나 이상을 도포
▪ 차단제를 두 번 바르는 방법 – 평소 바르는 양의 두 배를 바를 수 있음 – 처음 바를 때 바르지 않았던 부위에 두 번째에는 바를 수 있음
▪ 노출 부위의 도포 용량 – 1 ounce = 28.349523 g – 티스푼 하나는 6ml의 용량

서 바르면 문지르면서 바르는 것보다 더 고르게 분포한다. 얇고 여러 겹 덧바르면 충분한 두께와 양을 번들거리지 않고 바를 수 있다. 따라서 도포 부위마다 용량을 조금씩 나누어 손가락 끝으로 얇게 막을 만들듯이 두드리면서 여러겹 도포하라!

자외선차단제의 도포량에 따른 SPF의 변화				
SPF	2.0mg/cm²	1.5mg/cm²	1.0mg/cm²	0.5mg/cm²
2	2.0	1.7	1.4	1.2
4	4.0	2.8	2.0	1.4
8	8.0	4.8	2.8	1.7
15	15.0	7.6	3.9	2.0
30	30.0	12.8	5.5	2.3
50	50.0	18.8	7.1	2.7

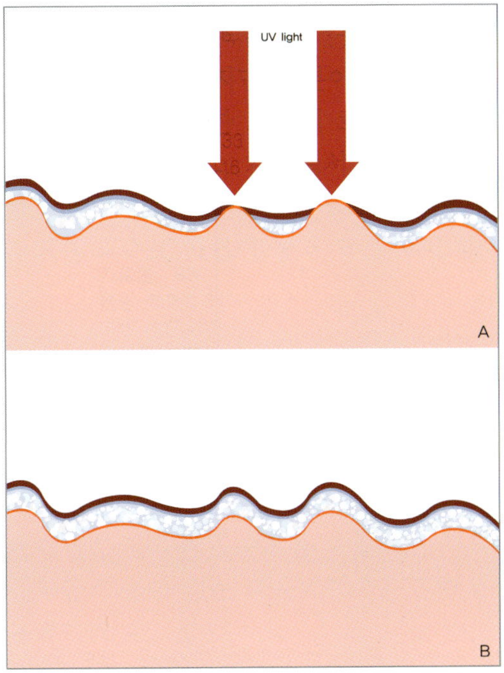

그림 3-12. 불규칙한 도포(A)/이상적인 도포(B)

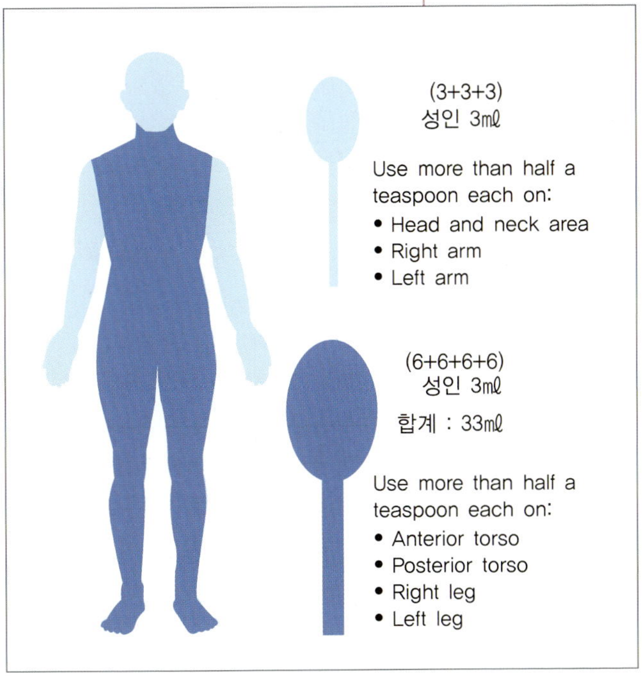

그림 3-13. 티스푼 법칙

효율적인 2 가지의 도포 방법

첫째, 연고 형태의 제제는 finger tip unit (FTU)의 수치를 이용한다. 둘째 손가락 끝 마디를 기준으로 어느 부위에는 몇 FTU를 바르라고 권장할 수 있지만 액상의 차단제는 적용이 어렵다. 그러므로 화상 범위를 결정하는 'rule of nine'에 근거하여 'teaspoon rule'이 제안되었다. 얼굴과 목, 왼팔, 오른팔은 각각 티스푼 반 이상의 양을 사용하며, 앞 몸통, 뒤 몸통, 오른 다리, 왼 다리는 각각 티스푼 하나 이상을 사용한다. 티스푼 하나는 6mL이다.

둘째, 일부 의사는 차단제를 두 번 바르라고 권장한다. 평소에 바르는 양의 두 배를 바를 수 있을 뿐만 아니라 미도포 부위도 두 번째에는 커버할 수 있다. 화장을 하는 여성은 외출 15~30분 전에 한 번 바르고, 외출 15~30분 후에 다시 한 번 더 바르면 효율적이라는 주장도 있다.

똑같은 자외선 차단 지수인데 왜 효과가 다른가?

자외선의 차단 능력은 차단 지수에 의한다. 차단 지수가 같으면 자외선을 차단하는 능력도 동일하다. 그러나 워터프루프 등의 추가 기능에 의해 지속력의 차이가 나타난다. 한번 바르면 물이나 땀에 쉽게 지워지지 않는 자외선차단제는 피부 태닝 및 자외선에 의한 문제가 낮게 발생한다. 그러나 쉽게 제거되지 않는 강력한 자외선차단제는 모공 막힘, 피부 거칠음 등의 피부 문제를 일으킨다. 그러므로 자신의 피부에 적합한 자외선 차단 제품을 결정하라! 사용감 및 지속력은 테스트 등을 통해 신중하게 판단해야 한다.

자외선차단제 사용 후의 피부 관리

자외선 차단 지수가 높을수록 함유된 성분의 종류가 많으므로 피부 문제가 발생할 가능성이 높다. 그러나 자외선 차단 지수가 낮은 제품을 무조건 사용할 수도 없다. 자외선차단제를 사용한 후에는 이중 세안과 보습에 관심을 가져야 한다.

1단계 자외선차단제를 사용한 후에는 제품의 잔여물이 남아있지 않도록 깨끗이 닦아 내는 것이 중요하다. 대부분의 제품은 물이나 땀에 제거되지 않으므로 클렌징 크림과 폼 클렌징으로 이중 세안해야 한다. 자외선에 의해 손상된 피부는 각질 제거나 딥 클렌징 제품 등을 이용하여 노폐물을 제거해야 한다.

2단계 피부가 건조해지면 피부의 칙칙함이 증가한다. 건조한 피부에 수분을 충분하게 공급해야 한다. 스킨과 로션의 사용량을 평소보다 많이 사용하라. 보습 전용 에센스를 스킨 사용 후에 사용하면 완벽한 수분 공급이 가능하다.

3단계 얼굴이 쉽게 그을리고 기미와 주근깨가 생기는 사람은 비타민 C를 섭취해야 한다. 평소에 과일과 채소를 많이 먹고, 토코페롤 성분이 들어 있는 마스크 팩을 사용하라. 여름철에 쉽게 구할 수 있는 오이를 이용한 천연 팩은 비용과 효과 면에서 가장 좋다.

자외선차단제 덧바르기

유명한 피부과 여의사는 무인도에 가져갈 3가지를 선택했다. 첫째도, 둘째도, 셋째도 자외선차단제를 꼽았다. 필요하고 중요한 제품이지만 시간이 지나면 지속성이 떨어지므로 수시로 바르는 것이 좋다.

오후에 덧바르기 자외선차단제는 메이크업을 하지 않은 상태에서 바르는 것이 정석이다. 그러나 메이크업을 한 상태에서 자외선차단제의 재도포는 쉽지 않다. 화장솜에 로션을 묻힌 후에 노폐물만 살짝 닦아 낸다. 이때 메이크업 부위가 얼룩지지 않도록 닦아 내는 것이 중요하다. 평상시에 사용하는 자외선차단제를 얼굴에 고루 바른다. 퍼프에 파우더를 묻힌 후에 가볍게 눌러 주는 수정 메이크업을 시행하라!

땀을 흘렸을 때 운동에 의해 땀이 존재하는 피부에 자외선차단제를 덧바르는 수정 메이크업은 거의 불가능하며, 클렌징 제품의 휴대는 번거럽다. 클렌징 티슈를 이용하여 피부결을 따라 메이크업을 지운다. 자외선차단제를 얼굴에 바른 이후에 다시 메이크업을 시행하라!

민감성 피부 각질이 존재하고 피부가 붉어지고 발진 또는 수포, 피부 가려움증이 심한 유형이다. 민감성 피부의 관리는 'PABA' 프리 제품을 사용하라. 자외선차단제를 계속해서 덧바르지 않도록 주의해야 한다. 자외선 차단 성분은 피부 문제를 유발할 수 있기 때문에 주의해야 한다. 자외선에 의한 피부 문제 및 악화가 예상되는 부위는 스팟 제품을 이용하라. 염증을 진정시킨 이후에 자외선차단제를 도포하면 피부를 건강하게 관리할 수 있다. 녹차 티백을 냉장고에 넣어두었다가 자외선차단제를 바르기 전, 즉 토너 단계에서 피부에 30초간 올려두면 피부 진정에 도움을 주며, 피부를 건강하게 지킬 수 있다.

부위별 자외선차단제 도포 방법

머리에서 발끝까지

자외선을 어떻게 막을까?

자외선은 우리 몸의 모든 부위를 공격하고 침투한다. 자외선은 잡티, 기미, 노화, 피부암을 유발한다. 부위별로 세밀하게 공략하자.

도시에서 생활해도 얼굴은 햇빛에 항상 노출된다. 적은 양의 햇빛에 매일 노출되어도 피부에 악 영향을 줄 수 있다. 왜냐하면 피부에 주름이나 건조증을 일으키고 피부를 탱탱하게 유지시켜주는 피부 조직을 약화시키기 때문이다. 낙수물이 바위를 뚫어요!

코

자외선이 가장 먼저 닿는 부위다. 다른 부위와 마찬가지로 자외선차단제를 도포한 후에 메이크업을 해야 한다. 자외선차단제를 꼼꼼히 발라야 하며, 재도포해야 한다. 메이크업 베이스 겸용 혹은 얼굴용 자외선차단제를 2~3시간에 한 번씩 덧발라 준다.

귀

귀는 드러나지 않는 부위이지만, 자외선에 의해 손상과 염증이 생기기 쉽다. 햇볕이 강한 날에는 챙이 큰 모자로 모발과 귀를 보호해야 한다.

손

얼굴에는 자외선차단제의 사용을 게을리하지 않지만, 손은 무관심하게 노출시키는 경우가 많다. 특히 운전할 때에 자외선은 손과 팔을 거칠고 칙칙하게 만든다. 손은 광노화가 가장 먼저 눈에 띄는 부위이다. 목과 손에 스킨로션은 바르지 않더라도 자외선차단제는 반드시 사용하라.

손등은 흔히 방치하므로 가장 많은 자외선을 받는다. 거칠고, 주름진 손이 싫다면 미리 대비하자. 자외선차단제가 포함된 핸드 크림은 손주름을 예방하고 자외선을 차단한다.

일반적으로 얼굴이 가장 많은 자외선에 노출된다고 생각한다. 그러나 수련회에 참가한 어린이를 대상으로 조사한 결과에 의하면 손과 팔목에 더 많이 노출되었다.

목/가슴

여름철에는 목, 어깨, 등, 가슴 부위를 주의하라. 얼굴만큼 자외선에 노출되지 않으나 목은 무방비 상태이다. 하얀 얼굴과 가무잡잡한 목덜미처럼 부자연스러운 모양새를 피하고 싶다면 얼굴에 도포한 자외선차단제를 목 주위에도 사용해야 한다. 특히 목 뒤나 가슴 부위는 민감한 부위이다.

눈

눈은 주름이 생기기 쉬운 부분이다. 눈가의 주름은 자외선차단제로 예방할 수 있다. 눈 부신 햇볕은 각막에 자극을 주고, 눈 주름과 다크 써클을 유발한다. 선글라스는 눈 보호를 위한 도구이다. 눈 밑은 자극이 적은 로션 타입의 자외선차단제를 꼼꼼히 도포하라. 짙은 눈화장은 눈에 피로를 유발하므로 자외선 지수가 높은 날은 피하는 것이 좋다. 자외선차단제를 눈 주위나 이마 부위에 도포하는 행위는 피하여야 한다. 특히 이마나 눈 주변에 도포한 자외선차단제가 땀과 함께 눈으로 들어가면 손으로 비빌 때에 통증을 유발할 수 있다. 자동차 운전 중에 눈으로 들어가면 교통 사고를 유발한다. 눈에 들어가지 않도록 주의해야 하며, 항상 손을 청결히 하라! 눈에 보이지 않는 각종 세균에 의한 피부 문제를 예방해야 한다.

눈가는 전용 제품이 안전하다. 민감한 눈가에 자외선차단제를 직접 바르기보다 자외선 차단 기능이 있는 아이 크림을 선택하라! 자외선 차단 성분은 함유되었지만 표시되지 않은 제품도 있으므로 설명서를 자세하게 읽어야 한다. 스폿 케어용 제품, 눈 전용 자외선 차단 스틱이나 SPF가 함유된 아이 컨실러 등을 활용하라.

몸

얼굴에만 집중하므로 팔, 다리, 목, 어깨, 등의 자외선 차단은 소홀하기 쉽다. 외부에 노출되는 피부는 자외선차단제를 발라야 효과적이다. 보디용 스프레이 타입의 자외선차단제가 시판되고 있다. 보디 케어용 자외선차단제는 흡수가 잘되는 제품을 선택하라. 쿨링 효과가 있는 스프레이 타입을 구입하라!

> Q 얼굴과 보디용 제품을 구분하지 않고 사용해도 되나요?
>
> A 얼굴용 제품을 몸에 사용하면 효과가 감소한다. 몸은 얼굴보다 피부가 두꺼우므로 차단제의 흡수는 물론 화학 성분의 반응 시간도 짧다. 가능하면 구분해서 사용해야 한다. 보디용 자외선차단제는 SPF 20~30 정도가 적절하다. 물이나 땀에 씻겨 나가므로 지수가 높은 제품보다 자주 덧바르는 것이 중요하다.

발등/발톱

샌들은 맨발을 그대로 노출하므로 피부 손상이 나타난다. 자외선에 의한 손상을 줄이기 위해서 발등과 샌들 사이로 노출된 부위에 자외선차단제를 도포하라. 자외선은 피부 속으로 침투한다. 여름에 손톱이 잘 갈라지는데, 이는 자외선에 의해 손톱의 자극과 건조증에 의해 영양분이 소실되기 때문이다. 발은 미끄럽지 않고, 땀에 강한 워터프루프 타입의 스프레이용 자외선차단제를 이용하고, 손톱에는 SPF 15가 포함된 매니큐어 또는 손톱 영양제를 사용하라.

다리/팔

여름철에는 짧아진 의복에 의해 노출이 심해진다. 미니스커트, 반바지 등을 즐겨 입지만 다리에 자외선차단제를 바르지 않는 경우가 흔하다. 그러므로 팔, 다리도 꼼꼼히 관리하라! 날씨가 더워지면 소매도 짧아지고 치마나 바지도 짧아진다. 팔, 다리 아래 부분은 강렬한 햇빛에 날마다 노출되기 때문에 얼굴보다 자외선 차단이 더 중요하다. 다른 부위에 비해 자외선 차단이 번거럽지만 자외선차단제가 필요하다. 2~3차례 나누어 자외선차단제를 바르면 다리가 매끈해 보이고, 피부를 보호할 수 있다.

입술

자외선차단제를 얼굴에만 바르는 경향이 있다. 입술, 귀, 목, 머리숱이 적은 두피에도 도포하라. 특히 입술에 피부 종양이 발생하면 예후가 좋지 않으므로 각별한 주의를 요한다. 립스틱에 화학적 자외선차단제 성분을 포함시킨 제품과 메이크업에 물리적 자외선차단제를 포함시킨 제품을 이용하라. 피부 중에서 가장 연약한 부분은 입술이다. 특별한 관리가 필요하다. 입술의 피부 조직은 표피층이 얇고 민감할 뿐만 아니라 항상 외부에 노출되어 있다. 그러므로 자외선과 같은 환경적 영향에 매우 민감하다. 자외선을 방어하는 멜라닌이나 피지선이 없기 때문에, 자외선에 노출되면 쉽게 화상을 입거나 피부 조직이 손상된다. 입술은 피부의 재생 속도가 다른 피부보다 빠르기 때문에 자신의 입술이 손상되고 있다는 사실을 자각하지 못한다. 이러한 손상과 회복이 반복되면서 입술의 탄력은 감소하고 주름은 깊어져 노화가 촉진된다. 건강하고 촉촉한 입술을 위해서 근본적인 입술 피부 관리 및 보호가 필요하다. 그러나 관리보다 예쁜 색상의 립글로스를 흔히 사용한다. 미국의 베일러 대학 연구팀의 조사에 의하면 반짝거리는 립글로스를 입술에 장기적으로 사용하면 자외선에 대한 감수성이 높아지므로 피부암 발병 위험이 매우 증가하였다. 그러므로 SPF 30 이상의 자외선차단제를 입술에 바른 후에 립글로스를 사용하라. 입술에 자외선차단제를 바르는 여성은 아직 많지 않다. 특히 여름철에는 자외선 지수가 강해지기 때문에 입술도 꼼꼼하게 자외선을 차단해야 한다. 자외선 차단 기능이 포함된 입술 보호제를 도포해야 한다.

입술도 피부다! 입술이 자외선에 취약한 6가지 이유

1. 각질층이 다른 부위에 비해 매우 얇다.
2. 멜라닌세포/멜라닌이 적으므로 일광화상이 호발한다.
3. 피지선이 거의 없으며 타 부위에 비해 수분 소실이 많다.
4. PABA와 유도체에 의해 알레르기 반응이 더 잘 생긴다.
5. 타 부위에 비해 노화, 피부암이 호발한다.
6. 얼굴, 팔/다리는 자외선차단제를 도포하지만 입술은 대수롭지 않게 생각한다.

피부암의 4%는 아랫 입술에 발병한다. 자외선에 의해 입 주위가 칙칙해지고, 뾰루지가 생기기 쉽다. SPF 15 이상의 립밤을 이용하여 자외선을 차단하라!

모발

머리카락도 피부 부속 기관이므로 자외선에 의해 손상된다. 햇빛에 많이 노출된 머리카락은 갈색으로 변하고 머릿결이 거칠어진다. 특히 해변의 자외선에 노출되면 머릿결이 빨리 손상된다. 장시간의 야외 활동을 하거나 해수욕을 즐길 때에는 자외선 차단 성분이 함유된 헤어 제품을 반드시 사용해야 한다.

머리카락을 자외선에 방치하거나 바닷물에 젖은 후에 잘못 관리하면 탈색이나 두피 염증과 같은 후유증에 시달릴 수 있다. 자외선에 노출된 머리카락은 푸석거리고 윤기를 잃게 된다. 강한 햇빛은 머리카락의 단백질과 멜라닌 색소를 파괴하므로 머리카락이 쉽게 끊어지는 원인이 된다. 모발은 물에 젖은 상태에서 직사광선을 받으면 손상되기 쉽기 때문에 물에 들어가지 않고 쉴 때는 그늘을 찾아야 한다. 수영 후에는 꼼꼼하게 머리를 감아라! 바다의 염분과 수영장의 소독제 성분이 머리카락의 단백질을 손상시킨다. 자외선에 의해 푸석해지고 갈라진 모발은 린스보다 영양분이 풍부한 트리트먼트 제품을 사용해야 한다.

두피의 자외선 차단 머리카락이 자외선을 1차적으로 방해하지만 머리가 짧거나 숱이 적으면 모발 사이를 통과하므로 자외선을 차단해야 한다. 챙이 넓은 모자나 두건, 양산을 이용하면 가장 효과적이다. 장기간의 모자 착용은 두피 질환을 유발할 수 있으므로 통풍이 잘 되는 밀짚, 대나무 소재를 선택하라.

UV 필터 기능의 제품을 마른 모발에 바르기 모발용 자외선차단제는 외출하기 30분 전에 도포하라. 사용 후에 즉시 햇볕을 받으면 제품이 증발하기 때문이다. 마른 상태에서 사용하면 모발 겉표면에 견고한 자외선 차단 코팅막을 만든다. 자외선차단제는 시간이 지나면서 효력이 저하되므로 모발용 자외선차단제도 지속력이 2~3시간이다. 그러므로 수시로 덧바르거나 덧뿌려야 한다. 모발 겉표면의 코팅막은 물에 의해 제거되므로 젖은 부분은 다시 발라야 한다. 유분감을 느끼면 가볍고 산뜻한 미스트 타입을 선택하라.

자외선에 의한 모발 손상 자외선 A(320~400 nm)와 가시광선은 화학 결합을 파괴할 정도의 에너지를 방출하지 않으므로 모발에 손상을 주지 않는다. 그러나 자외선 B는 모발 단백질에 흡수되어 화학 결합을 파괴하므로 모발 손상의 중요한 원인이다. 모표피의 손상은 모발의 겉모습이나 촉감을 나쁘게 하고 윤기를 저하시킨다. 자외선을 조사한 후에 모발의 표피층이 들뜨는 현상 및 군데군데 솟아나온 부분이 발생한다. 자외선 조사에 의해 삼중항 산소($^3O_2$)가 발생하고, 이로부터 생성된 일중항 산소($^1O_2$)가 모발 케라틴 단백질의 가교(cross-link)에 관여하는 이황화 결합(disulfide bond)을 산화시킨다. 즉, 활성산소에 의해 이황화 결합은 모노설퍼옥사이드(monosulfoxide), 디설퍼옥사이드(disulfoxide)를 거쳐 시스테인산(cysteic acid)으로 변한다. 이는 최종적으로 분해되어 이산화황(SO_2), 삼산화황(SO_3) 등의 기체로 변해 모발의 표면으로 이탈된다. 자외선을 조사한 모발에서 타는 듯한 냄새가 나는 것은 광산화에 의해 발생한 산화황에 의한다. 자외선을 조사하면 모표피층 사이에 빈 공간의 틈이 나타나며, 모피질층의 멜라닌 입자가 점차 파괴되어 작아진다. 황인종은 백인에 비해 pheomelanin보다 eumelanin의 비율이 높다. 한국인은 자외선 B에 의해 eumelanin이 비교적 많이 파괴된다. 모발도 피부와 마찬가지로 장시간의 자외선 노출에 의해 건조해지고 거칠어지고 탈색되고 잘 부서진다. 자외선의 부작용을 막기 위해 모발용 자외선차단제가 개발되었다. 모발용 자외선차단제는 샴푸에 의해 쉽게 제거가 되어야 하며, 동시에 모발에 잘 부착되어야 한다. Octyl dimethyl PABA, cinnamidopropyl trimethylammonium chloride 등이 사용되고 있다.

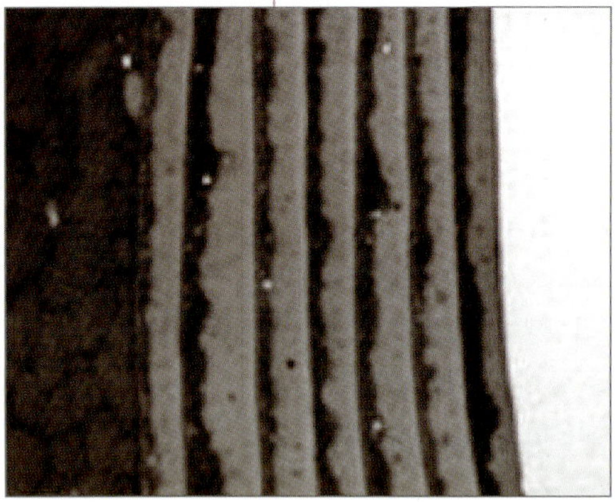

그림 3-14. 정상 모발

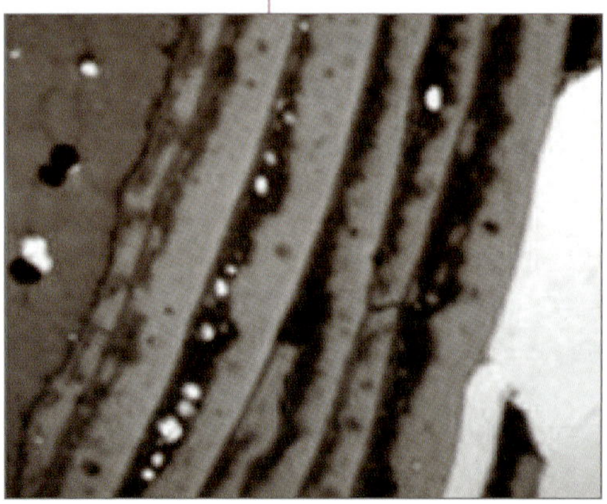

그림 3-15. 자외선 A에 의해 손상된 모발

두피와 모발은 자외선에 의해 유발되는 증상에 차이가 있다. 대처 방법을 숙지하라!

모발과 두피가 자외선에 노출되면 어떠한 현상이 나타날까?

두피

각질층의 건조 뜨거운 열기에 의해 수분이 증발되면 두피가 건조해진다. 각질층이 건조해지면 비듬이 증가한다. 피지선은 확장되므로 지루성 두피로 변할 가능성도 있다.

세균 번식 및 염증 발생 두피의 각질층(장벽)이 손상되면 저항성이 감소되고, 땀 분비에 의해 외부의 균이 쉽게 침범하여 증식한다.

진피의 손상 자외선 B는 두피 표면에 홍반을 일으키며, 자외선 A는 진피 상층부를 파괴한다. 따라서 콜라겐 생성이 감소하며 모공의 손상에 의해 탈모가 유발된다. 두피도 피부와 마찬가지로 자외선에 노출되면 열에 의한 화상을 입을 수 있다. 두피에 도달한 태양열은 발산되지 않고 축적되므로 두피에 홍반을 일으키고 민감하게 만든다. 두피 토닉을 이용하라! 머리를 깨끗이 감은 후에 마른 두피에 도포하면 열을 낮추고 두피에 쌓인 노폐물을 클렌징하는 기능이 있다.

바캉스 후의 두피 관리

자외선에 의한 손상은 피부뿐 아니라 모발과 두피도 유사하다. 자외선은 모발의 수분을 감소시키고 큐티클 층을 손상시킨다. 여름철에는 과도한 피지 생성에 의해 두피가 지성화되면서 모근이 막혀 염증이 생기기 쉽다. 모발이 자외선에 의해 손상되면 진정 효과가 있는 쿨링 샴푸는 모발과 두피를 건강하게 만든다. 모근을 막을 수 있는 컨디셔너는 두피에 닿지 않게 사용하며, 건조해진 두피는 1주일에 2회 정도 수분감이 있는 앰플이나 트리트먼트를 사용하라.

- 특별한 증상이 없으면 두피 진정과 열기를 해결하라! 그러나 가려움이나 염증이 생기거나 탈모가 진행된다면 전문가의 상담이 필요하다. 모자를 착용하라. 레저 활동이나 물놀이 후에는 두피를 깨끗하게 세정하고 트러블을 예방하는 행위가 최선이다.
- 자신의 두피에 맞는 제품으로 두피를 건강하게 유지해야 한다. 또한 샴푸 후에 트리트먼트나 팩을 이용해 모발을 관리하라. 비타민 B, E군이 함유된 참치, 현미, 치즈, 시금치 등은 두피의 혈액 순환과 신진대사를 촉진하므로 모발이 건강하게 성장하는 데 도움을 준다. 다시마나 미역과 같은 해조류, 우유, 검은콩, 석류 등도 탈모 예방에 도움이 된다. 버터, 치즈, 삼겹살과 같은 동물성 기름은 두피의 모공을 막을 수 있으므로 피하라.
- 두피 손상이 심하지 않은 경우에는 손끝으로 두피를 자극하여 혈액 순환을 유지하면 두피 손상을 부분적으로 개선한다. 두피 마사지법을 소개한다. 좌우로 가볍게 목을 움직이며 팔꿈치를 잡고 좌우로 어깨와 겨드랑이를 스트레칭한다. 양손으로 어깨에 솟아 있는 근육을 부드럽게 주물러 근육을 풀어주고 검지와 장지로 정수리를 가볍게 지압한다. 가볍게 주먹을 쥐고 머리를 두드린 후에 엄지를 이용하여 목덜미 지압

점을 자극한다.

바닷물의 염분과 수영장의 다양한 성분을 효과적으로 제거하는 방법은?

- 별다른 방법은 없다. 샴푸를 이용해 깨끗하게 클렌징해야 한다. 샴푸는 거품을 충분히 낸 후에 모발을 깨끗하게 세정하고 마사지하듯 씻어낸다. 평소보다 세심하게 마사지하면 좋다. 샴푸 후에는 린스나 팩 등으로 영양과 수분을 공급하라!

자외선 차단하기

염색 직후의 모발은 태양 광선에 의해 손상이 더욱 심해진다. 야외 활동 중에는 자외선 차단 성분이 함유된 헤어 제품을 사용하거나 모자를 써서 보호해야 한다.

모발을 위한 애프터 케어

- 수딩 및 보습 기능의 샴푸, 컨디셔너를 사용하라. 거품을 많이 내어 부드럽게 감고, 자극을 줄인다.
- 과도한 빗질은 금물이다. 드라이어를 금하라. 자연 건조시켜야 한다.
- 손실된 수분을 보충하기 위한 보습을 해야 한다. 모발 끝부분부터 도포한다. 다 바르고 난 후에는 두피를 마사지하면 굳은 두피를 풀어준다.
- 랩으로 감싸고 그 위에 스팀 타월을 두른 채 반신욕을 하면 혈류 속도가 빨라져 효과를 극대화시킬 수 있다.

헤어 자외선 차단제를 고르는 법

피부의 자외선차단제는 공식적인 SPF 지수가 있다. 그러나 모발 자외선 차단제는 공식적인 표기가 없다. '자외선의 필터 기능을 한다'는 문구로 표현한다. 어떤 성분이 모발 자외선을 차단할까? 헤어 자외선 차단 성분(징크옥사이드, 티타늄디옥사이드, 아보벤존, 에캄슐, 티노소르브, 벤조페논-3, 옥토클리렌, 옥틸메톡시신나메이트, 호모살리에이트 등)을 체크하라!

피부 유형별 자외선차단제의 선택

자외선차단제의 선택에서 가장 먼저 고려해야 할 사항은 SPF 또는 PA 지수가 아니다! 피부 유형이다! 선택이 가장 까다로운 유형, 즉 여드름 피부와 민감성 피부는 무엇보다 성분을 확인해야 한다. 제품 용기 및 상자에 표기된 성분 표에서 피부 자극을 유발하는 화학 성분(벤조페논, 아보벤존, 살리실레이트, 파라아미노벤조산 등)의 존재 유무를 반드시 확인해야 한다. 또한 첩포 검사 후에 구입하는 것이 현명하다.

건성 피부는 수분 함량이 많은 로션이나 크림 타입의 제품을 선택해야 한다. 자외선에 노출되면 피부 수분을 빼앗기기 때문이다. 수분이 충분히 공급되면 자외선을 포함한 외부 자극에 대한 방어력이 강화되므로 건강한 피부를 유지할 수 있다. 그러므로 보습 기능이 있는 자외선차단제를 사용하면 피부의 수분을 유지할 수 있다.

지성 피부는 오일 프리 제품을 선택해야 한다. 자외선차단제는 유분이 많으므로 흔히 사용하지 않는다. 피지 분비가 증가하면 번들거려서 메이크업뿐만 아니라 자외선차단제까지 제거되기 때문이다. 기초 단계에서 겔 타입 로션이나 에센스 중에서 한 종류를 사용하고 마지막 단계에서 자외선차단제를 사용하라. 최근에는 다양한 성분을 이용하여 매끈한 피부를 표현하는 제품이 시판되고 있다.

민감성 피부는 저자극성의 제품을 선택하는 것이 필수적이다. PABA 프리 제품의 자외선차단제를 사용하라! 피부가 예민하고 뾰루지가 잘 생기면 향이 강하거나 자극적인 제품을 피하고 물리적 자외선차단제 제품을 선택하는 것이 좋다. 화학 성분보다 천연 성분을 사용하면 피부에 부담이 적다. 제품을 구입하기 전에 목에 발라보거나 샘플을 사용한 이후에 사용하라. 야외 활동이 많고 피부가 쉽게 붉어지는 타입은 자외선차단제를 2시간마다 덧바르는 것이 중요하다.

첫 번째 요소는 피부 유형

피부는 정상 피부, 지성 피부, 건성 피부, 민감성 피부로 구분한다. 일반적으로 정상 피부는 SPF 15이상의 제품을 사용하면 충분하다. 햇볕에 민감한 피부는 높은 SPF 제품을 사용해야 하지만, 정상 피부와 지성 피부는 유사한 SPF 제품을 사용해도 무방하다. 건성 피부는 정상 피부보다 높고, 민감성 피부보다 낮은 SPF 제품을 사용하라! 지역, 계절, 시간 등의 환경에 따라 가장 적합한 SPF 제품을 선택하고 사용 횟수를 조절해야 한다.

건성 피부

세안 후에 얼굴이 심하게 조이거나 입과 눈 주위에 주름이 유난히 많다. 피부에 각질이 존재하며 색조 화장이 어려운 유형이다. 그러므로 수분 보충과 자외선 차단을 동시에!

1 단계 : 자외선차단제 선택

건성 피부는 기본적으로 유/수분이 부족하므로 유분과 수분을 동시에 보충해 주면서 피부에 밀착되는 제형의 제품을 선택해야 한다. 건성 피부는 크림 타입 제품을 선택해야 한다고 생각하지만 오일 프리 제품 중에서 수분을 공급하는 제품을 선택하라. 자외선 차단 성분이 피부를 산뜻하게 만들며, 수분의 균형을 조절하므로 건강한 피부를 유지할 수 있다. 또한 자외선 노출에 의한 피부 노화와 주름이 쉽게 나타날 수 있기 때문에 보습 성분이 함유된 제품을 사용하라.

2 단계 : 자외선차단제의 효과를 높이는 방법

건성 피부는 유분기가 부족하고 각질이 많으므로 자외선차단제 성분의 흡수 및 유지가 어렵다. 자외선차단제를 바르기 전에 토너로 피부 표면의 각질을 정리하고 수분 크림을 얼굴 전체에 도포해야 한다. 마사지하듯이 흡수시키고 피부의 유분과 수분 조절 및 자외선차단제의 흡수를 높이는 것이 중요하다. 자외선을 가장 많이 받는 이마와 턱은 중앙 부위에 제품을 바르고 바깥 쪽으로 원을 그리듯이 마사지하면서 사용하라. 흡수가 잘 되므로 자외선 차단 효과를 높일 수 있다.

- 자외선차단제가 피부에 고르게 밀착되지 않음
- 수분 크림을 충분히 바른 이후에 사용
- 크림 형태의 제품이 도움

지성 피부

얼굴 전체가 번들거리며 유분기가 많지만 피부결은 거친 편이다. 화장이 잘 지워지고 여드름 등의 피부 문제가 흔하다. 그러므로 번들거림과 과잉 피지의 억제가 중요하다.

1 단계 : 자외선차단제 선택

지성 피부는 자외선에 의해 피지 분비가 현저하며, 자외선차단제 성분이 모공을 막거나 피부에 잔존하므로 유분기에 의해 여드름 등의 피부 문제가 호발한다. 따라서 오일 프리 제품을 선택하면 과잉 피지를 흡착하고 번들거림을 억제한다.

2 단계 : 자외선차단제의 효과를 높이는 방법

과도하게 분비된 피지를 정돈한 이후에 자외선차단제를 사용하라! 유분기가 적은 로션 타입의 자외선차단제를 선택하여도 피지에 의해 염증이 생기고 모공이 커지며 칙칙해 보일 수 있다. 피지 조절 기능이 있는 토너로 피부를 정돈해주거나, 피지 조절용 제품으로 피부를 정돈하라. 특히 T 존과 광대뼈 부위에 집중하라! 물리적 자외선차단제(징크 옥사이드, 티타늄디옥사이드 등)는 피부 자극이 적지만 모공을 막는다. 그러므로 사용 후에는 이중 세안을 해야 한다.

- 피지 분비가 많으므로 자외선차단제가 지워지기 쉬움
- 오일 프리 또는 비면포성(non-comedogenic) 제품
- 로션, 스프레이 형태가 적합
- 스프레이는 얼굴에 직접 분사하는 방법보다 손바닥에 뿌린 이후에 사용

정상(중성) 피부

유분기와 끈적임이 적은 제품을 사용하라. 비누 세안 후에도 피부의 자극이 없으며, 시간이 지난 후에도 피부 상태가 윤기있고 깨끗하다. 여드름 등이 생기지 않는 건강한 피부이다.

1 단계 : 자외선차단제 선택

피부 자극에 강한 중성 피부는 자외선 차단 지수가 높은 제품 보다 SPF 15~30 정도의 제품을 이용하라 . 또한 유분기와 끈적임이 적은 제품 혹은 미스트 형태의 제품은 매우 효과가 있다 .

2 단계 : 자외선차단제의 효과를 높이는 방법

중성 피부는 기본적인 피부 관리에 의해 자외선차단제의 효과를 증대시킨다. 자외선차단제의 성분 흡수가 낮은 볼부터 턱, 이마 순으로 사용하라. 볼 부위를 바를 때에는 코에서 귀 쪽으로, 이마와 턱은 아래에서 위로 도포하라.

민감성 피부

경미한 자극, 환경에 의해 변화가 무쌍한 피부이므로 세심한 관리가 필요한 유형이다.

1 단계 : 자외선차단제 선택

자외선을 받으면 각질층이 손상되며 혈관이 확장되어 붉어지고, 색소 침착을 유발한다. 다른 피부에 비해 피부 장벽이 손상되었기 때문에 자외선의 침투가 현저하다. 이러한 피부는 건조 증상과 색소 침착이 호발한다. 다른 피부보

다 자외선 노출 후에 피부 진정이 필요하다. 피부 장벽이 손상된 상태이므로 민감성 피부를 위한 보습제를 이용하여 피부 장벽의 복원에 주력해야 한다. 자극이 없는 자외선차단제를 지속적으로 사용하면 색소 침착 외에 자외선에 의한 피부 손상을 최소화할 수 있다.

2 단계 : 자외선차단제의 효과를 높이는 방법

민감성 피부의 가장 중요한 습관은 피부 문제를 유발시키는 'PABA' 프리 제품을 확인하라. 민감성 피부는 자외선 차단 성분을 계속해서 덧바르면 트러블을 유발할 수 있기 때문이다. 자외선에 의한 피부 트러블 및 악화가 예상되는 부위는 스팟 제품을 이용하라. 염증을 진정시킨 이후에 자외선차단제를 사용하라. 녹차 티백을 냉장고에 넣어두었다가 자외선차단제의 도포 이전, 즉 토너 단계에서 피부에 30초간 올려두면 피부 진정에 도움이 된다.

- 크림 형태의 물리적 자외선차단제 사용 후에 T존에만 피지 조절용 에센스를 덧바르면 효과적임
- 아보벤존과 같은 화학적 차단제는 피부에 자극을 유발
- 팔 안쪽이나 귀 밑에 피부 반응을 관찰한 이후에 사용

기타

색소침착 피부

자외선 노출 후에 약 72시간 이후부터 색소가 침착된다. 특히 자외선 A는 노출 후 30분부터 멜라닌 생산이 증가되므로 피부 그을림이 즉시 유발된다. 자외선 B는 2~6시간 후부터 일광화상이 발생된다. 색소 침착의 예방을 위해 자외선 노출 후에 민감해진 피부를 신속하게 진정시켜야 한다. 손상 받은 피부를 보호하기 위해 각질이 증가하므로 민감한 증상이 없어진 이후에 부드럽게 각질을 제거해야 한다. 또한 충분한 수분 공급과 미백 제품을 사용해야 한다.

손상된 피부는 과성장한 각질에 의해 각질층이 두꺼워지고 모공 폐쇄에 의해 피지 분비가 억제되므로, 염증이 발생하게 된다. 자외선은 염증의 진행을 더욱 촉진시키고 염증 부위에 색소 침착이 유발된다.

아토피 피부

아토피 피부는 각질층이 손상되어 있다. 그러므로 정상 피부에 비해 자외선 침투량이 증가하므로 염증과 색소 침착이 호발한다. 이러한 피부는 다른 유형에 비해 자외선차단제의 성분을 확인해야 한다. SPF 30 이상의 자외선차단제를 사용하라! 자외선 노출 후에는 차단제를 세밀하게 제거하고, 아토피 전용 제품으로 충분한 수분을 공급해야 한다. 심한 노출 후에는 피부를 진정시켜야 한다.

노화 피부
자외선은 세포의 손상과 세포의 대사에 영향을 끼치므로 노화를 유발한다. 자외선 A가 진피로 침투하므로 DNA, 콜라겐 및 엘라스틴을 파괴하고 변성을 일으킨다.

최상의 방법은 예방이다. 자외선차단제를 365일 사용하는 습관을 통해 피부 세포 손상을 최소화하라! 자외선에 장시간 노출된 후에는 건조 증상이 유발되기 때문에 충분한 수분 공급으로 세포 기능의 회복을 도와야 한다.

잘 타는 까만 피부
햇볕에 단기간 노출되어도 쉽게 피부가 타는 사람은 SPF 30 이상의 자외선 차단 지수가 높은 제품을 사용하라. 베이스 메이크업으로 메이크업 베이스와 파운데이션까지 세심하게 바르는 것이 중요하다. 마지막으로 파우더를 덧바른다.

→ 자외선차단제 SPF 30이상 + 메이크업 베이스 + 파운데이션 + 파우더

붉어지는 하얀 피부
햇볕에 노출되면 피부가 붉어지는 사람은 자외선차단제를 사용하여도 문제를 해결할 수 없다. 자외선차단제나 겸용 기능의 제품을 휴대하면서 수시로 도포하라. 피부가 자극에 민감한 편이므로 메이크업 베이스 겸용 자외선차단제를 사용하라! 그 위에 파운데이션, 트윈 케이크를 덧바른다. 특히 볼 부위는 트윈 케이크를 꼼꼼히 바르는 것이 중요하다.

→ 메이크업 베이스 겸용 자외선차단제 SPF 15 + 파운데이션 + 트윈케이크

피부 유형	특징	제품선택
정상 피부	T존 부위에 유분기가 있으며, 볼 부위는 약간 당기는 듯한 느낌이 든다. 부위에 따라 유분이 존재하거나 건조함을 느낀다.	피부에 자극이 없는 다양한 제형의 제품
건성 피부	모공이 매우 작고 각질이 현저하며, 피부 톤은 활기가 없다. 잔주름이나 주름이 쉽게 발생한다.	크림 타입의 자외선차단제
지성 피부	피지가 심하게 분비되며, 뾰루지가 쉽게 생긴다. 모공은 매우 커진 상태이다.	오일프리, 로션 타입의 자외선차단제
민감성 피부	외부 자극에 의해 피부가 붉은 색을 띠며, 외적 환경에 의해 얼굴이 쉽게 붉어진다.	피부에 트러블을 일으키지 않는 저자극성 제품

피부에 적합한 제품 선택법
제품을 구입하기 이전에 팔꿈치 안쪽에 도포한 이후에 피부 반응을 확인하라.

광피부 유형

분류

Fitzpatrick은 피부의 홍반과 흑화의 정도에 따라 6가지 유형(피부 유형 I~VI)으로 분류하였다. 봄~여름철에 아무 것도 바르지 않고 30~45분 정도 일광욕을 할 경우에 홍반은 발생하지만 흑화되지 않는 사람을 피부 유형 I, 홍반은 일으키지만 거의 흑화되지 않은 사람을 피부 유형 II, 홍반을 일으키고 서서히 흑화되는 사람을 피부 유형 III, 약간의 홍반을 일으키고 곧 흑화되는 사람을 피부 유형 IV, 거의 홍반을 일으키지 않지만 반드시 흑화되는 사람을 피부 유형 V, 홍반을 일으키지 않고 매우 흑화되는 사람을 피부 유형 VI으로 분류하였다.

Fitzpatrick의 광피부 유형 분류	
광피부 유형	자외선에 의한 피부변화
I	바로 붉어지나 검어지지 않음
II	바로 붉어지고, 약간 검어짐
III	붉어진 후 검게 됨
IV	약간 붉어지거나 바로 검어짐
V	좀처럼 붉어지지 않고, 반드시 검어짐
VI	결코 붉어지지 않고, 매우 검어짐

(봄~여름에 아무것도 바르지 않고 30-45분정도 일광욕을 한 후의 피부 상태에 의한 분류)

① 한국인 광피부 유형

한국인의 피부 유형은 Fitzpatrick의 피부 유형 분류에 의하면, III형이 48.8%로 가장 많았으며, III, IV, V형이 88.8%를 차지한다.

한국인의 피부 유형 분류					
피부 유형	I	II	III	IV	V
비율	2.4%	8.8%	48.8%	22.2%	17.8%

(서울대학교 윤재일교수 보건의료연구개발사업 보고서)

② 한국인의 최소 홍반량

피부에 홍반을 일으키는 최소한의 자외선량은 사람의 피부 유형에 따라 차이가 있다. 백인종, 황인종, 흑인종의 평균 최소 홍반량은 차이가 있으며, 연세대학교 박윤기 교수의 연구 결과에 의하면 한국인은 37 mJ/㎠이었다.

피부 유형에 따른 특성과 자외선차단제						
유형	일광화상	Tanning 정도	인종	피부암 발생 위험도	Sunscreen	No. SED for 1 MED (day/activity)
I	high	none	Celtic/Irish (blue eyes, red hair, freckles)	high	15/25-30 (waterproof)	1-3(melano-compromised)
II	high	poor	Fair-skinned individuals (blond hair)	high	12-15/25-30 (waterproof)	
III	moderate	good	Most caucasians	low	8-10/15 (waterpfoof)	3-7(melano-compromised)
IV	low	very good	Hispanics, Asians	low	6-8/15 (waterproof)	
V	very low	excellent	Indians, middle Easterners	very low	6-8/15 (waterpfoof)	7-12(melano-compromised)
VI	very low	excellent	Blacks	very low	6-8/15 (waterproof)	

SED (Standard erythema dose), MED (Minimal erythema dose)

Bauman의 16가지 분류

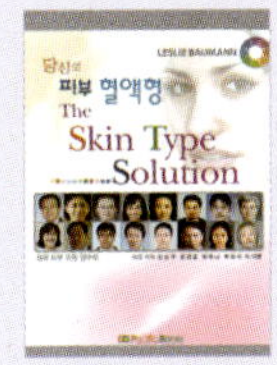

건성, 지성, 복합성, 민감성, 정상 유형으로 분류하고 있는 방법을 피부미용 분야에서 흔히 사용하고 있다. 이러한 분류는 1900년 초기에 Helena Rubinstein이 처음 제시하였다.

바우만은 피부 유형을 지성 vs 건성, 민감성 vs 저항성, 색소침착 유무, 탱탱함 vs 주름의 4종류로 구분하였다. 이러한 구분은 4가지 항목에 대한 설문조사를 바탕으로 하고 있다. 소분류는 4가지의 대분류를 기초로 하였고 16가지의 아형으로 구분하였다.

(참조 : 당신의 피부혈액형, 2012년, 퍼시픽 출판사)

광보호가 필요한 피부 유형의 대처 방법

- 일광화상 주의! Five or more sunburns significantly increase your risk of developing skin cancer.
- 선탠 금지! Ultraviolet light from the sun and tanning beds can cause skin cancer and wrinkling. If you want to look like you've been in the sun, consider using a sunless self-tanning product but continue to use sunscreen with it.
- 자외선차단제 사용! Apply sunscreen generously and evenly to all exposed skin 20min before going outside. Don't forget to protect ears, noses, lips and the tops of feet. Use a broad-spectrum, water-resistant sunscreen with a SPF of at least 30. Reapply after swimming or sweating, and every 2 hours, even on cloudy days.
- 보호용 의복 착용! Wear sun-protective, tightly woven clothing,such as a long-sleeved shirt, trousers and a broad-brimmed hat. Wear sunglasses that filter 99-100% of UVA and UVB radiation, preferably wrap-around sunglasses that provide side protection.
- 그늘을 찾아라! Seek shade whenever possible and avoid outdoor activity when the sun's UV rays are strongest between 10 a.m. and 4 p.m. Always keep babies less than 12 months in the shade.
- 추가적인 주의 사항(물, 눈, 모래)! Water, snow and sand reflect the damaging rays of the sun, which can increase your chance of sunburn.
- UV지수 확인! The UV index provides important information to help you plan your outdoor activities in ways that prevent overexposure to the sun. In many countries the UV index is reported with the daily weather forecast or on the internet.
- 비타민D 섭취! Get vitamin D safely through a healthy diet that includes foods fortified with vitamin D and vitamin supplements. Do not seek the sun for vitamin D.

연령/성별 자외선차단제의 선택

연령과 관계 없이 자외선차단제를 사용해야 한다. 청, 장년뿐만 아니라 어린이와 노인도 필요에 따라 반드시 사용해야 한다. 오전 10시~오후 2시는 자외선이 가장 강하다는 사실을 기억하라! 어린이의 야외 활동은 계획을 수립해야 한다. 외출 시에는 챙이 있고 촘촘하게 짜인 모자를 쓰고, 긴 소매가 있는 상의 및 바지를 입혀야 하며, 자외선 차단 기능이 있는 SPF 제품을 도포해야 한다. 6개월 미만의 유아는 태양 광선을 피해야 하며, 부득이한 경우에는 앞에서 기술한 방법을 이용하라. 자외선 차단용 화장품은 사용하지 않는 것이 바람직하지만 돌이 지나면 사용할 수 있다. 어린이용 제품이 별도로 시판되고 있으며, 어른용 제품을 사용할 경우에는 오일이 포함된 제품이 좋다. 눈 주위에 바르면 어린이가 손으로 눈을 자주 비비므로 부작용이 나타날 수 있다. 그러므로 눈 주위를 피하여 도포하라. 어릴 때부터 자외선 차단 화장품을 바른 경우와 바르지 않은 경우를 비교한 다양한 연구 결과에 의하면 피부암 등의 유해한 질환의 발생 빈도는 바르지 않은 경우에 매우 증가하였다.

태양 광선에 가장 위험한 사람

어린이와 유아를 태양 광선으로부터 보호하는 행위는 매우 중요하다. 다음과 같은 사람은 특히 태양 광선에 주의해야 한다.

· 일광화상의 과거력, 기미, 주근깨가 생기는 사람
· 많은 시간을 실외에서 보내는 사람
· 피부암 치료를 받은 경험이 있는 사람
· 피부암, 특히 흑색종의 가족력이 있는 사람
· 고도에서 휴가를 보내는 사람(고도가 약 300 m 높아지면 자외선은 4~5% 증가함)
· 적도 부근에서 살거나 휴가를 보내는 사람
· 특이 질환(광과민성)이 있는 사람
· 특별한 의약품을 사용하고 있는 사람(여드름 치료제, 테트라싸이클린 등의 항생제, 항히스타민제, 에스트로겐 함유 경구용 피임제, 나프록센나트륨 등의 비스테로이드성 소염제, 페노치아진, 설파제, 3환계 항우울제, 치아지드 유도체, 경구용 비만 치료제와 같은 설포닐우레아)

어린이

자외선에 의해 3세 이전에 손상 받은 피부는 80세까지 지속된다. 아기의 피부는 성인에 비해 자외선에 대한 방어 능력이 낮다. 그러므로 유아기에 발생한 피부 손상은 기미, 주근깨, 검버섯의 원인이 된다. 유, 소아기에 발생한 단 한 번의 일광화상

표 3-15. 자외선차단제의 적응증/금기증

▪ **적응증**

Protection from ultraviolet radiation to prevent the following :
Sunburn-FDA approved
Skin or lip damage, freckling, skin discoloration-FDA approved
Skin aging-FDA approved
Skin cancer-FDA approved
Phototoxic or photoallergic drug reactions
Photosensitivity diseases
Photoaggravated dermatoses

▪ **금기증**

Known sensitivity to any active sunscreen ingredient or vehicie ingredient contained in product
Infants less than 6 months of age
As the sole component of an overall program of photoprotection*

* A complete program of sun protection includes protective clothing shade and sun avoidance

은 성인이 되면 피부암 발생이 2배 정도 증가한다는 보고가 있다. 자외선이 강한 북미, 호주에서 자외선에 의한 피부 손상의 80%는 18세 이전에 나타난다. 평생 노출된 자외선 양의 1/3은 18세 이하에서 받게 된다. 즉, 건강하고 탄력 있는 피부의 유지는 어릴 때부터 철저한 대비가 필요하다.

6개월 이전의 아기는 자외선차단제 사용보다 외출을 피하며 의복을 이용하여 피부를 보호해야 한다. 부모는 어릴 때부터 자외선차단제의 교육과 지도가 필요하다.

영아(1~2세): 가급적 외출 자제

자외선차단제는 생후 6개월 이후에 사용 가능하지만 2세 이전의 아이에게 연고나 크림을 사용할 경우에 세심한 주의가 필요하다. 2세 이전까지는 자외선차단제를 바르지 않는 것이 좋다. 외출할 경우에 모자나 양산, 유모차의 차양을 이용해 햇빛이 직접 피부에 닿지 않도록 하고 긴 옷을 입힌다.

유아(3~7세): 저자극성 자외선차단제 사용

성인 피부보다 각질층이 얇고 피지 분비량이나 멜라닌 색소가 적다. 성인보다 자외선이 피부에 쉽게 침투하므로 일광화상이 호발한다. 생후 24개월 이후의 유아는 자외선차단제를 반드시 사용하라! 유아기에는 어린이 전용이나 순한 타입의 자외선차단제를 사용하라. 사용 전에 아이의 손목 안쪽에 도포하라. 알레르기 유무를 검사하면 도움이 된다.

어린이(8~13세): 땀에 강하고 차단력이 높은 자외선차단제 사용

연약한 피부를 위해 자외선 차단 지수가 낮은 제품을 사용하지만, 햇빛 아래서 뛰어 노는 아이는 SPF 30~50이 적당하다. 또한 어린이는 땀에 의해 자외선차단제가 잘 지워지므로 두껍게 자주 덧발라주며, 물에 강한 워터프루프 타입을 선택해야 한다. 장시간 밖에서 놀이하는 경우에 차단력이 높고 땀에 강한 자외선차단제가 필요하다.

태양 광선으로부터 어린이를 보호하는 방법

- 오전 10시~오후 2시는 자외선이 가장 강하므로 야외 활동 계획을 수립하여야 한다.
- 챙이 있고 촘촘하게 짜여진 모자를 쓰고, 긴 소매가 있는 상의 및 바지를 입혀야 하며, 차단력이 높은 SPF 제품을 사용하라.
- 자외선 A 및 B를 모두 차단하는 선글라스를 선택하여야 한다(자외선은 백내장을 악화시킴).
- 6개월 미만의 아이는 태양 광선을 피해야 하며, 자외선은 유아의 피부에 자극을 줄 수 있다. 또한 유아의 눈은 태양 광선에 취약하다.
- 수영장 감시원, 정원사, 건설 현장에서 일하는 십대의 피부는 특히 위험하다. 따라서 태양 광선에 노출되기 전에 적당한 방어가 필요하다.
- 인공적인 썬탠을 피하라. 일광욕은 30분 이상 금지!
- 광과민성 질환, 광과민성/광독성 유발 약물을 피하라.
- 규칙적인 피부 검진을 받아라.
- 반사광을 주의하라(물, 모래, 눈, 시멘트, 구름). 흐린 날에도 자외선차단제를 도포하라.

소아용 제품 구입 시 주의 사항

성분 표시를 꼼꼼하게 읽어라(체크 포인트!!!)

- PABA, 옥시벤존, 벤조페논, 아보벤존이 함유된 제품은 피하라.
- 이러한 화학적 자외선 차단 성분, 특히 PABA(파라아미노벤조산)는 피부에 자극을 줄 수 있다.
- 물리적 자외선 차단 성분이 들어 있는지 확인하라. 징크 옥사이드, 티타늄 디옥사이드 등의 물리적 자외선 차단 성분이 포함된 제품을 선택하라. 자외선을 흡수하지 않고 반사하므로 자극이 적다.
- 방부 성분, 즉 파라벤은 피하라.
  파라벤은 여전히 논란 중인 성분이지만 안전을 위해 배제하는 것이 좋다.
  파라벤의 대안으로 사용하는 페녹시 에탄올은 피부 점막을 자극할 수 있다.
- 생후 6개월 이후부터 사용하라(FDA는 6개월 미만은 사용금지). 돌 전후에 사용할 수 있으나, 신생아 때에는 금지하라. 외출을 피하거나 옷이나 싸개로 감싸주면 OK!.

소아 피부의 특징
- 표피가 얇고 멜라닌 색소가 적으며 아포크린선, 피지선의 활동이 적음.
- 어린이의 자외선 노출 정도는 어른에 비해 평균 3배 많음
- 18세 이전에 노출되는 자외선 양이 평생의 60~80%를 차지
- 자극에 의한 민감성 증가
- 성인에 비하여 피부를 통한 체외 물질의 흡수가 잘됨

여성

용도에 합당한 자외선차단제를 고르는 것이 중요하다. 일상 생활용은 사용감이 가벼운 제품이 좋고, 야외 활동은 지속력이 뛰어난 제품이 좋다. 기미, 잡티가 있는 여성은 화이트닝 기능이 추가된 제품을 사용하면 더욱 효과가 있다. 입술, 눈가, 귀 등의 민감한 부위는 한 번 더 도포하라! 야외 활동 중에는 휴대하면서 자외선 노출이 많은 부위에 2시간마다 덧발라준다.

일상 생활

실내에서도 아무것도 바르지 않으면 주름과 색소를 가중시키는 원인이 된다. 실내에 있어도 자외선 차단은 필요하다. 자외선 차단 코팅이 된 유리창이 아니면 어둡거나 흐린 날에도 자외선 A는 영향을 끼친다.

실내에서는 SPF 20~30, PA ++ 정도가 좋다. 운전을 하는 경우에 자외선 차단은 매우 중요하다. 자동차 창에는 자외선 차단 필름을 붙이고, 핸들을 잡는 팔과 목까지 자외선차단제를 사용해야 한다. 자외선차단제는 SPF 30 이상, PA +++ 정도가 좋다.

여름철에는 자외선차단제를 반드시 도포하라. 낮 시간에는 자외선 지수가 높으므로 SPF 30~50, PA +++의 제품을 선택하라!

피서지

여름철의 바닷가는 어느 장소보다 자외선이 강하다. 그러므로 SPF 50, PA +++가 좋고, water-resistant 또는 waterproof 제품을 구입하라. 물에 젖은 피부는 자외선차단제가 잔존하여도 2~3시간마다 덧바르는 것이 좋다. 물에 젖은 피부는 자외선 투과율이 평소보다 4배나 높아진다. 물에 젖었을 때는 몸의 물기를 즉시 닦는다. 우산이나 양산, 파라솔 밑에 있어도 지면, 모래에서 자외선은 반사되므로 주의하라! Water-resistant 제품을 사용한 후에는 전용 클렌저를 이용하면 피부 문제를 감소시킨다.

남성

피부 관리에 무관심한 남성이 많다. 피부 노화는 남성이라고 예외가 아니다. 남성 피부는 여성에 비하여 피지 분비가 많고 수분량이 적으므로(⅓) 피부 문제가 생기기 쉽다. 잦은 면도에 의한 피부 손상 때문에 세균 감염이 흔하며, 외부 환경에 자주 노출되므로 노화가 촉진된다. 40대에 접어들면 얼굴 전체에 탄력이 떨어지며, 50대 이후에는 주름이 깊어지고 피부 처짐이 현저하다.

기온이 높아지고 땀이 많이 나는 여름은 피지 분비량이 증가하므로 여드름이 악화되기 쉬운 계절이다. 잦은 야외 활동과 강력한 자외선은 피부를 손상시킨다. 자외선은 공해가 없는 곳일수록 강하기 때문에 야외에서 장기간 활동하는 여름철에는 자외선에 과도하게 노출된다. 그러므로 자외선차단제를 바르고 모자, 선글라스 등을 착용해 피부를 보호해야 한다.

자외선은 피부 노화에 악영향을 끼치는 대표적인 원인이다. 자외선에 의해 유발되는 활성산소는 피부에 독성 작용을 일으킨다. 자외선은 일광화상, 기미, 잡티, 검버섯 등의 원인이 되며, 콜라겐과 엘라스틴의 변성을 초래하므로 피부 탄력이 줄어들고 노화를 촉진한다. 야외 활동이 많은 사람은 피부 노화가 빨리 나타나며, 피부암을 유발하기도 한다.

최근 10년 사이에 20~30대 남성의 피부암 환자가 5배 증가하였고, 자외선과 관련된 질환이 호발하고 있다. 대한피부과학회는 1995~2005년에 자외선과 관련이 있는 피부암, 검버섯, 기미 등의 3개 질환을 대상으로 20개 대학병원에 내원한 1만 9,339명을 분석하였다. 피부암은 1995년 777명에서 2005년에 1,712명으로, 검버섯은 2,388명에서 4,621명으로 각각 두 배로 증가하였다. 20, 30대 피부암 환자의 증가가 눈에 띄었다. 20~30대의 환자는 27명에서 103명으로 3.8배로 늘었고, 특히 남성은 9명에서 46명으로 5배 증가했다. 검버섯은 390명에서 541명으로 1.4배 늘었다. 이유는 여성에 비해 남성은 스포츠 등의 야외 활동이 많으며 자외선 차단 제품을 사용하지 않는 경우가 많기 때문이다. 피부암의 증가는 오존층 파괴와 같은 환경적 원인도 있다.

검버섯은 60대 이후에 호발하는 노인성 질환이다. 피부암은 자외선과 발암 물질에 장기간 노출될 경우에 발생하기 때문에 청년은 비교적 안전하다고 간주하였다. 그러나 본 조사에서 피부암, 검버섯, 기미 환자 중에서 60대가 44%로 가장 많았다. 그러나 30대는 12%, 20대는 6%이므로 젊은 층도 안전하지 않았다.

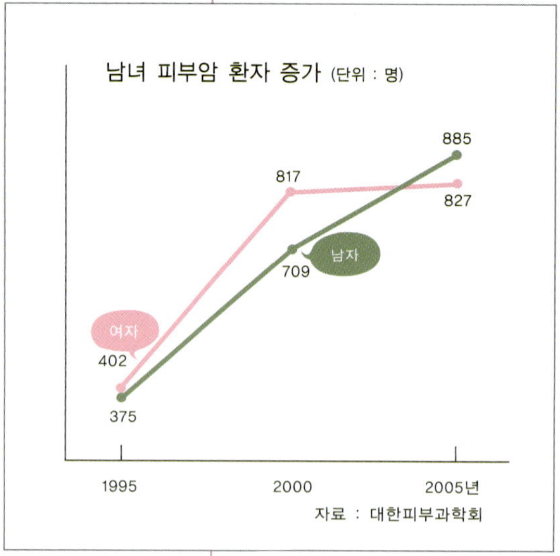

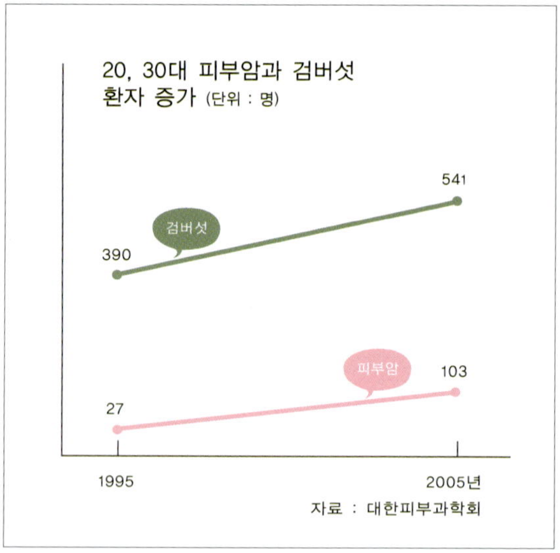

노인

노화는 피부에서 시작된다! 피부 관리의 핵심은 자외선 피하기!

노화가 가장 먼저 눈에 띄는 곳은 피부다. 피부 노화는 20대부터 시작된다. 노화 피부는 진피 조직이 약해지고 피부 세포의 결합력이 현저하게 감소된다. 진피층이 얇아지고 면역 반응이 감소된다. 콜라겐과 엘라스틴 양이 급격하게 줄어들 뿐 아니라 변성이 나타난다. 또한 얼굴 부위의 피하지방층이 감소하고, 수분 및 탄력 섬유의 소실과 함께 색소 침착이 진행된다.

노년층의 주된 고민은 주름, 검버섯, 흑자, 다크 서클, 상안검 이완증이다. 노화 현상은 피부의 탄력 저하 및 색소 침착에 기인한다. 원인 제공자는 자외선이다. 자외선에 많이 노출되는 얼굴 · 팔 · 손 등은 주름 외에 색소 침착 및 탈색, 피부 건조증, 탄력 감소 등의 변화가 나타난다. 엉덩이나 배와 같이 자외선에 거의 노출되지 않는 부위는 상대적으로 노화 현상이 늦다.

피부 나이를 되돌리는 의학적 시술 방법

흑자는 자외선에 장시간 노출되면 얼굴 · 손 등에 나타나는 갈색 반점으로서 70세 이상 노인의 90%에서 관찰할 수 있다. 색소 레이저를 이용하여 1~3회 치료하면 제거할 수 있다.

검버섯의 의학 용어는 '지루 각화증'이다. 자외선에 의한 노화 현상으로서 멜라닌 색소가 특정 부위에 과도하게 침착된다. 갑자기 수가 많아지고 커지면 내부 장기에 악성 종양이 있다는 것을 의미하므로 전문의의 상담을 받는 것이 좋다. 검버섯은 색깔, 두께, 조직의 차이에 따라 레이저를 선택한다. 얇고 색소만 있는 검버섯은 색소성 질환에 적용되는 큐스위치 레이저를 사용한다. 두꺼운 병변은 어븀야그 또는 탄산가스 레이저를 이용하면 쉽게 제거된다. 주름을 개선하는 박피술은 피부를 벗겨 피부 재생을 촉진시킨다. 다양한 시술 방법이 개발되었다.

생활 속의 피부 관리

젊고 건강한 피부를 유지하는 첫째의 생활 수칙은 자외선 차단이다. 나이와 성별을 불문하고 자외선은 피부를 검게 하고 주근깨나 기미 등의 잡티를 생성하거나 악화시키며 주름을 만든다. 외출 30분 전에 계절 · 시간 · 날씨와 관계 없이 자외선차단제를 사용하라.

둘째, 피부의 수분 유지이다. 피부가 건조하면 각질이 생기고 당기는 현상이 심해진다. 실내에서 가습기를 틀어놓고, 보습제 사용 및 하루 8잔 이상 물을 섭취하면 피부에 충분한 수분을 공급한다.

셋째, 흡연과 음주를 피하라. 흡연은 세포 호흡을 막고 혈관을 수축하므로 피부 세포에 수분과 영양 공급을 방해한다. 진피의 재생을 막거나 주름의 원인이 된다. 또 상습적인 알코올 섭취는 피부를 늙게 만든다.

넷째, 충분한 휴식과 수면을 취하라. 미인은 잠꾸러기라는 말이 있다! 피부에게 휴식을 제공하면 늙지 않는다.

다섯째, 비타민을 섭취하라. 비타민 A와 C는 피부를 재생하고, 토코페롤(비타민 E)는 C와 함께 항산화제이므로 피부 노화 예방에 좋다. 비타민 흡수를 돕는 스킨 케어는 도움이 된다.

계절별 자외선차단제의 선택

봄

봄에는 며느리를 밭에 보내고 딸은 집에 있게 한다!

봄빛은 여름에 비해 자외선 지수는 낮지만 피부에는 더 치명적이다. 겨울 동안에 약해진 자외선과 추위에 의해 실내 생활에 익숙하다. 그러므로 방어력이 저하된 피부는 강해진 봄의 자외선과 잦은 야외 활동에 적응하지 못한다. 강렬해진 자외선에 무방비로 노출된 피부는 예민해지고 경미한 자극에도 쉽게 손상 받기 때문에 여름철보다 자외선 차단에 신경을 써야 한다.

자외선 A는 피부 표면에만 영향을 미치는 자외선 B에 비해서 피부 깊숙이 침투하므로 탄력 섬유를 파괴하고 변형시킨다. 그러므로 봄볕을 많이 받으면 피부 탄력이 감소하므로 주름이 쉽게 생기고, 멜라닌 색소가 침착되므로 기미나 주근깨 등의 피부 문제가 나타나거나 피부색이 검게 변한다.

봄철 자외선에 의한 피부 손상을 줄이는 방법

충분한 수분 공급

자외선에 장기간 노출된 피부는 수분이 부족하여 건조하고 탄력을 잃은 상태가 된다. 이때에 주름이 생기면서 피부 노화가 진행된다. 노화를 방지하기 위해서 인위적으로 피부에 수분 공급을 꾸준히 시행해야 한다. 커피나 탄산 음료 대신에 물을 하루 8잔 이상씩 마시고, 장시간 지속되는 수분 크림을 수시로 덧발라주는 것이 좋다.

외출 시간을 고려하자.

오전 10시~오후 2시에는 자외선 양이 가장 많은 시간대이다. 따라서 자외선의 피해를 줄이기 위해서 야외 활동을 피하자. 외출해야 할 경우에는 몸에 딱 맞는 옷보다 헐렁한 옷이 좋다. 햇빛은 밀착된 의복 사이로 침투할 수 있기 때문이다.

자외선차단제는 필수품이다.

비가 내리는 날에도 맑은 날의 70% 내외의 자외선이 존재하므로 흐리거나 비가 오는 날에도 자외선차단제는 반드시 사용해야 한다. 또한 자외선은 얼굴 외에도 목, 팔, 입술까지 영향을 준다. 얼굴만 자외선 차단을 해주는 것보다 손, 목 등에도 세밀한 관리가 필요하다.

자외선 노출은 피하자.

선글라스, 양산, 모자 등을 활용하면 자외선 차단에 큰 효과가 있다. 모자는 얼굴 부위의 자외선을 차단해 주는 일등 공신이다. 안구에 도달하는 자외선을 차단하기 위해서 선글라스 이외에 모자와 양산을 이용하여 자외선을 차단해야 한다. 선글라스는 자외선 차단 효과가 있는 제품을 선택하라!

채소와 과일을 섭취하자.

기미나 주근깨 등의 색소성 피부 문제가 있는 사람은 자외선에 노출되면 악화된다. 색소 침착을 막기 위해서 달걀 흰자, 두부, 등 푸른 생선, 신선한 과일과 채소, 견과류를 섭취하면 도움이 된다. 멜라닌 색소의 파괴를 막는 항산화제는 비타민 A, C, E 등에 풍부하게 들어 있기 때문이다.

여름

강한 자외선, 고온다습한 환경, 과도한 땀과 피지 분비로 인해 피부에 많은 손상을 주는 시기이다. 그러므로 각종 피부 질환(아토피 피부염, 여드름, 땀띠 등)과 색소침착, 잔주름 등이 잘 생긴다.

더러워진 피부 생태, 피부 저항력 감소(잦은 목욕과 비누 사용에 의한 pH 변화), 피부 건조, 탄력성 및 윤기 소실이 현저해진다.

피부 청결

- 과도한 피부 자극 및 목욕을 금지해야 한다.

생활 환경 관리 및 균형 유지

- 실내외 온도의 유지에 집중하라.
- 영양화장수를 사용(피부 건조증)해야 한다.
- 차게한 수렴화장수를 이용한 수렴마스크(지성 피부)를 사용하라.
- 외출시에 모자, 양산, 자외선차단제 도포 또는 비타민 C, E가 함유된 크림을 도포하라.
- 두꺼운 화장을 피하라(땀분비 억제에 의한 피부 손상).
- 과도한 땀분비 후에는 산성 화장수(아스트리젠트)를 사용하라.

가을

강렬한 자외선, 과다한 땀과 피지 분비 등에 시달린 피부는 가을철이 되면서 피부 기능이 현저하게 감소된다. 피부 건조와 피부의 윤기 및 탄력성이 감소한다. 잔주름 증가, 기미, 주근깨와 같은 색소성 병변이 현저해진다. 또한 일시적인 두피의 탈모 현상이 나타난다.

보습력이 충분한 제품을 사용하라.

찬바람이 불기 시작하고 여름철에 비해 수분이 부족한 가을철에는 피부 저항력이 감소한다. 이를 극복할 수 있는 방법은 보습제가 포함된 자외선차단제를 선택해야 한다. 여름에는 유분이 거의 없는 산뜻한 제형을 선호하지만, 건조한 가을에는 어느 정도의 유분이 필요하다.

차단 지수는 SPF 35, PA++ 이상의 제품을 선택하라.

여름에는 레포츠용의 차단 지수가 높은 자외선차단제를 사용하지만, 가을에는 상대적으로 차단 지수가 조금 낮아도 OK! PA가 높은 제품을 선택하는 것이 좋다. PA는 실내 유리창을 투과하는 자외선 A의 차단 정도를 의미한다. 빛에 민감하게 작용하는 레티놀이나 AHA 성분이 들어 있는 제품을 사용하면 반드시 PA를 확인해야 한다. 최소한 SPF 35, PA++ 이상의 제품을 선택하고, 외출이 길어지면 반드시 재 도포하라!

기능성 제품이 유리하다.

여름용 자외선차단제는 자외선 차단이 주된 기능이지만, 가을용 자외선차단제는 의미가 다르다. 차단 지수는 조금 낮아도 보습력이 충분하고 사용감이 좋거나, 커버력이 있으며, 피부 표현을 중시하는 가을 메이크업 제품 또는 미백이나 항노화 기능이 추가된 제품을 선택하라.

겨울

찬바람 때문에 피지와 땀 분비가 감소하며 피부가 거칠어지고 건조해지는 계절이다. 피부 관리를 소홀히 하면 노화가 급격하게 진행될 수 있다. 자외선차단제는 1년 내내 사용하는 습관이 필요하다. 구름과 안개가 낀 날, 눈과 비가 오는 날에도 피부에 영향을 준다. 그러므로 집 안에서도 자외선 차단은 반드시 필요하다. 겨울 산행이나 스키 등의 겨울 스포츠를 즐긴다면 피부 장벽 기능을 강화하는 자외선차단제를 선택해야 한다.

겨울에도 자외선차단제를 사용하라 .

겨울은 여름에 비해 자외선의 강도가 약해진다. 그러나 파장이 긴 자외선 A의 지표면에 도달하는 양은 여름철과 거의 유사하다. 자외선 A에 장기간 노출되면 색소 침착, 피부 노화를 유발하므로 피부를 손상시킨다. 눈이나 얼음은 자외선의 80%~90%를 반사시킨다. 특히 해발 1,000m 고산지에 있는 스키장은 지표면보다 20%가 많은 자외선에 노출될 수 있다. 일상 생활용 자외선 차단 지수는 SPF 15 이상이 적당하다.

스키나 골프와 같은 야외 활동은 SPF 30, PA++ 이상의 제품을 선택해야 한다. 땀과 눈에 제거되지 않는 워터프루프 제품을 선택하라. 2~3시간마다 자외선차단제를 재 도포하라.

고산지의 스키장에서는 SPF 30 이상과 자외선 A를 동시에 막아주는 제품을 선택해야 한다. 눈 주위 피부는 아이 크림을 사용한 후에 눈가 전용의 자외선차단제를 덧바르고 고글을 착용하라.

눈 오는 날은 자외선 지수가 높아진다.

자외선 지수는 적도 부근으로 갈수록, 고지대일수록, 내륙보다 해안 지역, 도시보다 지방이 더 강하다. 스키장이 아니어도 눈이 쌓여 있는 경우에는 햇빛의 약 85%를 반사하므로 피부에 자극을 준다. 색소성 질환(기미, 잡티 등)을 유발할 수 있다.

스포츠와 자외선차단제

운동 선수(야구, 스키, 육상, 하키, 골프 등)는 프로, 아마와 관계없이 피부암이 발생할 수 있다. 땀에 의해 2배 이상의 위험이 증가한다. 피부의 발한은 홍반을 유발하는 최소한의 자외선 노출 용량(최소 홍반량)을 낮추기 때문이다.

올림픽 마라톤에서 동메달을 획득한 미국의 디나 카스토에게 피부암이 발생하였다. 그는 "건강한 피부를 유지하기 위해서 자외선차단제를 바르거나 햇빛을 차단하는 의류나 모자를 착용해야 한다. 햇빛이 강할 때에는 노출을 최소화하고 항산화 물질이 포함된 음식을 섭취해야 한다. 또한 피부과의 정기 검진도 중요하다"고 호소하였다.

피부암은 실내 운동 선수에게도 발생한다. 내셔널 아이스하키 리그(NHL)에서 활약한 마크 쿨렌(Mark Cullen) 선수는 2002년 팔의 안쪽에 가장 치명적인 피부암(악성 흑색종)을 진단받았다. 미국에서는 매년 100만명 이상이 피부암 진단을 받고 있다. 이 중에 10만 8천명 이상은 악성 흑색종이다. 65분마다 1명이 악성 흑색종으로 사망하므로 연간 사망자는 약 8천명이다.

한국인의 피부암 발생률은?

서양에 비해 피부암 발생 빈도가 낮은 한국은 피부암에 대한 연구가 미약한 편이다. 피부암 발생에 대한 전국적인 통계 조사는 시행되지 않았으나, 대학 병원의 피부과에서 조사한 결과에 의하면 피부과 초진 환자의 0.1~1%가 피부암으로 판명되었다.

한국인의 피부 악성 종양은 기저 세포암이 30~40%, 편평 세포암이 27%, 악성 흑색종이 16%를 차지하였다.

피부암 중에서 한국인에게 가장 치명적인 암은?

인종과 상관없이 치명적인 암은 악성 흑색종이다. 악성 흑색종은 모든 암 중에서 가장 예후가 불량하다. 국소 림프절 전이가 있으면 5년 생존율이 36%이며, 원격 전이가 일어나게 되면 5년 생존율은 5%로 급격하게 감소한다.

스키장

국내 스키장은 복잡하고 좁은 슬로프, 스노보드가 함께 이용하므로 무릎 부상(전방 십자인대 파열)이 흔하게 발생한다. 그 외의 다양한 외상이 생기지만 수 개월만 고생된다. 그러나 눈과 피부의 후유증은 축적되고 증상이 비교적 늦게 나타날 수 있다.

스키장의 제 1 복병은 자외선이다.

스키장의 눈은 80~90%의 햇빛을 반사한다. 모래사장의 햇빛 반사율이 15~20 퍼센트인 것과 비교하면 4배 이상 높다. 눈과 피부에 치명적일 수밖에 없다. 눈이 자외선에 노출되어 발생할 수 있는 질환은 두 가지 형태로 구분한다.

급성 손상은 단시간 동안 자외선에 노출되면 발생하는데, 광각막염과 광결막염이 대표적이다. 광각막염은 각막을 구성하는 세포, 즉 각막 상피의 염증과 손상에 의해 눈이 부시고 눈물이 나며 눈에 통증이 발생한다. 광결막염은 눈이 충혈되고 눈동자 주위의 흰 부분(구결막)이 부풀어 오르는 증상을 일으킨다. 급성 손상은 자연적으로 치유가 되지만, 한 번 손상된 각막은 재발할 가능성이 높다.

만성 손상은 지속적으로 자외선에 노출되면 발생한다. 눈의 수정체가 흐려지면 시력 장애를 일으키는 백내장, 눈시울 근처 결막의 군살이 각막에 침입하는 익상편이 발생한다. 백내장이 심해지면 실명할 수 있으며, 익상편이 많이 자라면 시력이 저하되기도 한다 백내장과 익상편은 치료가 가능하다. 자외선에 의해 심각한 시력 저하나 실명까지 진행하는 경우는 흔하지 않으나, 예방 조치가 필요하다.

그러므로 겨울 스포츠에 필요한 선글라스나 고글을 반드시 사용해야 한다. 선글라스 렌즈의 색이 진할수록 자외선 차단 효과가 좋을까? 아니다! 렌즈 색이 짙으면 눈이 어두워져 눈꺼풀과 동공의 방어 작용이 약화된다. 동공이 커지면 동공을 통과하는 자외선의 양이 많아진다. 그러므로 자외선 차단제가 코팅되어 있고 색이 옅은 선글라스를 선택하라. 가장 좋은 색은 자외선과 적외선을 동시에 차단하는 녹청색이며, 피해야 할 색은 자연 색상을 그대로 받아들이는 회색이다. 렌즈 크기는 큰 것이 좋다. 렌즈의 측면까지 자외선 차단 기능이 되어 있고, 착용했을 때 렌즈가 눈에 가까울수록 자외선 차단 효과가 높다. 안경이나 콘택트 렌즈는 자외선차단제가 코팅되어 있는 제품을 선택해야 한다.

> 미국 피부과 학회에서 운동 선수에게 제시한 'SUN SMART' 예방 가이드 라인을 소개한다.
>
> - 자외선 A와 B를 차단하는 자외선 차단 지수(SPF) 15 이상의 제품을 노출된 피부에 골고루 바른다. 흐린 날에도 2시간 간격으로 차단제를 바르고, 수영이나 땀이 난 후에는 재 도포해야 한다.
> - 긴 소매나 긴 바지, 창이 넓은 모자와 선글라스를 착용한다.
> - 태양 광선은 오전 10시~오후 2시경에 가장 강하기 때문에 되도록 그늘에서 활동해야 한다.
> - 물, 눈, 모래는 태양 광선을 반사하므로 자외선의 위험을 증가시킨다. 이러한 지역에서는 충분한 예방 대책을 세운다.
> - 어린이도 자외선차단제를 사용해야 한다.
> - 비타민제를 비롯한 건강 보조식품이나 음식에서 비타민 D를 충분히 섭취한다. 햇빛에 의한 비타민 D 합성은 무시하라.
> - 인공 태닝은 피한다. 햇빛이나 인공 태양에서 나오는 자외선은 피부암과 주름의 원인이 될 수 있다. 썬탠을 하고 싶으면 태양 광선 없이 피부를 검게 만드는 셀프 태닝을 시행하라. 물론 자외선차단제를 함께 사용한다.
> - 전신의 피부를 점검하는 습관을 갖도록 한다. 피부에 어떤 변화가 나타나거나, 성장하는 흑갈색의 반점 또는 출혈이 동반되면 피부과를 반드시 방문해야 한다.

피부를 완벽하게 보호하려면.........

스키를 타기 30분 전에 자외선 차단 지수(SPF)가 30 이상, PA ++~+++의 제품을 바른다. 자외선차단제는 두세 시간 간격으로 두껍게 덧발라야 효과가 좋다. 자외선 차단 기능이 있는 선글라스는 눈 주위의 피부를 보호하기 위한 필수품이다.

자외선 외에 피부 건조증을 주의해야 한다. 실내의 적절한 습도는 60%이다. 사무실은 이보다 더 낮다. 고온 건조한 환경에 익숙한 피부가 갑자기 스키장에서 장기간 시간을 보내면 건조증이 유발된다. 그러므로 스키장에서는 수분 유지에 신경 써야 한다. 건성 피부뿐만 아니라 지성인 사람도 부위에 따라서 피부 건조증이 나타난다. 피부가 단기간 건조하여도 피부에 멜라닌 색소가 빠르게 증가하고 수분이 감소하므로 노화가 발생할 수 있다. 보습제를 정기적으로 사용하고, 건조증이 심한 부위, 즉 입술도 보호제를 발라 촉촉하게 유지해야 한다.

부위별 피부 관리법

얼굴 스키장에서 눈에 반사되는 햇빛과 자외선은 여름 해변의 자외선보다 4배 이상 강하다. 따라서 스키를 타기 전에 자외선차단제를 도포하면 피부 문제를 예방할 수 있다. 수분 크림과 아이 크림을 바른 후에 자외선차단제를 도포하라. 부위에 따라 자외선에 노출되는 정도가 다르므로 이마, 콧등, 광대뼈 부분은 한 번 더 덧바른다. 소홀하기 쉬운 귀나 헤어 라인에도 반드시 도포하라. 자외선차단제는 SPF 수치와 상관없이 2~3시간마다 덧바른다. 스키를 탈 때는 평소 바르는 제품보다 자외선 차단 지수가 높은 제품을 선택해야 한다. 한꺼번에 많은 양을 바르는 것보다 여러 번 덧바르는 것이 효과적이다.

차가운 바람 때문에 민감하고 건조해진 피부의 지나친 클렌징은 나쁘다. 그러나 여러 번 덧바른 자외선차단제를 말끔히 씻어내기 위해서 클렌징은 필수이다. 피부 자극이 없는 순한 제품을 선택하라! 세안 전에 스팀 타월로 마사지를 시행하면 노폐물을 쉽게 제거할 수 있다. 천연 성분이 함유된 제품으로 세안하고 미온수로 헹궈 낸다. 수분 함량이 높은 클렌징 제품을 사용하면 세안 후에도 피부가 땅기지 않고 촉촉함을 유지할 수 있다.

체간 체온과 땀은 피부 수분량에 영향을 주기 때문에 운동에 의해 피부가 건조해지면서 윤기를 잃고 거칠어진다. 두꺼운 스키복이 피부를 보호한다고 생각하지만 땀과 옷 사이로 스며드는 찬 공기에 의해 피부 건조증이 증가한다. 스키를 즐긴 후에 샤워를 하고 보디 로션을 도포하여 건강한 피부를 유지해야 한다. 민감해지고 혈액 순환이 저하된 피부는 자극이 적고 가벼운 텍스처의 제품을 선택하면 효과가 있다. 보디 로션을 바르는 단계에서 마사지를 병행하면 긴장된 근육을 이완시키고 피로를 없애준다.

손 스키 장갑은 피부를 보호하지만 건조하고 거칠어진다. 손은 동창에 걸리기 쉬울 정도로 피부가 약하기 때문에 주의해야 한다. 건조증에 의해 손이 트고 갈라질 때에는 클렌징 크림으로 손의 노폐물을 닦아낸 후에 각질 제거제를 사용하여 각질을 제거한다. 타월로 가볍게 물기를 제거하고 핸드 크림을 충분히 도포하라. 피부가 거칠면 일주일에 한 번 정도 크림을 바른 후에 랩을 씌우고 20~30분 후에 제거하면 피부가 촉촉하고 부드러워진다.

발 발은 손에 비해 피부가 얇고 피지 분비가 낮으므로 거칠어지며 건조해진다. 각질이 두꺼워지면 냄새를 유발하고 다른 질병을 유발하므로 관리가 필요하다. 무겁고 통풍이 잘 되지 않는 부츠를 신기 때문에 피로가 쉽게 쌓이고 각질 생성이 빨라질 수 있다. 그러므로 스키를 즐긴 후에 족욕을 시행하면 효과적이다. 38℃ 정도의 따뜻한 물에 10분 정도 발을 담근 후에 풋 파일이나 풋 전용 스크럽으로 각질을 제거하라. 발이 심하게 갈라지면 풋 크림을 바른 후에 비닐 랩을 씌우고 양말을 착용하면 건조증이 호전된다.

수상 스포츠(해변가/물놀이/수영장)

막아라 ! (2~3시간 마다 도포)
피하라 ! (오전 10~ 오후 2시 태닝 금지)
채워라 ! (수분 공급)

물놀이 30분 전에 기초 화장품을 바르고 자외선 차단 지수(SPF) 50 이내의 자외선차단제를 얼굴과 목, 전신에 도포해야 한다. 해변에서는 워터프루프 제품을 사용해야 한다. 스프레이형은 효과적이며 덧바르기가 편하다. 물놀이용의 옷은 흰 옷보다 회색이나 검정색과 같은 짙은 색이 좋다. 흰 옷은 햇빛을 반사하기 때문이다.

모자와 선글라스를 착용하고 자외선차단제를 2~3시간마다 덧발라주면 좋다. 물놀이를 장기간 즐기고 싶다면 샤워로 염분을 씻어낸 뒤 자외선차단제를 다시 바르고, 30분 정도 휴식을 취한 이후에 물에 들어가야 한다.

하루 중에서 자외선이 가장 강한 시간대, 즉 오전 10시~오후 2시에는 태양을 피하라! 태닝은 약해진 햇빛을 이용하고, 그늘의 반사광을 이용하는 것이 현명하다. 피부가 화끈거릴 때에는 냉수로 진정시켜 주는 것이 좋다.

물놀이를 마친 뒤에는 샤워를 하고 수분 크림을 바른다. 염분을 최대한 빨리 제거하면 피부 손상을 막을 수 있다.

물놀이 이후의 피부는 수분 부족 현상이 나타난다. 수분이 부족하면 각질이 축적되므로 고가의 화장품을 도포하여도 영양분을 제대로 흡수하지 못한다. 피부에 충분한 수분을 공급해야 한다.

뜨거운 태양에 노출된 피부를 진정시키기 위해서 미지근한 물로 샤워를

수영장 vs. 아토피 피부염

마그네슘이 풍부한 바닷물은 아토피 피부를 호전시킨다는 연구 결과가 보고되었으나 개인에 따라 도움이 될 수 있다. 그러나 아토피 피부염과 수영장은 천적이다. 수영장의 소독제가 예민한 피부를 지극하므로 증상을 더욱 악화시킨다. 물속에는 각종 세균과 오염 물질이 많으므로 피부에 상처가 있거나 염증이 있는 아토피 환자는 감염에 취약하다.

수영장은 많은 사람이 이용하므로 각종 세균의 집합소다. 무좀, 물사마귀, 전염성 농가진(온몸에 물집이 생기는 화농성 염증) 등이 전염되기 쉽다. 이러한 균은 물과 접촉하는 손과 발을 비롯한 전신 피부에 감염되기 쉽고, 수영장의 오염된 물이나 공동으로 사용하는 물품, 감염자에 의해 직, 간접적으로 전염된다.

소아의 아토피 피부염, 성인 아토피 환자는 수영장 출입을 피하라! 수영장을 이용하면, 물놀이는 짧게 마치고 물놀이 후에 깨끗한 물로 씻어야 한다. 일반 비누보다 항균 비누나 아토피용 비누를 사용하라. 피부의 물기가 마르기 전에 보습제를 도포해야 한다.

BEACH BOY/BABY
평생 동안 받는 자외선의 80%는 출생~18세 사이에 노출된다고 한다. 그러므로 소아에서 자외선 차단은 필수적이다. 아이의 피부를 자외선으로부터 보호하는 방법을 숙지하라. 1. 자외선차단제를 충분히 도포하라. 아이는 엄마의 충고를 무시한다. 아이 옆에 자외선차단제를 두고 수시로 바른다. 등에는 스프레이 타입을 사용하면 효과적이다. 2. 민감성 피부는 흡수가 잘되는 겔 타입의 자외선차단제를 사용하라. 자외선이 강한 장소에서는 아이와 함께 햇볕이 내리쬐는 곳과 그늘 사이에서 숨바꼭질을 하라! 3. 물놀이를 할 때는 아이의 피부를 보호하기 위해 긴 소매 수영복을 입히고 모자를 씌우자. 자외선이 차단되는 UPF(천에 사용되는 자외선 차단 지수) 기능의 수영복을 착용하라.

표 3-16. 주의 사항

Depending on latitude and climate, sunscreens may be needed year-round, including on cloudy days, when up to 80% of ultraviolet rays may still reach the earth's surface.

Sunscreens are most important from 10 am to 2 pm (daylight-savings time) when the sun's rays are strongest. If possible, try to avoid significant sun exposure during these peak hours, by staying in the shade or indoors.

For intermittent, casual daily use, an SPF 15 sunscreen sufficient. For prolonged recreational exposures, an SPF 30 is more desirable, particularly for fair-skinned individulas.

Sunscreen should be applied 15-30 minuted before sun exposure to allow sufficient time for the protection to develop, and reapplied every 2 hours.

Sunscreen should be reapplied after prolonged swimming or vigorous activity leading to sweating. If swimming or perspiring heavily, a water-resistant or waterproof product should be used.

Sunscreen needs to be applied liberally. Up to 1 oz (30 gm) of product may be needed to cover the whole body(face, neck, 3~5 gm). Remember to apply to all areas, including the back of the neck, ears, and areas of the scalp with thin hair.

Clothing is an excellent form of sun protection provided is tightly woven. Check by seeing whether light comes through when held up to visible light. Otherwise sunscreen may be needed under clothing or hats.

A 4-inch wide broad-brimmed hat is required to cover the entire face and neck.

스포츠용 자외선차단제의 조건
· 충분한 자외선 차단 능력 자외선에 장시간 노출되는 스포츠 활동, 또는 빛 반사에 의해 자외선의 공격을 받는 물놀이를 할 때에 피부를 안전하게 유지하는 SPF 50 이상의 제품이 좋다.
· 땀과 물에 강한 워터 프루프 제품 물놀이를 하거나 땀을 많이 흘리는 격렬한 스포츠 중에도 지워지지 않고 강력한 자외선 차단 효과를 지속하는 워터 프루프 및 스웨트 프루프 기능이 있는 자외선차단제가 필수적이다.
· 끈적이지 않는 매끄러운 사용감 땀이 발생하는 스포츠 중에 끈적이는 자외선차단제의 사용을 기피한다. 강력한 자외선 차단 효과가 있으며, 끈적임이 없고 매끄러운 피부결을 유지하는 제품이 좋다.

한다. 차가운 물로 샤워하면 피부에 자극을 줄 수 있다. 샤워 후에는 보습제를 사용하면 피부 재생을 돕고 피부 건강을 유지할 수 있다. 피부에 각질이 나타나면 벗기지 말고 새 살이 차오르면서 저절로 벗겨질 때까지 기다려야 한다. 피부 장벽이 손상되면 피부가 건조해진다. 때수건으로 허물을 밀어내거나 벗겨지는 허물을 손으로 제거하면 안 된다.

머리카락을 자외선과 바닷물에 방치하거나, 잘못 관리하면 탈색이나 두피 염증 등의 후유증에 시달릴 수 있다. 수영모를 착용하라! 자외선에 노출된 머리카락은 푸석거리고 윤기를 잃게 된다. 강한 햇빛은 머리카락의 멜라닌 색소를 파괴하고, 단백질을 변성시키므로 머리카락이 쉽게 끊어지는 원인이 된다.

물에 젖은 모발이 직사광선을 받으면 손상되기 쉽다. 쉴 때는 그늘을 찾아야 한다. 수영을 마친 뒤에는 숙소에서 머리를 즉시 감는다. 바다의 염분과 수영장의 소독제 성분이 머리카락의 단백질을 손상시켜 건조해지기 때문이다. 자외선에 의해 푸석해지고 갈라진 모발은 린스보다 영양이 풍부한 트리트먼트 제품을 사용하라! 칙칙해진 피부는 화이트닝 제품으로 피부 톤을 개선시킨다. 미네랄과 비타민 C가 풍부한 과일을 섭취한다. 심한 일광화상, 과도한 건조증, 바닷물에 의한 자극, 피부염 및 소양증이 발생하면 피부과를 찾아라!

골프

자외선과 가장 밀접한 스포츠는 골프다. 골프는 야외에서 장시간 시행하는 운동이기 때문이다. 또 햇빛, 바람, 눈, 비 등에 쉽게 노출된다. 골프도 즐기고 피부도 건강하게 유지하는 방법은 없을까?

자외선을 최대한 피하라.

자외선에 노출되면 광노화(photoaging)에 의해 기미, 잔주름 등의 피부 노화가 발생한다. 자외선차단제를 바르고 햇빛을 피하는 행위가 지름길이다. 자외선차단제는 사계절 동안 사용해야 한다. 흐린 날은 맑은 날에 비하여 70% 정도의 자외선이 영향을 준다.

여름은 자외선 차단 지수(SPF) 30이상, 겨울은 20이상을 사용해야 한다. 자외선차단제는 피부 표면에 균일한 상태로 흡수되어야 하므로 라운드 30분 전에 도포하라. 2~4시간이 지나면 효능이 약해지기 때문에 재도포해야 한다.

골프, 등산 등의 스포츠를 할 때에는 물리적 차단 성분(징크 옥사이드 또는 티타늄 디옥사이드)이 포함된 제품이 좋다. 백탁 현상, 즉 도포에 의해 분칠한 것처럼 하얗게 되지만 자외선 차단 효과가 높다. 화학적 차단제 성분은 자외선이 강한 야외에서는 차단 효과가 약하다. 또한 야외 활동에 의해 땀이 많이 나거나, 물놀이에 의해 씻겨 나가므로 방수 기능(waterproof)이 있는 제품이 좋다. 운동에 의한 땀은 옷을 젖게 만든다. 수분이 옷에 존재하면 자외선 차단 능력은 1/2로 감소한다. 도포하는 양은 얼굴의 경우에 500원짜리 동전만큼 사용하면 차단 효과를 기대할 수 있다.

창이 넓은 모자를 쓰고 그늘을 이용하는 방법은 도움이 된다. 꾸준히 비타민을 섭취하는 것도 중요하다. 비타민 A와 C, '토코페롤' 이라고 불리는 비타민 E가 피부 노화에 도움이 된다. 선글라스는 반드시 착용해야 한다.

골프인의 피부 관리 ABC	
- 자외선을 피하라	- 보습제를 발라라
- 자외선차단제를 활용하라	- 풀과 나무를 조심하라
- 비타민을 복용하라	- 증상이 발생하면 피부과 의사를 방문하라.

자외선 차단 기능을 가진 메이크업 베이스와 파운데이션 파우더의 제품이 출시되고 있다. 이런 제품을 사용하면 차단제를 별도로 덧바를 필요없이 파우더만 사용하므로 편이성이 있다.

프로 골퍼의 화장법을 소개한다. 필드에 나가기 30분 전에 화장을 한다. 스킨과 로션으로 기초 화장을 하고, 수분 크림을 이용하여 얼굴에 수분을 공급한 후에 자외선차단제를 사용한다. 화학적 차단제보다 자외선을 반사시키는 물리적 차단제를 사용한다. 자외선 크림의 자외선 차단 지수는 30을 선택한다. 피부를 보호하고 환하게 보이게 하는 크림을 바르고, 색조 화장으로 마무리한다. 라운딩 도중에는 자외선차단제가 땀으로 지워지기 때문에 UV 퍼펙트를 휴대하고 다니면서 2시간마다 덧발라준다. 라운딩 후에는 워터 프루프 전용 클렌저로 자외선차단제를 제거한다.

보습제를 사용하라.

골프 후에는 피부가 건조해진다. 피부는 태양에 장시간 노출되면서 수분이 증발하기 때문이다.

라운딩 후에는 건조한 피부에 수분을 공급해야 한다. 봄과 가을, 겨울에는 건조한 바람 때문에 피부 장벽이 손상되므로 건조증이 발생할 수 있다. 여성 골퍼는 평소에 에센스 영양크림 등의 보습제를 자주 바르기 때문에 큰 영향을 받지 않는다. 그러나 남성 골퍼는 신경을 써야 한다. 로션이나 팩 등으로 피부를 관리하고 라운드 전에도 보습제를 사용하여 피부가 건조해지는 현상을 방지해야 한다.

풀/나무를 주의하라.

공이 러프에 들어갔을 때에는 나무나 풀에 피부가 닿지 않게 주의해야 한다. 알레르기성 접촉 피부염이 발생할 수 있다!

골퍼

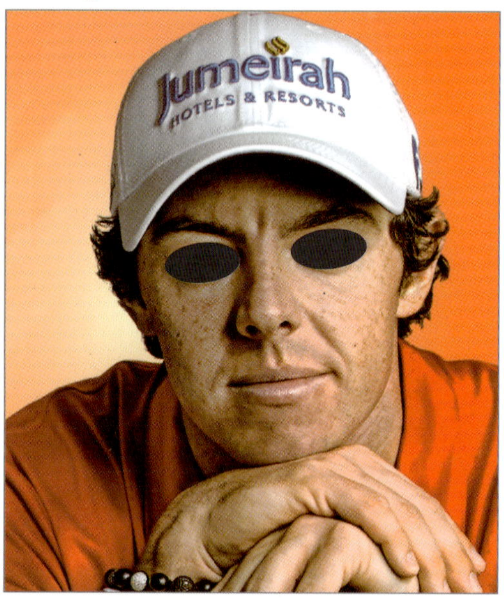

얼굴과 손등에 흑자, 검버섯이 발생!

피부 문제는 전문가와 함께!

야외 활동에 의한 색소 침착은 미백 화장품을 사용하여 피부 관리를 해야 한다. 자외선에 의해 피부는 자극을 받은 상태이므로 과도한 마사지나 팩 사용은 자제해야 한다.

경미한 기미나 잔주름은 비타민제를 복용하거나 이온자임, 아멜란, 바이탈이온트, 레티놀 등의 미백제와 잔주름 제거제를 사용해야 한다. 그러나 중증의 병변은 피부과 전문의와 반드시 상의해야 한다.

골프를 즐기는 사람은 피부암에 걸릴 수 있는 위험이 훨씬 더 높다. 다섯명의 미국인 중에 1명(백인은 3명 중 1명)에게 피부암이 발생한다.

당신은 피부암에 노출되어 있다!

골퍼의 얼굴은 공통된 특징이 있다. 얼굴의 중앙에 비

하여 볼 가장자리, 귀 앞쪽에서 양쪽 턱선에 광노화가 나타난다. 피부가 붉어져 있고, 거칠어지므로 피부결이 뚜렷해진다. 흑자나 검버섯과 같은 갈색 반점이 발생한다. 라운드 중에 모자를 쓰지만 얼굴의 가장 자리까지 차단되지 않는다. 자외선차단제를 사용하지만 얼굴 가장자리까지 꼼꼼하게 바르지 않으며, 땀에 의해 쉽게 씻기기 때문에 자외선이 차단되지 않는다. 여성 골퍼는 메이크업을 두껍게 해서 자외선을 피하려고 하는 관념은 잘못된 생각이다. 두꺼운 메이크업은 효과가 없으며, 자외선차단제를 충분히 사용하고 라운드 중에 재 도포해야 한다.

골프와 같은 야외 활동을 할 때는 피지나 땀에 잘 지워지지 않는 워터프루프(waterproof)의 기능이 있는 자외선차단제를 선택해야 한다. 이런 제품은 피부 흡착력이 좋고 물보다 오일이 주된 성분이므로 일반적인 세안에 의해 제거되지 않는다. 자외선차단제의 잔여물과 피지가 혼합되거나 블랙 헤드(여드름)이나 뾰루지 등의 원인이 될 수 있다. 자외선차단제를 사용한 날은 클렌징 오일이나 폼을 이용한 이중 세안이 필요하다. 잔여물을 깨끗이 제거해야 한다. 차단제를 선택할 때에는 한국 식약청에서 승인한 기능성 화장품을 선택해야 한다. 자외선차단제는 라운딩 30분 전에 얼굴 가장자리까지 꼼꼼하게 발라야 하며, 도중에 덧발라야 한다. 스프레이 타입이나 스틱 타입의 제품은 라운드 중에 간편하게 사용할 수 있다.

골퍼가 알아야 할 자외선차단제
- SPF는 최소 15 이상이어야 한다.
- 자외선 B를 완벽하게 차단하는 제품은 없지만, SPF가 높을수록 더 효과적이다. SPF 15 제품을 사용하면 자외선 B의 93%, SPF 30 제품은 97%까지 차단한다.
- 자외선 A 를 차단하는 제품인지 확인해야 한다. 광폭 스펙트럼 또는 다중 스펙트럼이라고 적힌 제품의 SPF 수치는 UVA가 아니며, UVB에 한정된다.
- 알코올이 포함된 스프레이가 좋다. 넓은 부위에 바르기 쉽고 크림보다 사용감이 좋다.
- 라운딩 30분 전에 바른다.
- 얼굴은 물론 목과 귀, 햇볕에 노출되는 양 팔까지 도포해야 한다.
- 효과가 지속되는 시간은 2~3시간이 정도이다. 사용 제품의 SPF 수치와 상관없이 재도포하라.
- 어느 정도의 방수 효과가 있는 자외선차단제를 사용해야 한다. 땀을 흘릴 때 화학 성분이 눈에 들어가지 않게 해야 한다.
- 제품은 유통 기한이 있다. 제품에 따라 2~3년이므로 확인 후에 사용하라.
- 라운딩 후에는 폼 클렌징으로 철저하게 세안을 하여 자외선차단제의 성분을 제거한다. 팩으로 피부의 열기를 진정시키면 뾰루지를 막을 수 있다.

남성 골퍼의 피부 관리 방법
남성의 각질 제거는 주 2회 정도 규칙적으로 시행하라. 메이크업을 하지 않는 남성은 유해 물질에 의해 발생한 얼굴의 묵은 때를 벗겨내고 수분을 공급해야 한다. 여성보다 제품군이 적은 남성은 화장품의 선택에 유념해야 한다. 또한 사용 방법을 숙지해야 한다. 화장품을 구입한 후에는 설명서를 읽고 순서대로 시행하라. 스킨 → 에센스 → 로션 → 크림의 순으로 바른다.

골퍼들은 흔히 이마에도 선크림을 바른다. 땀에 의해 눈으로 선크림이 들어가면 어떻게 해야 하나?

자외선치단제의 성분 중에서 화학적 자외선차단제 성분은 피부와 눈에 자극이 될 수 있다. 골퍼는 모자를 쓴 채로 운동하기를 하기 때문에, 이마에 자외선차단제를 도포하면 모자에 묻고 땀에 의해 의해 씻길 수 있다. 그러므로 이마에는 도포 금지! 눈이 따끔거려도 손으로 비비면 안 된다!

> **여성 골퍼의 피부 관리 방법**
>
> 피부 유형에 따라서 수분 타입 → 묽은 에센스 타입 → 로션 타입 → 크림 타입의 순으로 바른다. 기능에 따라서 화이트닝 제품 → 보습, 수분 → 탄력, 영양 제품은 효과를 상승시킨다.

라운딩 후의 피부 관리는?

여름철에는 자외선과 함께 피부의 열기에 신경을 써야 한다. 운동 후에 샤워를 하고 몸을 이완하라! 열기를 내려주는 알로에, 오이 등으로 팩을 시행하라. 기미 예방을 위해 미백 팩을 시행하면 금상첨화!

일상 생활

도시와 바다, 산의 자외선이 다르고, 도심의 위치에 따라서 자외선은 강도의 차이가 있다. 자외선이 강한 해변가는 자외선에 의한 반응이 현저하지만 도시의 자외선은 다르다. 수 년이 경과한 후에 피부 손상이 나타난다. 생활 자외선을 차단하면 피부를 보호할 수 있다.

출근

피부에 자외선이 갑자기 노출되면 문제가 생기기 쉽다. 따라서 스킨 케어의 마지막 단계에서 메이크업 베이스 타입의 자외선차단제를 도포한 후에 출근하라. 자외선차단제는 도포 30분 후에 효과가 있으므로, 지외선 차단제를 바르고 식사를 하라. 운전 중에는 간편하게 뿌릴 수 있는 스프레이 제품을 차에 두고 사용하라! 손등이나 목, 다리도 반드시 도포하라.

야외 운동

아침 운동 중에도 피부는 자외선에 무방비로 노출된다. 따라서 야외에서 운동할 때는 자외선 차단에 신경을 써야 한다. 야외의 자외선 지수는 4.3 정도이다. 스포츠 전용 자외선차단제를 이용하거나 워터프루프 제품을 사용하면 땀에 의해 쉽게 제거되지 않는다.

운동할 때는 에센스와 로션, 수분 크림 등의 기초화장을 하고 두꺼운 색조화장은 피하라! 마지막으로 자외선차단제를 바르고 2~3시간에 한 번씩 덧발라 준다. 얼굴 외에 다른 부분은 물티슈로 땀을 닦아낸 이후에 자외선차단제를 세밀하게 도포하라!

운동 후에는 세안용 비누나 폼 클렌저, 보디 클렌저 등을 이용하여 제거해야 한다. 또 세안 후에는 수분 크림 또는 팩을 이용하여 수분과 영양을 공급하면 피부 노화를 예방할 수 있다.

쇼핑

생활 자외선 중에서 두꺼운 유리창까지 통과하는 UVA(침투력이 가장 강한 자외선 A)가 있다. 이것은 피부 탄력을 유지하는 탄력 섬유, 콜라겐을 파괴하고 조기 피부 노화, 기미 등을 유발한다. 피부에 부담이 없고 산뜻한 타입의 자외선차단제를 바른 후에 쇼핑하는 것이 좋다. 쇼핑 도중에는 스프레이 제품을 이용하라.

사무실/거실

비가 오거나 햇빛이 거의 없는 흐린 날에도 자외선은 맑은 날의 약 70% 가량 유지된다. 자동차의 검은 태닝 유리도 자외선의 약 70%가 투과되며, 커튼은 약 40%, 색깔 없는 유리는 90% 이상 투과되므로 유리창이 넓은 실내는 안심할 수 없다. 유리창은 자외선 B를 차단하지만, 자외선 A는 차단하지 못한다. 따라서 실내에 있어도 안전하지 못하다. 커튼 블라인드를 설치하라! 형광등의 불빛에도 차단제 필요할까? 형광등이 방출하는 자외선의 양은 햇빛의 수백만 분의 1 정도이므로 인체나 피부에 영향이 없다. 실내에 있어도 로션 타입의 부드러운 자외선차단제를 여러 번 덧발라 주어야 한다. 또한 점심 시간이나 단시간의 외출에도 자외선차단제를 사용하라.

카페 테라스에서 커피를 마시는 브런치 타임(오전 11시~오후 2시 사이)에 자외선이 가장 강하므로 얼굴은 물론 목, 귀, 손 등에도 차단제를 사용하라.

해외 여행

바캉스 계획(해외 여행)을 세우고 있다면, 여행하려는 나라의 자외선 지수를 파악하라! 여행을 준비하는 사람에게 전문적인 자외선 정보를 제공하는 Site를 방문하라. 여행하려는 나라, 여행 시기, 피부 유형을 선택하면 해당 장소의 SPF 지수와 자외선차단제를 추천해 준다.

비행기 내에서 승무원이 유리창 가리개를 '내려라, 올려라' 하고 명령한다. "이런 것까지 간섭하나" 라고 불쾌할 수 있다. 그러나 속사정을 알고 나면 이해할 수 있다.

3만 피트(9144m) 이상의 상공에서 승객은 '잠자는 다른 승객의 눈부심을 덜어주기 위해서' 라고 생각할 수 있지만, 승객의 건강을 위한 명령이다. 구름 위에서 햇빛은 눈을 뜰 수 없을 정도로 강하게 존재한다. 자외선의 노출량이 2% 증가하면 피부암 발생률은 약 4% 증가한다. 백내장 발생률도 0.6% 증가하며, 시력을 잃는 사람이 매년 수십만 명씩 증가할 것이라는 학계의 보고도 있다. 창가리개를 내리는 것은 승객들의 피부와 시력을 보호하기 위한 조치이다.

미국의 저명한 바우만(피부과 여의사)은 기내에서도 반드시 자외선차단제의 사용을 권고하고 있다. 창가리개를 올리라는 부탁은 착륙할 때다. 바깥에 비상 상황이 발생할 경우에 육안으로 확인하고 신속하게 대처하기 위한 것이다. 조종석에서 미처 파악하지 못한 상황을 승객이 창문을 통해서 확인할 수 있다.

나들이 중

야외 활동 중에는 피부에 수시로 수분을 공급하는 것이 좋다. 피부가 건조해지면 각질에 의해 화장이 뜨기 쉽다. 스프레이 형태의 미스트(mist)를 사용하면 해결된다. '안개' 라는 뜻과 같이 미스트는 수분을 스프레이 형태로 분사하는 제품이다.

나들이 후

야외 활동 후에는 클렌징에 신경을 써야한다. 야외에서 축적된 노폐물과 자외선차단제가 제거되지 않으면 모공을 막으므로 여드름이 생긴다. 클렌징 크림과 폼 등으로 이중 세안을 해야 한다. 머리카락도 마찬가지다. 딥클렌징 기능이 있는 샴푸를 사용하면 머리카락의 먼지를 깨끗하게 제거할 수 있다.

세안 이후에 천연 팩과 마스크 등으로 피부를 진정시켜라. 얼굴에 붙였다가 딱딱해지면 제거하는 필 오프 팩은 피부에 자극을 줄 수 있다. 시트형 마스크는 피부 자극이 적은 편이다. 종이나 거즈 위에 에센스 성분을 묻혀 얼굴에 붙인 후에 제거한다. 값이 비싼 것이 단점이다. 마스크가 없으면 스킨을 냉장고에 보관한 후에 화장 솜에 적셔 사용하라.

시간별

실외에 있으면 햇볕의 강약에 관계없이 반드시 자외선차단제를 사용해야 한다. 특히 10시~14시에는 자외선 양이 최고이므로 가능한 외출을 피하라. 불가피한 경우에는 옷, 모자, 양산 또는 자외선차단제를 이용하라. 자외선 A는 자외선 B와 달리 아침부터 오후 늦게까지 강도가 거의 변하지 않고 유지된다.

오전에는 자외선이 약하다?

밤새 자외선의 영향을 받지 않다가 갑자기 많은 양의 자외선에 노출되는 시기는 아침 시간이다. 오전의 외출 시에도 자외선차단제는 필수이다. 얼굴은 기초 스킨케어의 마지막 단계에서 자외선차단제를 바른다. 더 중요한 사항은 보디 케어이다. 특히 자외선에 많이 노출되는 손이나 목은 반드시 사용하라! 운전자는 창문 쪽의 왼쪽 얼굴과 손, 팔 등에 더욱 신경을 써라! 자외선차단제는 30분이 경과한 후에 효과가 나타나기 시작한다는 사실을 잊지 말자.

밤에도 자외선차단제를 바르고 자야 할까?

자외선이 없는 밤에는 자외선차단제를 바를 필요가 없다. 형광등에서 미세하게 방출되는 자외선 때문에 자외선차단제를 발라야 한다는 주장이 있다. 그러나 태양 광선의 자외선과는 비교도 안 되는 미약한 수준이다. 밤에는 자외선과 자외선차단제 메이크업 등으로 하루 종일 혹사시켰던 피부를 진정시켜야 한다.

AM 8~10시

자외선차단제의 사용 후에 화장이 두꺼워진다고 생각하거나, 밀리지 않고 피부에 밀착되는 상태를 원하면 메이크업 베이스 제품을 선택하라.

날씨가 흐린 날에도 외출하기 전에 자외선차단제를 사용하라! 맑고 투명한 피부를 유지하는 비결이다.

AM 10~PM 2시

햇빛이 가장 강렬해지는 점심 시간은 아침에 사용한 자외선차단제를 재도포하라! 자외선차단제는 2시간마다 도포해야만 효과를 발휘하기 때문이다. 파우더 타입의 선팩트로 수정 메이크업을 하듯이 덧바르면 OK! 야외 활동이 예정된 경우에는 목덜미, 팔, 어깨 등의 자외선 노출 부위에 SPF 30 이상의 자외선차단제를 사용해야 한다. 민감한 눈 부위는 가급적 피하라! 모자를 쓸 경우에 이마 부위에 바른 자외선차단제가 땀과 함께 흘러 내려 눈에 들어갈 수 있기 때문이다. 눈 밑까지만 도포하라.

PM 2시~4시

수정 메이크업이 필요한 시간이다. 파우더는 자외선의 공격을 방어하고 수분을 공급한다. 퍼프 타입은 휴대가 간편하고 산뜻한 피부를 유지할 수 있다.

PM 4~6시

자외선이 감소하는 오후에는 SPF 30 이하의 제품도 무방하다. 그러나 해변가와 같이 자외선 반사율이 높은 장소에서 야외 활동을 하는 경우에는 점심 시간에 도포한 자외선차단제를 한 번 더 사용하라.

PM 8시

자외선차단제는 피지나 땀에 잘 지워지지 않으면서 워터프루프 기능이 있는 실리콘이 존재한다. 실리콘은 피부 흡착력이 좋고 물보다 오일과 친근하기 때문에 일반적인 세안에 의해 제거되지 않는다. 실리콘 성분이 포함된 자외선 차단 전용 클렌징을 이용하는 것이 좋다. 모공의 노폐물과 자외선차단제에 의해 피부 문제를 유발할 수 있으므로 자외선차단제 메이크업, 각질을 제거하고 마무리 하는 멀티 클렌징 폼을 사용하라.

지역별

자외선 지수는 적도 부근으로 갈수록, 고지대일수록 높으며, 스키장이나 바닷가는 눈과 모래에 의해 자외선이 강하게 반사하므로 자외선 지수가 높다. 내륙보다 해안 지역, 도시보다 시골 지방이 높다. 적도 부근이나 시골 또는 해안 지방으로 여행을 하거나 등산을 할 때는 높은 SPF 제품을 사용해야 한다. 해수욕을 할 경우에는 해수에 의해 자외선 차단 성분이 소실되며, 해안 지역의 모래사장은 자외선 지수가 매우 높다. 해수욕을 즐기는 계절은 연중 자외선 지수가 가장 높은 시기이므로 높은 SPF와 내수성이 있는 제품을 사용해야 한다.

장소에 따른 자외선 반사율			
표면	반사율(%)	표면	반사율(%)
수면	10~100	진흙	5~8
풀밭/잔디	1~2	점토	8~11
목장, 목초지	2~6	시멘트	17
소나무 숲	1~2	아스팔트	4~11
베니어 합판	7	검은 옷	2

잔디밭에서 활동하는 경우에 자외선의 영향은?

잔디는 자외선을 거의 반사하지 않는다. 따라서 자외선 반사량과 상관없이 지표 자외선의 양을 고려하여 적합한 제품을 선택해야 한다. 잔디에 의해 몸에 도포한 제품이 씻겨 없어질 수 있으므로 항상 주의하고, 2~3시간 마다 재 도포하라!

자외선은 산보다 바다가 강하다?

일반적으로 그늘이 없는 바닷가는 자외선이 높다고 생각하는데, 자외선은 고도가 높을수록 강하기 때문에 높은 산일수록 자외선 지수가 높다. 등산을 할 경우에 자외선차단제 외에 긴 팔옷, 모자 등을 준비해야 한다. 지표에 도달한 자외선은 반사되며, 반사율이 높은 곳에서는 자외선의 영향이 커진다.

그늘은 자외선 안전 지대일까?

파라솔 밑이나 그늘에 있다고 해서 자외선의 안전 지대가 아니다! 지표에서 반사되는 빛도 피부를 손상시킬 수 있다. 실내에 있을 때도 마찬가지이다. 자외선 A는 유리창에서 반사되지 않고, 유리를 통과해서 실내로 침투한다. 실내나 그늘에 있을 때에도 자외선차단제를 사용해야 한다.

자외선 A · B 모두 차단... 비 오는 날도 잊지마!

비가 오락가락하는 날이나 흐린 날은 자외선차단제를 바르지 않아도 될까?

아주 흐린 날, 즉 구름이 낀 날은 맑은 날에 비하여 70~80%의 자외선이 지표에 도달한다. 자외선 A는 구름과 관계없이 투과한다. 특히 비가 내리는 날은 피부에 묻어있는 수분 때문에 조사되는 광선의 반사와 산란을 적게 하므로 홍반 반응이 증가할 수 있다. 그러므로 날씨에 상관없이 피부 보호가 필요하다.

반사율에 따른 자외선차단제의 선택

장소	반사율(%)	자외선차단제 등급
잔디밭	1~2	SPF 10 전후, PA+
테니스 코트	4~5	SPF 10~30, PA++
콘크리트	5~10	SPF 10~30 전후, PA++
모래밭	15~20	SPF 30 이상, PA++ 또는 PA+++
스키장	80~90	SPF 30 이상, PA++ 또는 PA+++
수면 위	10~100	SPF 30 이상, PA+++

자동차의 검은 태닝 유리는 자외선의 약30%, 커튼은 약 60%가 차단되므로 사무실이나 집 같은 실내에 있어도 자외선차단제를 사용해야 한다.

피부는 자외선에 10분만 노출돼도 손상될 수 있다. 단시간의 외출도 자외선차단제가 필수이다. 특히 운전하는 경우에 팔과 목 부위에도 자외선차단제를 사용하라!

사용 기한

자외선차단 제품을 사용한 이후에 내용물은 다시 용기 안으로 넣지 말고 처음부터 적당량을 사용해야 한다. 제품을 바르고 난 후에 화끈거리면 즉시 닦아내어야 한다.

1년이상 된 제품은 미련없이 버려라!

1년이 경과한 자외선차단제는 효과가 현저히 감소한다. 개봉 전에는 2~3년, 개봉 후에는 1년 이내에 사용한다. 자외선차단제를 1년 내내 사용하면 버리는 일 없이 알뜰하게 사용할 수 있다.

개봉하지 않은 제품은 30개월~3년이 일반적인 유효 기간이다. 개봉한 후에는 유효 기간이 1년으로 단축된다. 개봉 후 1년이 지난 제품은 피부 건강을 위해 과감히 버려라!

6개월마다 바꿔 주어야 한다는데 사실인가?

자외선차단제는 일년에 한번씩 교체하라! 제품 특성상 고온에서 사용하는 경우가 많으며, 한 번 개봉한 제품은 공기나 햇볕에 노출되므로 보호 성분이 파괴되기 때문이다. 물과 오일 성분이 분리되거나, 고르게 발라지지 않으면 변질된 상태이다. 개봉한 제품은 일년 정도 사용하는 것이 바람직하다.

보관 방법은?

자외선차단 제품은 뜨겁지 않고 빛이 닿지 않는 곳, 즉 냉암소에 보관하는 것이 기본이다. 15℃ 이하의 직사 광선이 없는 장소에 보관한다. 개봉 후에는 4℃ 냉장고에 보관해야 한다.

자외선차단 제품을 보관 할 때는 수분이나 공기 중의 균과 접촉되는 것을 피해야 한다. 즉, 뚜껑을 열어 놓은 채 목욕탕이나 약장에 놓아두지 않아야 한다. 뚜껑은 청결하게 유지해야 한다. 뚜껑을 제대로 닫아주지 않으면 유, 수분이 증발되므로 효과가 감소한다.

부작용을 기억하라!

자외선차단제는 화학 약품이기 때문에 부작용을 고려해야 한다. 자외선차단제의 일부 성분에 의해 알레르기가 발생하거나, 도포 후에 자외선에 노출되면 광알레르기가 드물게 발생할 수 있다. 소아의 피부는 어른보다 훨씬 연약하고 외부 물질을 잘 흡수하므로 저자극성의 사용감이 좋은 제품을 선택해야 한다.

생후 6개월 미만의 유아는 자외선차단제보다 긴 소매 옷이나 모자 등으로 햇빛을 차단해야 한다. 부득이하게 사용한다면 눈 주위의 도포는 피해야 한다. 아이가 손으로 눈을 자주 비비므로 눈에 부작용이 생길수 있기 때문이다.

광과민증, 여드름, 단순 포진, 아토피 피부염이 있으면 자외선에 민감할 수 있다. 경구용 피임약, 테트라사이클린 계통의 항생제, 일부 이뇨제 등도 광과민증을 유발할 수 있다. 약물을 복용하는 경우에는 자외선 노출을 피하라.

유통 기한

일반적 화장품의 유통 기한은 미개봉시 제조일로부터 30~36개월, 개봉 후 6~12개월이다. 자외선차단제의 유통 기한도 동일하게 적용하면 된다. 자외선 차단 성분은 최적 기간이 지나면 온도 차이, 공기 접촉 등에 의해 화학적 반응이 유발된다. 화학적 차단 성분이 많을수록 변질이 더 쉽다. 물리적 차단 성분은 유통 기한이 지나지 않아도 내용물이 분리되는 현상이 나타난다. 이는 성분의 분산력이 약해 물과 쉽게 분리되는 현상으로서 변질은 아니다. 항산화 물질이 들어간 제품의 변질은 더 쉽게 나타난다. 모든 화장품은 보관 방법을 제대로 따르지 않으면 개봉 후에는 단시간 내에 변색, 분리와 같은 현상이 발생한다. 그러므로 사용 기간과 보관법을 잘 지키는 것이 피부에 안전하다.

자외선차단제는 왜 입구가 작을까?

공기와 접촉하면 내용물의 산화가 일어나게 된다. 최소한의 공기 접촉을 위해 대부분의 자외선 차단 제품은 입구가 좁다. 산화가 발생한 차단제는 자외선 차단의 기능이 감소하므로 제품을 개봉한 후에는 6개월~1년 이내에 사용하는 것이 좋다.

자외선차단제의 클렌징 방법

자외선 차단 제품에 함유된 다양한 성분은 피부에 차단막을 형성하므로 피부를 자외선으로부터 보호한다. SPF 지수는 자외선을 차단하는 시간을 나타낼 뿐이며 강도를 의미하지 않는다. 자외선 차단 지수별로 클렌징 방법을 달리 하는 것 보다 워터프루프 등의 성분을 고려해야 한다. 제품의 밀착력이 달라지기 때문에 이중 클렌징 혹은 전용 클렌징 제품을 사용해야 한다.

피부에 남아있는 자외선차단제의 잔여물은 노폐물이므로 피부 문제를 유발할 수 있다. 특히 자외선차단제 성분 중에서 티타늄 디옥사이드, 징크 옥사이드는 기름기가 많은 성분이므로 모공을 막는다. 클렌징이 제대로 되지 않으면 피부 문제가 유발된다. 자외선차단제는 밀착력이 좋고 지용성이므로 물세안으로 깨끗하게 제거할 수 없다. 세정력이 우수한 클렌저를 이용하여 꼼꼼하게 세안하라. 자외선차단제 전용 클렌저가 없으면 클렌징 오일을 이용해 모공의 잔여물을 제거하는 1차 세안 후에 다른 클렌징 제품으로 이중 세안을 해야 한다. 피부에 유해한 성분을 완벽하게 제거해야 한다.

SPF 15~30

메이크업 제품 등에 함유된 낮은 SPF 자외선차단제는 클렌징 티슈나 워터로 닦아내면 피부 자극 없이 제거할 수 있다. 자외선차단제의 제거는 메이크업을 할 때보다 세정력이 우수한 제품을 선택하는 것이 좋다. 오일 타입의 클렌저는 차단용 성분을 제거할 수 있다. 또한 자외선 차단 성분은 오일 성분이 대부분이므로 오일로 지우면 자외선차단제의 유분을 제거할 수 있다.

SPF 40~50

자외선차단제의 제형이나 차단 지수에 따라 클렌징 제품을 다르게 선택해야 하는 기준은 없다. SPF 지수가 높을수록 자외선 차단 성분이 많이 포함되어 있으므로 세정력이 강한 클렌저를 사용해야 한다. 자외선 차단 지수가 높은 제품은 오일이나 크림으로 닦아내고, 폼으로 이중 세안을 해야 한다. 야외활동을 오래 하거나 휴가지에서 자외선차단제를 여러 번 도포하면 이중 또는 삼중 세안을 시행해야 한다.

Waterproof

워터프루프 타입의 자외선차단제는 땀이나 피지, 물에도 효과가 지속되는 방수 성분이 함유되어 있다. 워터프루프 제품은 물에 강하기 때문에 간단한 세안은 피부에 잔여물을 남긴다. 특히 산화 아연(Zinc oxide), 이산화 티타늄(Titanium dioxide) 등의 성분이 함유된 물리적 자외선차단제는 땀이나 물에 강하기 때문에 반드시 클렌징을 이용하라!

방수 성분은 일반 클렌징 제품으로 제거할 수 없다. 그러므로 땀과 피지에 강한 워터프루프 자외선차단제는 전용 클렌저를 사용해야 한다. 땀이나 피지를 통해 노폐물을 배출시키고 영양분을 공급해야 하므로 전용 클렌저로 워터프루프 방수막을 제거해야 한다.

전용 클렌저를 구매하기 힘들면 메이크업 클렌저를 이용하여 2번 이상 꼼꼼하게 지우고, 클렌징 폼으로 다시 한번 제거하라. 또는 클렌징 오일을 사용하라. 오일 성분이 자외선차단제를 부드럽게 녹이며 피부의 자극없이 자외선차단제 및 메이크업을 클렌징한다. 이중 세안 방법을 소개한다. 클렌징 티슈로 얼굴을 가볍게 닦아낸 후에 스팀 타월을 10~20초정도 얼굴에 덮어 모공을 열어주는 방법이 1단계다. 두 번째 단계는 폼 클렌저 등을 사용하여 세안하면 된다. 자외선차단제 전용 클렌징 제품이 시판되고 있다.

피부 유형에 따른 클렌징 방법

자외선차단제를 클렌징할 때는 성분이나 지수도 중요하지만 자신의 피부 유형에 적합한 제품을 사용해야 한다. 지성이나 문제성 피부는 제품 선택에 더욱 신중해야 한다. 지성, 여드름 피부는 오일이나 크림 타입으로 클렌징을 하면 여드름이 악화될 수 있다. 오일이나 크림에 들어 있는 유분은 물에 잘 씻기지 않고 모공을 막게 되며, 강력한 비누 세안을 하면 피부 장벽을 손상시킨다.

건성 피부

건조하고 피부 땅김이 심한 건성 피부는 피지를 과다하게 제거하면 피부가 더 건조해질 수 있다. 세안 후에 보습 성분을 공급해야 한다. 피지 제거가 잘 되는 알칼리성 비누 사용을 피하고, 클렌징 크림으로 피부를 부드럽게 마사지한 후에 클렌징 폼 또는 식물성 오일 성분이 함유된 제품으로 이중 세안해야 한다. 건성 피부는 피지와 각질을 과도하게 제거하는 클렌저를 사용하면 건조증이 악화될 수 있다.

지성 피부

대부분의 제품은 유분을 함유하고 있으므로 지성 피부가 사용하면 모공의 피지 분비를 억제하므로 여드름과 같은 문제를 일으킨다. 지성 피부는 유분이 없는 오일 프리 제품, 건성 피부는 유분을 함유한 제품을 선택해야 한다. 지성 피부에 적합한 성분은 자외선 차단 성분의 효능을 감소시키기 때문이다. 티타늄 디옥사이드와 징크 옥사이드가 포함된 자외선차단제는 피부에 거의 자극이 없다. 그러나 모공을 막으므로 사용 후에 철저한 이중 세안으로 여드름을 예방해야 한다. 가장 염두에 두어야 하는 사항은 과다 피지와 각질 제거다. 클렌징 겔이나 로션을 이용한 1차 세안 후에 피지 제거 능력이 뛰어난 폼이나 지성 전용 비누를 사용해야 한다. 자외선과 피지에 의해 각질이 두껍게 쌓일 수 있으므로 일주일에 1~2회 각질을 제거하면 피부를 깨끗하게 유지할 수 있다.

중성 피부

중성(정상) 피부는 이상적인 피부 유형이지만 관리를 소홀히 하면 지성이나 건성으로 변할 수 있다. 클렌징 폼의 거품으로 부드럽게 세안하고, 땀이나 피지 분비가 많으면 비누로 2차 세안을 시행하라. 유분과 수분의 균형을 유지해야 한다. 균형을 맞추는 것이 중요하다. 피부 상태에 따라 클렌저를 선택하라.

자외선차단제 사용 후의 클렌징 순서

1. 메이크업을 한 경우에 전용 리무버를 이용하여 포인트 메이크업을 제거하면 피부 자극을 감소시킨다. 아이 또는 립 전용 포인트 클렌저를 화장솜에 묻혀 부드럽게 제거한다
2. 클렌징 제품을 이용해 마사지를 하듯이 피부 안쪽에서 바깥쪽으로 부드럽게 제거한다. 티슈로 가볍게 눌러주거나 미지근한 물로 헹궈낸다. 클렌징을 사용하기 전에 손바닥으로 충분히 비벼주면 증가된 온도에 의해 자외선차단제의 차단막을 용해시키므로 클렌징 효과를 높여준다.
3. 폼 타입의 클렌저는 거품을 내어 얼굴 안쪽에서 바깥쪽으로 마사지 하듯이 문질러준다. 코 주변과 입 주위, 목선, 목까지 꼼꼼하게 클렌징해야 한다. 세안용 타월에 거품을 충분히 내어 마사지하듯이 시행하라.
4. 클렌징은 10분을 넘기지 않도록 한다. 세안할 때에는 미온수를 사용한다. 미온수는 모공의 자외선차단제의 잔여물을 부드럽게 제거한다.

참고 문헌

1. 성경제: 대한피부과의사학회지
2. 임숙희. 자외선 차단제에 대한 이해와 사용법. Dermatology Today 2012:2:17
3. Agin PP. Water resistance and extended wear sunscreens. Dermatol Clin 2006:24:75
4. Autier P, et al. Quantity of sunscreen used by European students. Br J Dermatol 2001:144:288
5. Bandura A. Health promotion by social cognitive means. Health Educ Behav 2004:31:143
6. Baranowski T, et al. How individuals, environments, and health behavior interact: social cognitive theory. Health Behavior and Health Education, 3rd ed. 2002
7. Barr J. Spray-on sunscreens need a good rub. J Dermatol 2004:52:180
8. Bimczok R, et al. Influence of applied quantity of sunscreen products on the sun protection factor-A Multicenter Study Organized by the DGK Task Force Sun Protection. Skin Pharmacol Physiol 2007:20:57
9. Brussels. Guideline for evaluating sun product water resistance. The European Cosmetic Toiletry and Perfumery Association: 2005
10. Cokkinides VE, et al. Sun exposure and sun pretection behaviors and attitudes amoung U.S. youth, 11 to 18 years of age. Prev Med 2001:33:141
11. De Leo V. Sunscreen use in photodermatoses. Dermatol Clin 2006:24:27
12. Diffey BL, et al. Outdoor ultraviolet exposure of children and adolescents. Br J Dermatol 1996:134:1030
13. Diffey BL, et al. The influence of sunscreen type on photo protection, Br J Dermatol 1997:137:103
14. Diffey BL. When should sunscreen be reapplied? J Am Acad Dermaol 2001:45:882
15. Draelos ZD. Compliance and sunscreens. Dermatol Clin 2006:24:101
16. Draelos ZD. Sunscreen and hair photoprotection. Dermatol Clin 2006:24:81
17. Draelos ZD. Sunscreens. Dermatol Clin 2006:24:1
18. Geller AC, et al. Raising sun protection and early detection awareness among Florida high schoolers. Pediatr Dermatol 2005:22:112
19. Glanz K, et al. Diffusion of an effective skin cancer prevention program: design, theoretical foundations, and first-year implementation. Health Psychol 2005:24:477
20. Hatch KL. Garments as solar UVR screening materials. Dermatol Clin 2006:24:85
21. Jones SE, et al. Sunscreen use among US high school students, 1999-2003. J Sch Health 2006:76:150
22. Lim HW, et al. Clinical guide to sunscreens and protection. Informa, NewYork, 1st ed. 2009
23. Loesch H, et al. Pitfalls in sunscreen application. Dermatol 1994:130:56
24. Lowe JB, et al. Sun-safe behavior among secondary school students in Australia. Health Educ Res 2000:15:271
25. Mette B, et al. Sun protection factor persistence during a day with physical activity and bathing. Photodermatol Photoimmunol Photomed 2008:24:296
26. Moloney JF, et al. Sunscreens safety, efficacy and appropriated use. Am J Clin Dermatol 2002:3:185
27. Nash JF, et al. Ultraviolet A radiation: Testing and labeling for sunscreen products. Dermatol Clin 2006:24:63
28. Nash JF. Human safety and efficacy of ultraviolet filters and sunscreen products. Dermatol Clin 2006:24:35
29. Osterwalder U, et al. Sun protection factors: worldwide confusion. Br J Dermatol 2009:161:13

30. Pruim B, et al. Photobilogical aspects of sunscreen re-application. Australas J Dermatol 1999:40:14
31. Sayre RM, et al. Product application technique alters the sun protection factor. Photodermatol Photoimmunol Photomed 1991:8:222
32. Schroeder P, et al. What is needed for a sunscreen to provide complete protection. Skin Therapy Lett 2010:15:4
33. Tanner PR. Sunscreen product formulation. Dermatol Clin 2006:24:53
34. Weigmann HJ, et al. Determination of the protection efficacy and homogeneity of the distribution of sunscreens applied onto skin pre-treated with cosmetic products. Skin Res Technol 2001:First published online

찾아보기

한글

ㅊ

ㅋ

ㅌ

ㅍ

ㅎ

영문